CB071403

Cardiologia Pediátrica

Prática Clínica

Thieme Revinter

Gesmar Volga Haddad Herdy
Professora Titular de Pediatria da Faculdade de Medicina da
Universidade Federal Fluminense (UFF)
Doutora em Cardiologia pela Universidade Federal do Rio de Janeiro (UFRJ)
Mestre em Pediatria pela UFRJ
Residência Médica em Pediatria no Instituto Fernandes Figueira (IFF/FIOCRUZ)
Residência Médica no Saint Vincent Medical Center – Nova Iorque, EUA
Graduação em Medicina pela UFF

Organizadores
Anna Esther Araujo e Silva
Mestre em Ciências da Saúde (Saúde da Criança e do Adolescente) pela Faculdade de
Medicina da Universidade Federal Fluminense (UFF)
Cardiologista Pediátrica e Fetal do Hospital Universitário Antônio Pedro da UFF
Diretora Técnica do Hospital Pediátrico Getúlio Vargas Filho, da Fundação Municipal de
Saúde de Niterói, RJ
Títulos de Especialista em Pediatria, Ecocardiografia e Área de Atuação em Cardiologia Pediátrica
pela Sociedade Brasileira de Cardiologia (SBC), Sociedade Brasileira de Pediatria (SBP) e Associação
Médica Brasileira (AMB)
Especialização em Cardiologia Pediátrica no The Hospital for Sick Children of Toronto, EUA
Especialização em Cardiologia Pediátrica pelo Instituto de Pós-Graduação Médica do Rio de Janeiro
Residência Médica em Pediatria no Hospital Universitário Antônio Pedro da UFF
Residência em Cardiologia Pediátrica no Hospital Federal de Bonsucesso, RJ

Eliane Lucas
Mestre em Saúde Materno-Infantil pelo Instituto Fernandes Figueira (IFF/FIOCRUZ)
Professora do Internato em Medicina do Centro Universitário da Serra dos
Órgãos Teresópolis (UNIFESO)
Professora de Cardiologia Pediátrica da Pós-Graduação em Pediatria do
Hospital Central do Exército, RJ
Especialização em Cardiologia Pediátrica pelo Instituto de Pós-Graduação Médica do Rio de Janeiro
Cardiologista Pediátrica e Fetal da Clínica Carlos Bittencourt Diagnóstico por Imagem, RJ
Membro do Comitê de Cardiologia da Sociedade de Pediatria do Estado do Rio de Janeiro (SOPERJ)
Título de Especialista em Pediatria pela Sociedade Brasileira de Pediatria (SBP) e
Associação Médica Brasileira (AMB)

Nathalie J. M. Bravo-Valenzuela
Professora Adjunta de Cardiologia Pediátrica, Disciplina de Pediatria da Faculdade de
Medicina da Universidade Federal do Rio de Janeiro (UFRJ)
Pós-Doutora em Ciências da Saúde (Cardiologia Fetal) pela Universidade Federal de
São Paulo (Unifesp)
Doutora em Ciências da Saúde (Cardiologia Fetal) pelo Instituto de Cardiologia do
Rio Grande do Sul (IC do RS) com Período Sanduíche na Universidade Johns Hopkins, EUA
Reseacher Trainee em Cardiologia Perinatal no All Children's Hospital Johns Hopkins University, EUA
Mestre em Ciências da Saúde (Pediatria) pela Faculdade de Ciências da Saúde da
Santa Casa de São Paulo (FCMSCSP)
Títulos de Especialista em Pediatria, em Ecocardiografia e Área de Atuação em Cardiologia Pediátrica
pela Sociedade Brasileira de Cardiologia (SBC), Sociedade Brasileira de
Pediatria (SBP) e Associação Médica Brasileira (AMB)
Residência Médica em Pediatria e em Cardiologia Pediátrica no Hospital dos Servidores do Estado e
Hospital Federal de Bonsucesso, RJ
Especialização em Cardiologia Pediátrica pelo Instituto de Pós-Graduação Médica do Rio de Janeiro

Cardiologia Pediátrica

Prática Clínica

Gesmar Volga Haddad Herdy

Organizadores
**Anna Esther Araujo e Silva
Eliane Lucas
Nathalie J. M. Bravo-Valenzuela**

Thieme
Rio de Janeiro • Stuttgart • New York • Delhi

Dados Internacionais de Catalogação na Publicação (CIP) de acordo com ISBD

H541c

Herdy, Gesmar Volga Haddad
  Cardiologia Pediátrica Prática Clínica/ Gesmar Volga Haddad Herdy; organizado por Anna Esther Araújo e Silva, Eliane Lucas, Nathalie J. M. Bravo-Valenzuela. – Rio de Janeiro: Thieme Revinter Publicações Ltda, 2022.

  350 p.: il.: 16 cm x 23 cm.
  Inclui bibliografia
  ISBN   978-65-5572-115-7
  eISBN 978-65-5572-116-4

  1. Medicina. 2. Cardiologia Pediátrica. 3. Prática Clínica. I. Silva, Anna Esther Araújo e. II. Lucas, Eliane. III. Bravo-Valenzuela, Nathalie J. M. IV. Título.

	CDD: 616.12
2021-3396	CDU: 616.12

Elaborado por Vagner Rodolfo da Silva - CRB-8/9410

Contato com o autor:
Gesmar Volga Haddad Herdy
gesmarhaddad@gmail.com

Desenhos esquemáticos produzidos por:
LIANA BRAVO-VALENZUELA E SILVA
Designer da Pedicor Cardiologia Pediátrica e Fetal
E-mail: lianabvs@gmail.com

© 2022 Thieme. All rights reserved.

Thieme Revinter Publicações Ltda.
Rua do Matoso, 170
Rio de Janeiro, RJ
CEP 20270-135, Brasil
http://www.ThiemeRevinter.com.br

Thieme USA
http://www.thieme.com

Design de Capa: © Thieme
Créditos Imagem da Capa: Figuras 8-05B – 9-05 – 16-06 – 19-03

Impresso no Brasil por Forma Certa Gráfica Digital Ltda.
5 4 3 2 1
ISBN 978-65-5572-115-7

Também disponível como eBook:
eISBN 978-65-5572-116-4

Nota: O conhecimento médico está em constante evolução. À medida que a pesquisa e a experiência clínica ampliam o nosso saber, pode ser necessário alterar os métodos de tratamento e medicação. Os autores e editores deste material consultaram fontes tidas como confiáveis, a fim de fornecer informações completas e de acordo com os padrões aceitos no momento da publicação. No entanto, em vista da possibilidade de erro humano por parte dos autores, dos editores ou da casa editorial que traz à luz este trabalho, ou ainda de alterações no conhecimento médico, nem os autores, nem os editores, nem a casa editorial, nem qualquer outra parte que se tenha envolvido na elaboração deste material garantem que as informações aqui contidas sejam totalmente precisas ou completas; tampouco se responsabilizam por quaisquer erros ou omissões ou pelos resultados obtidos em consequência do uso de tais informações. É aconselhável que os leitores confirmem em outras fontes as informações aqui contidas. Sugere-se, por exemplo, que verifiquem a bula de cada medicamento que pretendam administrar, a fim de certificar-se de que as informações contidas nesta publicação são precisas e de que não houve mudanças na dose recomendada ou nas contraindicações. Esta recomendação é especialmente importante no caso de medicamentos novos ou pouco utilizados. Alguns dos nomes de produtos, patentes e design a que nos referimos neste livro são, na verdade, marcas registradas ou nomes protegidos pela legislação referente à propriedade intelectual, ainda que nem sempre o texto faça menção específica a esse fato. Portanto, a ocorrência de um nome sem a designação de sua propriedade não deve ser interpretada como uma indicação, por parte da editora, de que ele se encontra em domínio público.

Todos os direitos reservados. Nenhuma parte desta publicação poderá ser reproduzida ou transmitida por nenhum meio, impresso, eletrônico ou mecânico, incluindo fotocópia, gravação ou qualquer outro tipo de sistema de armazenamento e transmissão de informação, sem prévia autorização por escrito.

AGRADECIMENTOS

Agradeço primeiramente a Deus pelas lutas e glórias conquistadas.

Aos meus familiares pelo estímulo, apoio e amor incondicional.

Uma gratidão especial pelo acolhimento e ensinamentos dos professores da Cardiologia Pediátrica do INCOR-USP, principalmente ao professor Munir Ebaid.

Aos professores e médicos da pediatria da UFF pelo respeito e amizade, especialmente às professoras cardiologistas pediátricas também coautoras deste livro: Ana Flavia Malheiros Torbey, Anna Esther Araujo e Silva e Aurea Lucia Grippa.

Ao Hospital Universitário Antônio Pedro, que me permitiu iniciar e manter o ambulatório de cardiologia pediátrica desde 1976.

Às crianças cardiopatas mais humildes de nossa nação, cujo tratamento ainda é tão negligenciado, muito obrigada.

Gesmar Volga Haddad Herdy

APRESENTAÇÃO

Trata-se de uma obra com foco nas principais cardiopatias congênitas e adquiridas da infância. O objetivo é apresentar aos alunos e profissionais com interesse em cardiologia pediátrica, aspectos clínicos, laboratoriais e condutas atualizadas nessa área. A grande maioria dos exemplos e das figuras inseridas nos capítulos foi coletada do acervo dos autores e dos casos atendidos no Hospital Universitário Antônio Pedro, ao longo de muitos anos de assistência à criança cardiopata.

Gesmar Volga Haddad Herdy

PREFÁCIO

Fico honrado em poder prefaciar o livro *Cardiologia Pediátrica*, organizado pela nossa estimada Emérita Professora Doutora Gesmar Volga Haddad Herdy, Titular de Pediatria da Universidade Federal Fluminense, destacada cardiopediatra.

Actum nihil dicitur cum aliquid superest ad agendum: "Nada se diz feito, quando resta alguma coisa a se fazer". E eis que surge não mais um livro de temas de cardiologia para o pediatra, mas uma obra que insere relevante conteúdo para esta área de atuação, com linguagem adequada ao especialista, ao pediatra geral, ao estudante de medicina e aos interessados em aprender e atualizar conhecimentos de destacada importância no seu dia a dia.

A obra está composta por 35 capítulos escritos por renomados especialistas e professores, que incrementaram seus textos com riqueza de detalhes, que possibilitará um aprendizado fácil e prestará à literatura médica enorme contribuição.

Adauto Dutra Moraes Barbosa
Professor Titular de Pediatria

COLABORADORES

ALDALEA RIBEIRO DE SOUSA
Cardiologista Pediátrica na Unidade de Pós-Operatório de Cirurgia Cardíaca Pediátrica do Instituto Estadual de Cardiologia Aloysio de Castro, RJ
Cardiologista Pediátrica da Baby Cor Cardiologia Pediátrica e Fetal, RJ
Especialista em Cardiologia Pediátrica pela SBC/SBP/AMB
Ecocardiografista Fetal e Pediátrica da Clínica Taquara, RJ
Residência em Cardiologia Pediátrica no Hospital Federal de Bonsucesso (HFB/MS), RJ
Residência Médica em Pediatria pelo Hospital Municipal Miguel Couto, RJ

ANA FLAVIA MALHEIROS TORBEY
Professora Adjunta de Pediatria do Departamento Materno Infantil da Universidade Federal Fluminense (UFF)
Doutoranda em Ciências Cardiovasculares pela UFF
Mestre em Saúde da Criança e Adolescente pela UFF
Título de Especialista em Pediatria pela Sociedade Brasileira de Pediatria (SBP)
Residência Médica em Cardiologia Pediátrica pelo Instituto Nacional de Cardiologia, RJ
Residência Médica em Pediatria pela UFF
Médica pela UFF

AUREA LUCIA ALVES DE AZEVEDO GRIPPA DE SOUZA
Professora Adjunta do Departamento Materno-Infantil da Universidade Federal Fluminense (UFF)
Mestre e Doutoranda em Ciências Cardiovasculares pela UFF
Gerente Médica da Cardiologia Pediátrica e Congênita do Feto e Adultos do Complexo Hospitalar de Niterói (CHN)
Membro dos Departamentos de Cardiopediatria e Cardiopatias
Congênitas – SOCERJ/SBC e SOPERJ/SBP

CARLA VERONA BARRETO FARIAS
Mestre em Cardiologia e Infecção pelo IPEC/FIOCRUZ e Instituto Nacional de Cardiologia/Ministério da Saúde
Professora de Ecocardiografia Pediátrica e Fetal do Instituto de Estudos em Tecnologia da Saúde/IETECS
Cardiologista Pediátrica e Fetal do Instituto Fernandes Figueira (IFF/FIOCRUZ)
Cardiologista Pediátrica e Fetal do Instituto Nacional de Cardiologia, RJ
Título de Especialista em Pediatra com Área de Atuação em Cardiologia Pediátrica pela Sociedade Brasileira de Pediatra (SBP)
Residência Médica em Cardiologia Pediátrica pelo Hospital Geral de Bonsucesso (HFB/MS), RJ
Especialização em Cardiologia Pediátrica pelo Instituto de Pós-Graduação Médica do Rio de Janeiro
Residência Médica em Pediatria pelo Hospital Geral de Bonsucesso (HFB/MS), RJ

CYNTHIA TORRES FRANÇA DA SILVA
Professora de Pediatria (Graduação e Internato) da Faculdade de Medicina da Universidade Estácio de Sá (UNESA)
Especialização em Reumatologia Pediátrica pelo Instituto de Puericultura e Pediatria Martagão Gesteira (IPPMG) da Universidade Federal do Rio de Janeiro (UFRJ)
Chefe do Serviço de Pediatria do Hospital Municipal da Piedade (HMP), RJ
Membro do Comitê de Reumatologia da Sociedade de Pediatria do Estado do Rio de Janeiro (SOPERJ)
Reumatologista Pediátrica do Complexo Hospitalar de Niterói e Hospital Icaraí
Especialista em Reumatologia pela SBP/SBR/AMB

DIOGO PINOTTI
Cardiologista Pediátrico do Hospital Federal de Bonsucesso, RJ
Intensivista Pediátrico da Unidade de Pós-Operatório de Cirurgia Cardíaca Pediátrica da Perinatal Barra, RJ
Médico Intensivista Neonatologista da Unidade de Pós-Operatório de Cirurgia Pediátrica do Hospital Estadual da Criança, RJ
Médico Intensivista Neonatologista do Hospital Daniel Lipp, RJ
Residência Médica em Cardiologia Pediátrica no Hospital Federal de Bonsucesso (HFB/MS), RJ
Residência Médica em Pediatria no Hospital Federal de Bonsucesso (HFB/MS), RJ

FERNANDA MARIA CORREIA FERREIRA LEMOS
Mestre em Saúde Materno-Infantil pela Universidade Federal Fluminense (UFF)
Cardiologista Pediátrica do Hospital Federal de Bonsucesso (HFB/MS), RJ
Cardiologista Pediátrica, Intensivista Pediátrica e Neonatologista do Centro de Terapia Intensiva (CTI) Cardiopediátrico do Instituto Estadual de Cardiologia Aloysio de Castro (IECAC), RJ
Residência Médica em Cardiologia Pediátrica pelo Instituto Estadual de Cardiologia Aloysio de Castro (IECAC), RJ
Residência Médica em Medicina Intensiva Pediátrica pelo Hospital Municipal Jesus (HMJ), RJ
Residência Médica em Neonatologia pela Universidade Federal Fluminense (UFF)
Residência Médica em Pediatria pelo Hospital Municipal Cardoso Fontes (HMCF), RJ
Título de Especialista em Pediatria pela Sociedade Brasileira de Pediatria (SBP) e Associação Médica Brasileira (AMB)

RAFAEL PIMENTEL CORREIA
Cardiologista Pediátrico do Hospital Federal de Bonsucesso (HFB/MS), RJ
Cardiologista Pediátrico do Hospital Estadual dos Lagos (HEL/SES), RJ
Cardiologista Pediátrico do Hospital Estadual Roberto Chabo (HERC/SES), RJ
Cardiologista Pediátrico da Prefeitura Municipal de Araruama, RJ
Pediatra na Unidade Intermediária do Instituto Fernandes Figueira (IFF/FIOCRUZ)
Residência Médica em Cardiologia Pediátrica no Hospital Federal de Bonsucesso (HFB/MS), RJ
Residência Médica em Pediatria no Instituto Fernandes Figueira (IFF/FIOCRUZ)

SÓCRATES PEREIRA SILVA
Graduado em Medicina pela Universidade Federal Fluminense (UFF)
Residência Médica em Anestesiologia pelo Hospital Federal do Andaraí (HFA/MS), RJ
Título de Especialista em Anestesiologia
Anestesiologista do Hospital Central do Exército (HCE), RJ
Anestesiologista do Hospital Municipal da Piedade (HMP), RJ

SUMÁRIO

LISTA DE ABREVIATURAS xvii

MENU DE VÍDEOS xix

1 AVALIAÇÃO DA CRIANÇA CARDIOPATA 1
Gesmar Volga Haddad Herdy ▪ Eliane Lucas ▪ Nathalie J. M. Bravo-Valenzuela

2 CIRCULAÇÃO FETAL E CIRCULAÇÃO DE TRANSIÇÃO NEONATAL 21
Gesmar Volga Haddad Herdy ▪ Nathalie J. M. Bravo-Valenzuela ▪ Anna Esther Araújo e Silva

3 COMUNICAÇÃO INTERATRIAL 27
Gesmar Volga Haddad Herdy ▪ Nathalie J. M. Bravo-Valenzuela ▪ Eliane Lucas

4 COMUNICAÇÃO INTERVENTRICULAR 35
Gesmar Volga Haddad Herdy ▪ Anna Esther Araujo e Silva ▪ Eliane Lucas
Aurea Lucia Alves de Azevedo Grippa de Souza

5 PERSISTÊNCIA DO CANAL ARTERIAL 45
Gesmar Volga Haddad Herdy ▪ Aldalea Ribeiro de Sousa ▪ Eliane Lucas

6 DEFEITO DO SEPTO ATRIOVENTRICULAR 53
Gesmar Volga Haddad Herdy ▪ Anna Esther Araujo e Silva
Carla Verona Barreto Farias ▪ Ana Flavia Malheiros Torbey

7 ESTENOSE PULMONAR 61
Gesmar Volga Haddad Herdy ▪ Aldalea Ribeiro de Sousa
Anna Esther Araujo e Silva ▪ Aurea Lucia Alves de Azevedo Grippa de Souza

8 ESTENOSE AÓRTICA 69
Gesmar Volga Haddad Herdy ▪ Nathalie J. M. Bravo-Valenzuela
Anna Esther Araujo e Silva ▪ Aurea Lucia Alves de Azevedo Grippa de Souza

9 COARCTAÇÃO DA AORTA 77
Gesmar Volga Haddad Herdy ▪ Aldalea Ribeiro de Sousa ▪ Carla Verona Barreto Farias

10 INTERRUPÇÃO DE ARCO AÓRTICO 85
Gesmar Volga Haddad Herdy ▪ Aldalea Ribeiro de Sousa ▪ Carla Verona Barreto Farias

11 TETRALOGIA DE FALLOT 91
Gesmar Volga Haddad Herdy ▪ Eliane Lucas ▪ Aldalea Ribeiro de Sousa

12 ATRESIA PULMONAR COM COMUNICAÇÃO INTERVENTRICULAR................................. 105
Gesmar Volga Haddad Herdy ▪ Nathalie J. M. Bravo-Valenzuela
Carla Verona Barreto Farias ▪ Ana Flavia Malheiros Torbey

13 ATRESIA PULMONAR COM SEPTO INTERVENTRICULAR ÍNTEGRO 111
Gesmar Volga Haddad Herdy ▪ Nathalie J. M. Bravo-Valenzuela ▪ Carla Verona Barreto Farias

14 TRANSPOSIÇÃO DAS GRANDES ARTÉRIAS 119
Gesmar Volga Haddad Herdy ▪ Nathalie J. M. Bravo-Valenzuela
Anna Esther Araújo e Silva ▪ Ana Flavia Malheiros Torbey

15 DUPLA VIA DE SAÍDA DO VENTRÍCULO DIREITO... 127
Gesmar Volga Haddad Herdy ▪ Carla Verona Barreto Farias ▪ Eliane Lucas

16 DRENAGEM ANÔMALA DAS VEIAS PULMONARES... 133
Gesmar Volga Haddad Herdy ▪ Anna Esther Araujo e Silva
Nathalie J. M. Bravo-Valenzuela ▪ Ana Flavia Malheiros Torbey

17 TRUNCUS ARTERIOSUS 141
Gesmar Volga Haddad Herdy ▪ Eliane Lucas
Aldalea Ribeiro de Sousa ▪ Aurea Lucia Alves de Azevedo Grippa de Souza

18 DUPLA VIA DE ENTRADA NA CONEXÃO ATRIOVENTRICULAR UNIVENTRICULAR........ 147
Gesmar Volga Haddad Herdy ▪ Nathalie J. M. Bravo-Valenzuela
Carla Verona Barreto Farias ▪ Aurea Lucia Alves de Azevedo Grippa de Souza

19 ATRESIA TRICÚSPIDE 155
Gesmar Volga Haddad Herdy ▪ Aldalea Ribeiro de Sousa ▪ Nathalie J. M. Bravo-Valenzuela

20 ANOMALIA DE EBSTEIN 161
Gesmar Volga Haddad Herdy ▪ Carla Verona Farias ▪ Anna Esther Araujo e Silva

21 SÍNDROME DA HIPOPLASIA DO CORAÇÃO ESQUERDO 169
Gesmar Volga Haddad Herdy ▪ Carla Verona Barreto Farias ▪ Eliane Lucas

22 CARDIOPATIAS CONGÊNITAS RARAS 175
Gesmar Volga Haddad Herdy ▪ Eliane Lucas
Anna Esther Araújo e Silva ▪ Aurea Lucia Alves de Azevedo Grippa de Souza

Seção I
Origem Anômala da Artéria Coronária Esquerda da Artéria Pulmonar 175

Seção II
Síndrome da Cimitarra 181

Seção III
Miocárdio Não Compactado 185

Seção IV
Banda Muscular Anômala do Ventrículo Direito 190

Seção V
Estenose Mitral Congênita, *Cor Triatriatum*, Membrana Supramitral 193

23 SÍNDROMES CARDIOESPLÊNICAS 197
Gesmar Volga Haddad Herdy ▪ Nathalie J. M. Bravo-Valenzuela
Eliane Lucas ▪ Ana Flavia Malheiros Torbey

24 TUMORES CARDÍACOS 203
Gesmar Volga Haddad Herdy ▪ Eliane Lucas ▪ Nathalie J. M. Bravo-Valenzuela

25 MIOCARDITE 209
Gesmar Volga Haddad Herdy ▪ Eliane Lucas ▪ Aldalea Ribeiro de Sousa

26 CARDIOMIOPATIA DILATADA 215
Gesmar Volga Haddad Herdy ▪ Nathalie J. M. Bravo-Valenzuela ▪ Carla Verona Barreto Farias

27 CARDIOMIOPATIA HIPERTRÓFICA 221
Gesmar Volga Haddad Herdy ▪ Anna Esther Araújo e Silva ▪ Carla Verona Barreto Farias

28 CARDIOMIOPATIA RESTRITIVA 227
Gesmar Volga Haddad Herdy ▪ Nathalie J. M. Bravo-Valenzuela ▪ Anna Esther Araujo e Silva

29 PERICARDITE 233
Gesmar Volga Haddad Herdy ▪ Eliane Lucas ▪ Aldalea Ribeiro de Sousa

30 ENDOCARDITE INFECCIOSA 241
Gesmar Volga Haddad Herdy ▪ Eliane Lucas
Anna Esther Araujo e Silva ▪ Nathalie Jeanne M Bravo-Valenzuela

31 INSUFICIÊNCIA CARDÍACA NA CRIANÇA... 249
Gesmar Volga Haddad Herdy ▪ Ana Flavia Malheiros Torbey

32 FEBRE REUMÁTICA.. 257
Gesmar Volga Haddad Herdy ▪ Fernanda Maria Correia Ferreira Lemos

33 DOENÇA DE KAWASAKI.. 267
Gesmar Volga Haddad Herdy ▪ Cynthia Torres França da Silva ▪ Anna Esther Araujo e Silva

34 MANIFESTAÇÕES CARDIOVASCULARES NAS DOENÇAS SISTÊMICAS 275
Gesmar Volga Haddad Herdy ▪ Eliane Lucas ▪ Aldalea Ribeiro de Sousa

35 DROGAS MAIS UTILIZADAS EM CARDIOLOGIA PEDIÁTRICA...................... 285
Diogo Pinotti ▪ Rafael Pimentel Correia ▪ Sócrates Pereira Silva

ANEXO 1 ▪ DIRETRIZES DE INTERPRETAÇÃO DE ELETROCARDIOGRAMA DE REPOUSO ... 313

ANEXO 2 ▪ TABELA DE PERCENTIS DE PRESSÃO ARTERIAL SISTÊMICA POR SEXO, IDADE E PERCENTIS DE ESTATURA.. 315

ANEXO 3 ▪ TABELA PARA O ACOMPANHAMENTO DA DOENÇA DE KAWASAKI, CONFORME ESTRATIFICAÇÃO DE RISCO PARA INFARTO AGUDO DO MIOCÁRDIO............ 319

ÍNDICE REMISSIVO 323

LISTA DE ABREVIATURAS

ACD	Artéria coronária direita
ACE	Artéria coronária esquerda
AD	Átrio direito
AE	Átrio esquerdo
Ao	Aorta
Ao Asc	Aorta ascendente
Ao Desc	Aorta descendente
AP	Artéria pulmonar
ArcAO	Arco aórtico
Az	Ázigos
CA	Canal arterial
CC	Cardiopatia congênita
CIA	Comunicação interatrial
CIV	Comunicação interventricular
CMP	Cardiomiopatia
COA	Coartação da aorta
DC	Débito cardíaco
DP	Derrame pericárdico
DSAV	Defeito do septo atrioventricular
DVSVD	Dupla via de saída do ventrículo direito
EM	Estenose mitral
ETE	Ecocardiograma transesofágico
EP	Estenose pulmonar
IM	Insuficiência mitral
IT	Insuficiência tricúspide
SI	Septo infundibular
SIA	Septo interatrial
SIV	Septo interventricular
SC	Seio coronário
SV	Seio venoso

TA	*Truncus arteriosus*
TF	Tetralogia de Fallot
TcGVB	Transposição corrigida dos grandes vasos da base
TGVB	Transposição dos grandes vasos da base
TSVD	Trato de saída do ventrículo direito
VAVU	Válvula atrioventricular única
VCI	Veia cava inferior
VCS	Veia cava superior
VV	Veia vertical
VP	Veia pulmonar
VSVD	Via de saída do ventrículo direito
VSVE	Via de saída do ventrículo esquerdo
VU	Ventrículo único

MENU DE VÍDEOS

Vídeo	QR Code	Vídeo URL
Vídeo 1 Exame físico: Ectoscopia		https://www.thieme.de/de/q.htm?p=opn/cs/21/10/16622441-b08187ec
Vídeo 2 Exame físico: Precórdio		https://www.thieme.de/de/q.htm?p=opn/cs/21/10/16622442-77de84ac
Vídeo 3 Exame físico: Ausculta cardíaca		https://www.thieme.de/de/q.htm?p=opn/cs/21/10/16622443-8c397e09
Vídeo 4 Exame físico: Avaliação da simetria		https://www.thieme.de/de/q.htm?p=opn/cs/21/10/16622444-b1743074

Cardiologia Pediátrica

Prática Clínica

Thieme Revinter

AVALIAÇÃO DA CRIANÇA CARDIOPATA

Gesmar Volga Haddad Herdy ■ Eliane Lucas
Nathalie J. M. Bravo-Valenzuela

INTRODUÇÃO

A incidência das cardiopatias congênitas (CC) na população em geral é em torno de 8 a 10 em 1.000 nascidos vivos. Em pacientes com alterações cromossômicas ou que sofreram ação de agentes externos, como o diabetes materno (DM), vírus da rubéola e outros teratógenos, essa prevalência de malformações cardíacas pode aumentar. Em prematuros, a frequência de CC é 2 a 3 vezes maior que nos recém-natos a termo.

Cabe ao clínico suspeitar e realizar as primeiras investigações, até chegar ao especialista. Uma história detalhada da doença, a realização de um bom exame físico e a solicitação de alguns exames iniciais (eletrocardiograma e a radiografia de tórax) fazem parte da abordagem inicial.

A apresentação clínica das CC no período neonatal pode, em alguns casos, levar à descompensação súbita e o diagnóstico diferencial com outras doenças no período neonatal pode ser difícil. Nesse cenário, são ferramentas diagnósticas importantes:

A) O teste do coraçãozinho que consiste em realizar a oximetria de pulso no membro superior direito e em um dos membros inferiores do neonato, antes da alta da maternidade (o teste é considerado normal quando a saturação estiver ≥ 95% e diferença < que 3% entre as medidas do membros superior e inferior) (Fig. 1-1).
B) A avaliação do coração fetal pelo ultrassom morfológico e pelo ecocardiograma fetal são ferramentas importantes no pré-natal. Atualmente, a ecocardiografia fetal tem exercido papel fundamental no diagnóstico da cardiopatia congênita, possibilitando o planejamento do parto e do adequado atendimento neonatal.

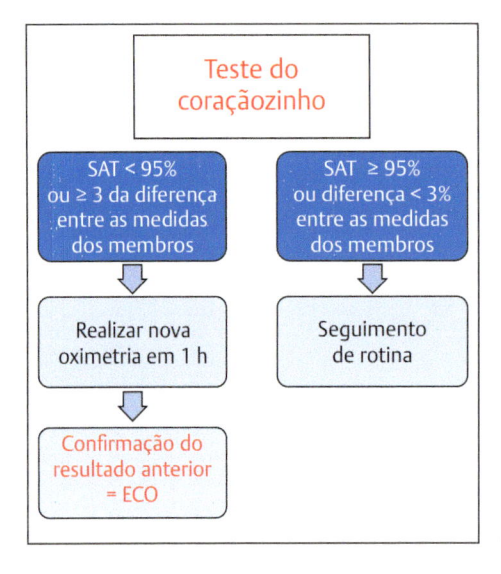

```
┌─────────────────────────────┐
│      Teste do               │
│      coraçãozinho           │
│                             │
│  SAT < 95%      SAT ≥ 95%   │
│  ou ≥ 3 da      ou diferença│
│  diferença      < 3% entre  │
│  entre as       as medidas  │
│  medidas dos    dos membros │
│  membros                    │
│     ↓              ↓        │
│  Realizar nova  Seguimento  │
│  oximetria em   de rotina   │
│  1 h                        │
│     ↓                       │
│  Confirmação do             │
│  resultado anterior         │
│       = ECO                 │
└─────────────────────────────┘
```

Fig. 1-1. Diagrama do teste do coraçãozinho.

HISTÓRIA CLÍNICA

História Perinatal

Indagar sobre as condições de nascimento e de gestação (prematuridade, baixo peso por insuficiência placentária, DM, exposição a drogas, álcool, infecções virais e outros teratógenos). Estas condições estão associadas a cardiopatias congênitas estruturais e também funcionais, como a disfunção cardíaca que ocorre em fetos com restrição do crescimento e neonatos com baixo peso (PIG) por insuficiência placentária.

Dados Importantes na História Familiar

Presença de hipertensão arterial sistêmica, dislipidemia e cardiopatias congênitas na família. A presença de malformações cardíacas em parentes de primeiro grau aumenta o risco de recorrência.

História Clínica da Criança com Cardiopatia

São sinais clínicos frequentes:

- *Cansaço às mamadas ou aos esforços em geral*: uma queixa comum em crianças com pulmões congestos e que frequentemente associa-se a retrações costais e sudorese.
- *Anorexia*: pode ser o primeiro sintoma de descompensação cardíaca em algumas cardiopatias.
- *Episódios de pneumonia ou bronquite de repetição*: sugerem congestão ou aumento do fluxo sanguíneo pulmonar ou podem ocorrer compressão brônquica pelo aumento do átrio esquerdo.
- *Taquipneia*: pode estar relacionada com o aumento do fluxo sanguíneo pulmonar ou à insuficiência cardíaca congestiva.
- *Cianose*: indagar desde quando foi observada (momento do início), e se existem piora progressiva de sua intensidade e crises de hipoxemia. A cor azulada da pele e mucosas

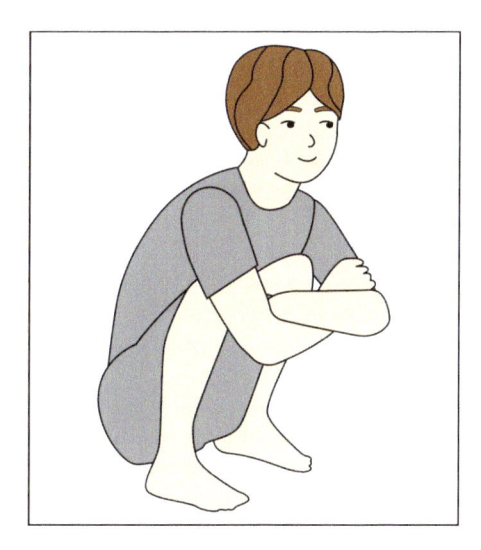

Fig. 1-2. A posição de cócoras é adotada para reduzir o fluxo sanguíneo nos membros inferiores e, consequentemente, aumentar a resistência arterial periférica.

ocorre quando os capilares contêm mais de 5 g% de hemoglobina reduzida e, portanto, as anemias podem mascarar a cianose do tipo central.
- *Sudorese excessiva*: é uma queixa comum em crianças com insuficiência cardíaca, ocorre por excesso de liberação de catecolaminas durante os pequenos e médios esforços e está associada à dispneia e à taquipneia.
- *Déficit pôndero-estatural*: ocorre principalmente nas cardiopatias com hiperfluxo pulmonar e insuficiência cardíaca congestiva, podendo ocorrer também nas cardiopatias cianogênicas.
- *Posição de cócoras*: sinal patognomônico das cardiopatias de fluxo pulmonar diminuído como na tetralogia de Fallot. Esta posição permite o aumento momentâneo do retorno venoso, e da resistência arterial periférica dos membros inferiores, com consequente aumento do *shunt* E/D e do fluxo sanguíneo pulmonar. Atualmente, como a maioria das crianças é submetida à correção cirúrgica mais precocemente, este sinal raramente é observado (Fig. 1-2).
- *Queixas neurológicas*: podem ser secundárias à própria cardiopatia cianogênica ou decorrer de anormalidades neurológicas coexistentes. O acidente vascular cerebral (AVC) levando à hemiplegia pode ocorrer em pacientes com hematócrito elevado e policitêmico. Nas crianças com crises hipoxêmicas podem ocorrer crises convulsivas em consequência da baixa saturação de oxigênio arterial.

EXAME FÍSICO

Paciência, inovação e habilidade são ferramentas importantes para exame físico bem-sucedido em lactentes e crianças pequenas. As etapas do exame físico estão exemplificadas em ▶ vídeos ilustrativos. Devemos começar com a inspeção do paciente enquanto higienizamos as mãos. Inicialmente, observar o estado clínico geral, a coloração da pele, o biotipo e se existem sinais de defeitos ou anomalias genéticas (Fig. 1-3).

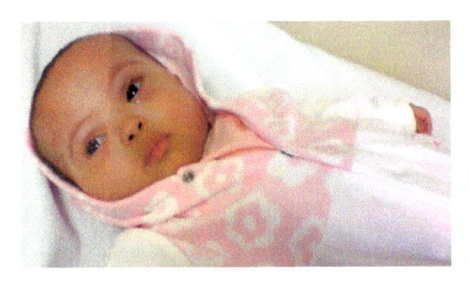

Fig. 1-3. Síndrome de Down (trissomia do cromossomo 21). O defeito do septo atrioventricular total é a CC mais prevalente. (Imagem cedida pela Dra. Patrícia Santana.)

Cor da Pele e Mucosas

A palidez cutânea pode ser um sinal de insuficiência cardíaca pela má perfusão tecidual e a cianose central é um sinal característico das cardiopatias cianogênicas decorrente da hipoxemia arterial. A cianose pode ser facilmente identificada quando a saturação está abaixo de 75%. Pode ser generalizada ou ainda segmentar. São exemplos clássicos de cianose segmentar (**diferencial**): a persistência do padrão fetal (hipertensão arterial pulmonar do neonato) ou a hipoplasia da aorta com *shunt* direita-esquerda pelo canal arterial. Nas cardiopatias cianogênicas com hipoxemia crônica, além da cianose, podem estar presentes: o baqueteamento dos dedos e a proliferação de arteríolas e capilares ao nível da conjuntiva (Fig. 1-4).

Inspeção do Tórax

Nos pacientes portadores de CC podem estar presentes:

- Abaulamento precordial, nas cardiopatias com grande dilatação ventricular ou no *pectus carinatum* ("peito de pombo").

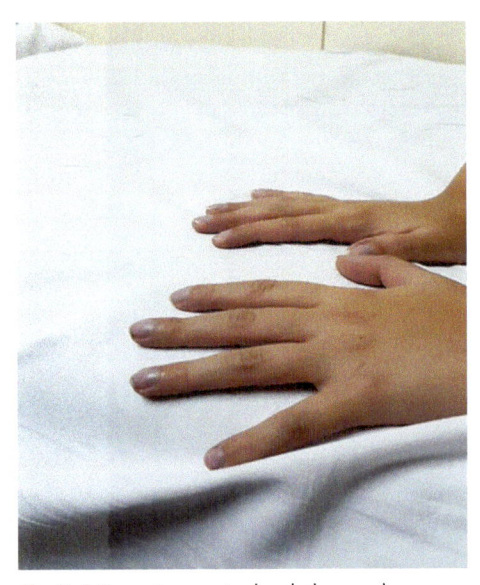

Fig. 1-4. Baqueteamento dos dedos e unhas em "vidro de relógio".

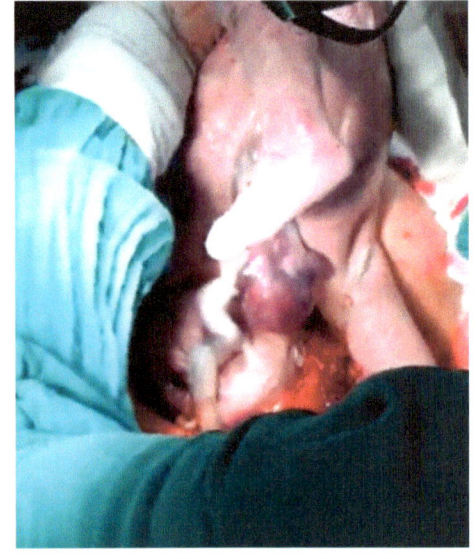

Fig. 1-5. Imagem de um parto cirúrgico de um neonato com *ectopia cordis* toracoabdominal.

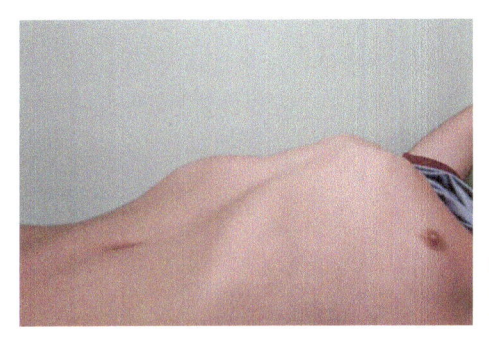

Fig. 1-6. Imagem de *pectus carinatum* de um escolar com síndrome de Marfan. (Cortesia da Prof. Patrícia Santana Correia.)

- Retração esternal no *pectus excavatum*.
- Defeitos de fechamento da parede anterior do tórax como na *ectopia cordis* (anomalia de posição do coração em que ele está posicionado fora do tórax – Fig. 1-5) ou em gêmeos xipófagos unidos pelo tórax.
- *Pectus excavatum* e o *pectus carinatum* podem estar presentes em pacientes com síndrome de Marfan e na doença de alfa-manosidose (Fig. 1-6).

Peso e Altura

O déficit pôndero-estatural pode estar presente nas cardiopatias. Nas CC com aumento importante do fluxo pulmonar, o déficit ponderal é, em geral, o mais acentuado, enquanto nas cianogênicas, o déficit estatural é maior que o ponderal. O crescimento pôndero-estatural é um indicador de saúde importante na criança e deve ser analisado junto à curva de crescimento normal.

Exame do Abdome

A palpação e a percussão são importantes para a pesquisa de hepatomegalia e esplenomegalia. Em lactentes saudáveis, o fígado pode ser palpado até 3 cm abaixo do rebordo costal direito. Entretanto, o baço só é palpável quando seu tamanho normal está aumentado de 2 a 3 vezes. Nas cardiopatias com aumento da pressão portal, pode ocorrer esplenomegalia, já que a drenagem deste órgão se dá via sistema porta.

Ausculta Pulmonar

A presença de ruídos anormais, como estertores e sibilos, pode estar presente quando há insuficiência cardíaca.

Palpação dos Pulsos Periféricos

É importante analisar a presença dos pulsos nos quatro membros e sua amplitude. A ausência de pulsos femorais sugere o diagnóstico de coarctação da aorta. Em adolescentes com arterite de Takayasu pode haver ausência ou diminuição dos pulsos em qualquer dos membros.

Pressão Arterial dos Membros Superiores e Inferiores

Deve ser aferida a pressão arterial no exame físico de rotina a partir dos 3 anos de idade ou em qualquer idade na suspeita ou presença de cardiopatia ou, ainda, quando existe história familiar para hipertensão arterial sistêmica. O manguito deve ser adequado ao tamanho do braço, ocupando 80 a 100% da circunferência do braço e pelo menos 40% do seu comprimento (Anexo 1).

Exame do Pescoço e da Fúrcula
Na inspeção podemos observar turgência jugular e refluxo hepatojugular na presença de insuficiência cardíaca. À palpação deve-se procurar: frêmito e batimentos arteriais na fúrcula e no pescoço.

Exame do Precórdio
A inspeção, além de revelar abaulamentos, também mostra sinais de impulsões sistólicas. Pode-se observar a qualidade do *ictus cordis*, quanto à propulsão ou desvio da linha hemiclavicular esquerda. A palpação revela a impulsão apical e se o ventrículo direito é dominante ou não. Sente-se a presença de frêmitos e choques valvulares (Vídeo 1-1A-D).

Na ausculta é importante que sejam observadas com detalhes as bulhas cardíacas. A primeira bulha (B1) é causada pelo fechamento das valvas mitral e tricúspide no início da sístole ventricular. Este fechamento ocorre quase simultaneamente, tanto que B1 é única na maioria das crianças. B1 é, tipicamente, um som de baixa frequência e mais audível em borda esternal baixa. Na anomalia de Ebstein pode ocorrer desdobramento fixo amplo da primeira bulha. Ela pode ser hiperfonética em situações em que haja aumento do fluxo pela valva atrioventricular (p. ex.: PCA, CIA, CIV, insuficiência mitral) ou estenose de valva, e quando há aumento do débito cardíaco com diástole curta (p. ex.: febre, anemia, fístula arteriovenosa). Neste último caso, o fechamento da valva atrioventricular ocorre quando elas estão mais amplamente abertas e fecham com mais força.

A **segunda bulha (B2)** é mais audível em borda esternal esquerda média e alta. B2 coincide com o fechamento das valvas aórtica e pulmonar. O componente aórtico (A2) ocorre um pouco antes do pulmonar (P2), pois a contração do ventrículo esquerdo precede a do VD. No período neonatal imediato, a segunda bulha pode parecer única e não é audível como desdobrada.

Após um ou dois dias de vida, podemos observar o desdobramento fisiológico ou variável da B2 durante a inspiração, por maior aporte de sangue às cavidades direitas quando a pressão torácica fica mais negativa com consequente atraso do fechamento da válvula pulmonar.

O desdobramento da segunda bulha muito amplo e fixo (ou seja, que não varia com as fases da respiração) é anormal e ocorre quando há um prolongamento da fase de ejeção ventricular, como por exemplo, nas situações a seguir:

A) Em anomalias como a comunicação interatrial, em que há maior volume de sangue a ser ejetado pelo VD.
B) Obstrução da via de saída do VD, como na estenose pulmonar grave.
C) Bloqueio de ramo direito do feixe de His, em que a despolarização do ventrículo direito é atrasada.

A **B2 única** pode estar presente nas seguintes CC:

- *Truncus arteriosus*, em que há somente uma valva – a do tronco comum.
- Transposição das grandes artérias (TGA), porque a aorta é anterior e próxima à parede torácica e a pulmonar está distante.
- Tetralogia de Fallot, pois o componente pulmonar da segunda bulha é diminuído pela presença de estenose infundibular pulmonar.

Em outras situações, a B2 pode ser única e com intensidade aumentada, como na hipertensão arterial pulmonar.

A **terceira bulha (B3)** pode ser auscultada em crianças normais. Ocorre na transição entre as fases de enchimento lento e rápido. Trata-se de um som de baixa frequência, mais audível com a campânula do estetoscópio em borda esternal esquerda baixa. A intensidade da B3 aumenta quando ocorre elevação do fluxo através da valva atrioventricular como *shunt* esquerda-direita ou insuficiência mitral ou tricúspide. Na insuficiência cardíaca congestiva ausculta-se B3 com impressão de um "galope".

A **quarta bulha (B4)** é sempre anormal na criança e ocorre no momento de contração atrial. A B4 é rara em crianças por apresentarem frequência cardíaca mais elevada e podem ser auscultadas as condições com complacência ventricular diminuída, como na cardiomiopatia hipertrófica.

Estalidos ou cliques de ejeção podem estar presentes quando há dilatação do grande vaso (aorta ou artéria pulmonar). Ocorrem em dilatação pós-estenótica nas estenoses da valva pulmonar ou aórtica, no *truncus arteriosus*, tetralogia de Fallot. Os estalidos de ejeção aórticos são mais bem ouvidos na região do *ictus*, e os pulmonares, no foco pulmonar.

SOPROS

Devem ser analisados quanto à localização no ciclo cardíaco, localização no tórax, intensidade, irradiação e timbre (Quadro 1-1).

Quanto à localização no ciclo cardíaco, é importante identificar se é sistólico ou diastólico ou contínuo. Quando sistólicos, podemos observar sopros de regurgitação (às vezes referidos como "holossistólicos"), como o sopro da CIV ou insuficiência mitral, ou sopros ejetivos, como as estenoses valvares aórtica ou pulmonar. Os sopros sistólicos tipo holossistólicos começam no início da sístole, encobrem a primeira bulha e têm intensidade quase uniforme ao longo da sístole. Os sopros sistólicos tipo ejeção começam no início da sístole, logo após a primeira bulha; alcançam o máximo de intensidade no meio da sístole e diminuem progressivamente até desaparecer, antes da segunda bulha. O sopro contínuo é ouvido nas comunicações entre a aorta e artéria pulmonar (persistência do canal arterial, janela aortopulmonar, após cirurgias de Blalock-Taussig e Waterson). Pode ocorrer nas crianças cianóticas com atresia pulmonar em que a maior parte do fluxo sanguíneo pulmonar deve-se aos vasos colaterais brônquicos. O sopro contínuo também é encontrado nas fístulas arteriovenosas, de localização cerebral, ausculta-se sobre a cabeça nas regiões parietais e frontais e de localização torácica podemos auscultar no dorso.

Em crianças normais pode-se ouvir um "zumbido venoso" em região supraclavicular (principalmente à direita). Trata-se de um sopro fisiológico contínuo, suave e que desaparece ou diminui com a compressão da veia jugular interna ipsolateral, após manobra de rotação lateral do pescoço.

Quadro 1-1. Classificação do Sopro Segundo a Intensidade

Grau I	Fracamente audível
Grau II	Suave, mas facilmente audível
Grau III	Intensidade moderada, mas sem frêmito
Grau IV	Intenso com frêmito
Grau V	Muito alto, sendo audível com a borda do estetoscópio tocando o tórax
Grau VI	Tão alto que é audível com o estetoscópio afastado do tórax

Fonte: Adaptado de Levine.

Localização no Tórax

O tórax é onde o sopro é mais bem auscultado. As quatro áreas auscultatórias são: aórtica, pulmonar, tricúspide e mitral. Os sopros da persistência do canal arterial e os de origem na via de saída do ventrículo esquerdo são mais audíveis nas partes média e alta do bordo esternal esquerdo, já aqueles originados da valva mitral e na CIV são mais audíveis bordo esternal esquerdo baixo.

Intensidade

Pode ser quantificado numa graduação de 1 até 6, sendo 1 o de menor intensidade e 6 aquele sopro que se ausculta com o estetoscópio próximo ao tórax, sem necessariamente tocá-lo. A partir de 4, o sopro acompanha-se de frêmito. A intensidade do sopro não se correlaciona com a gravidade da cardiopatia. Por exemplo, na tetralogia de Fallot, a intensidade do sopro é inversamente proporcional à gravidade do caso.

Irradiação

É importante para se tentar localizar a lesão. Por exemplo: nas estenoses de valva pulmonar o sopro se irradia para o pescoço e região alta à esquerda do dorso. Nas CIVs a irradiação é laterolateral e na insuficiência mitral há irradiação para a axila.

Timbre

Refere-se à frequência do som ouvido. Um sopro de alta frequência usualmente é originado da turbulência do sangue passando de área de alta para outra de baixa pressão. Os sopros de baixa frequência geralmente ocorrem em áreas de baixa pressão (Quadro 1-2).

Quadro 1-2. Tipos de Sopros

Sistólico	Diastólico	Sistodiastólico	Contínuo
Ejetivo – Origem VE Estenose aórtica - Valvar - Supravalvar - Subvalvar	**Protodiastólico/Holodiastólico** - Insuficiência aórtica - Insuficiência pulmonar	- *Truncus arteriosus* - Agenesia pulmonar - CIV associada à insuficiência aórtica	- Canal arterial - Fístulas arteriovenosas - Janela aortopulmonar
Ejetivo – Origem VD Estenose pulmonar - Valvar - Supravalvar - Infundibular - Estenose de ramos pulmonares			
Regurgitação - Insuficiência da valva mitral - Insuficiência da valva tricúspide - Prolapso mitral	**Mesodiastólico** - Estenose mitral		

Fonte: Adaptado do Tratado de Pediatria.[3]

SOPRO INOCENTE
Os sopros inocentes (SI) podem ser o resultado do padrão fisiológico de fluxo sanguíneo através dos vasos e das cavidades cardíacas em corações sem anormalidade anatômica e/ou funcional. Várias sinonímias como: sopros fisiológicos ou benignos e, podem ser encontrados em aproximadamente 60 a 50% na infância e até a adolescência.

Características Gerais do Sopro Inocente
- Sistólicos: raramente contínuos (p. ex.: zumbido venoso) e **nunca** diastólicos.
- Intensidade: altera-se com a mudança de decúbito e estados hipercinéticos (anemia, febre, infecção).
- Frêmitos: ausentes.
- Localização: são localizados ou pouca irradiação no precórdio.

ELETROCARDIOGRAMA
O eletrocardiograma (ECG) do recém-nascido e da criança possuem peculiaridades próprias da idade, porém, a partir da puberdade os achados são semelhantes ao adulto. Como esses parâmetros variam bastante com a faixa etária, muitas vezes consultamos tabelas para avaliar sua normalidade (Quadro 1-3 e Fig. 1-7) – (Anexo 2).

A avaliação do ECG deve seguir a análise dos seguintes parâmetros:

- Ritmo.
- Frequência cardíaca.
- Onda P (duração, morfologia e eixo de P).
- Intervalo PR.
- QRS (eixo, duração e morfologia).
- Avaliação do segmento ST.
- Onda T.
- Intervalo QT (e QTc).
- Onda U, quando presente.

Ritmo
O ritmo normal na criança é o sinusal, portanto, o vetor da onda P encontra-se entre $-30°$ e $+80°$ (média de $60°$); identificamos a onda P positiva em D1 e AVF.

Frequência Cardíaca
A frequência cardíaca (FC) varia com a faixa etária (Quadro 1-3). Ao nascimento, a FC média varia entre 130 e 140 batimentos por minuto (bpm). No lactente a média é de 120 bpm e ao final do segundo ano é de 100 bpm. É comum encontrarmos a FC abaixo de 70 bpm nos escolares, principalmente em atletas com bom condicionamento físico.

Quadro 1-3. Tabela de Frequências Cardíacas com Variáveis Conforme Faixa Etária

	0-1 dia	1-3 dias	3-7 dias	7-30 dias	1-3 meses	3-6 meses	6-12 meses	1-3 anos	3-5 anos	5-8 anos	8-12 anos	12-16 anos
FC (bat/min)	94 155	91 158	90 166	106 182	120 179	105 185	108 169	89 152	73 137	65 133	62 130	60 120
ÂQRS	59 189	64 197	76 191	70 160	30 115	7 105	6 98	7 102	6 104	10 139	6 116	9 128
PR DII (ms)	0,08 0,16	0,08 0,14	0,07 0,15	0,07 0,14	0,07 0,13	0,07 0,15	0,07 0,16	0,08 0,15	0,08 0,16	0,09 0,16	0,09 0,17	0,09 0,18
QRS V5 (ms)	0,02 0,07	0,02 0,07	0,02 0,07	0,02 0,08	0,02 0,08	0,02 0,08	0,03 0,08	0,03 0,08	0,03 0,07	0,03 0,08	0,04 0,09	0,04 0,09
PDII (mV)	0,05 0,28	0,03 0,28	0,07 0,29	0,07 0,30	0,07 0,26	0,04 0,27	0,06 0,25	0,07 0,25	0,03 0,25	0,04 0,25	0,03 0,25	0,03 0,25
	0,01 0,34	0,01 0,33	0,01 0,35	0,01 0,35	0,01 0,34	0,00 0,32	0,00 0,33	0,00 0,32	0,00 0,29	0,00 0,25	0,00 0,27	0,00 0,24
	0,00 0,00	0,00 0,00	0,00 0,00	0,00 0,00	0,00 0,00	0,00 0,00	0,00 0,00	0,00 0,00	0,00 0,00	0,00 0,00	0,00 0,00	0,00 0,00
QV6 (mV)	0,00 0,17	0,00 0,22	0,00 0,28	0,00 0,28	0,00 0,26	0,00 0,26	0,00 0,30	0,00 0,28	0,01-0,33	0,01 0,46	0,01 0,28	0,00 0,29
RVI (mV)	0,50 2,60	0,50 2,70	0,30 2,50	0,30 1,20	0,30 1,90	0,30 2,00	0,20 2,00	0,20 1,80	0,10 1,80	0,10 1,40	0,10 1,20	0,10 1,00
RV6 (mV)	0,00 1,20	0,00 1,20	0,10 1,20	0,30 1,60	0,50 2,10	0,60 2,20	0,60 2,30	0,60 2,30	0,80 2,50	0,80 2,60	0,90 2,50	0,70 2,30
SV1 (mV)	0,10 2,30	0,10 2,00	0,10 1,70	0,00 1,10	0,00 1,30	0,00 1,70	0,10 1,80	0,10 2,10	0,20 2,20	0,30 2,30	0,30 2,50	0,30 2,20
SV6 (mV)	0,00 1,00	0,00 0,90	0,00 1,00	0,00 1,00	0,00 0,70	0,00 1,00	0,00 0,80	0,00 0,70	0,00 0,60	0,00 0,40	0,00 0,40	0,00 0,40
TV1 (mV)	-0,30 0,40	-0,40 0,40	0,50 0,30	-0,50 -0,10	-0,60 -0,10	-0,60 -0,10	-0,60 -0,20	-0,60 -0,10	-0,60 0,00	-0,50 0,20	-0,40 0,30	-0,40 0,30
TV6 (mV)	-0,05 0,35	0,00 0,35	0,00 0,40	0,10 0,50	0,10 0,50	0,10 0,60	0,10 0,55	0,10 0,60	0,15 0,70	0,20 0,75	0,20 0,70	0,10 0,70
R/S V1	0,1 9,9	0,1 6	0,1 9,8	1 7	0,3 7,4	0,1 6	0,1 4	0,1 4,3	0,03 2,7	0,02 2	0,02 1,9	0,02 1,8
R/S V6	0,1 9	0,1 12	0,1 10	0,1 12	0,2 14	0,2 18	0,2 22	0,3 27	0,6 30	0,9 30	1,5 33	1,4 39

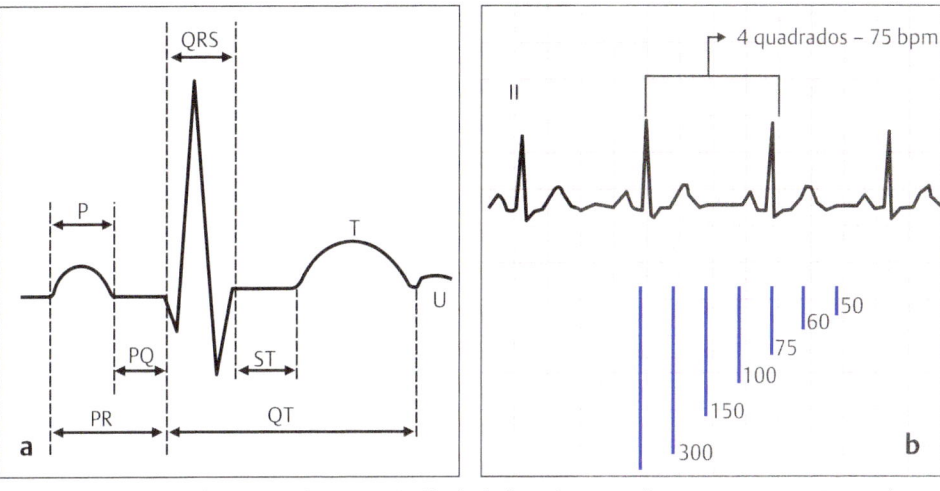

Fig. 1-7. (a) Esquema do registro do ECG. (b) Cálculo da frequência cardíaca com registro a 25 mm/s.

Onda P

A onda P representa a atividade elétrica dos átrios. O valor médio da duração da onda P é de 0,10 s, independente da idade. A amplitude no recém-nato chama a atenção por ser alta e pontiaguda, mas não simétrica; isso ocorre, provavelmente, pela taquicardia da faixa etária. A onda P não ultrapassa 2,5 mm em D2 e V1 e sempre está positiva em V5-V6 (Fig. 1-8a).

Intervalo PR

O intervalo PR mede a condução atrioventricular que deve ser avaliada, preferencialmente, em D2, do início da onda P até o início do QRS. Consideram-se valores normais entre 0,08 a 0,20 s, de acordo com a faixa etária – vide tabela ECG em ANEXOS (Figs. 1-8b e 1-9).

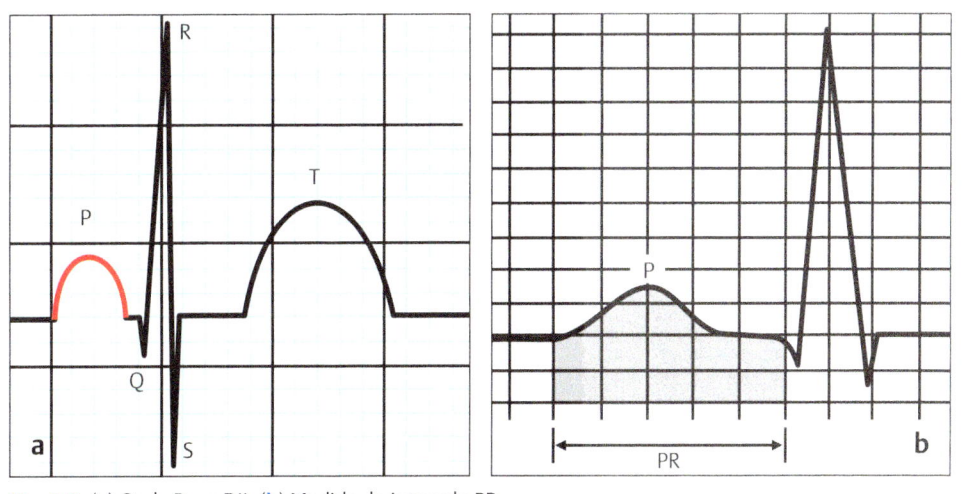

Fig. 1-8. (a) Onda P em DII. (b) Medida do intervalo PR.

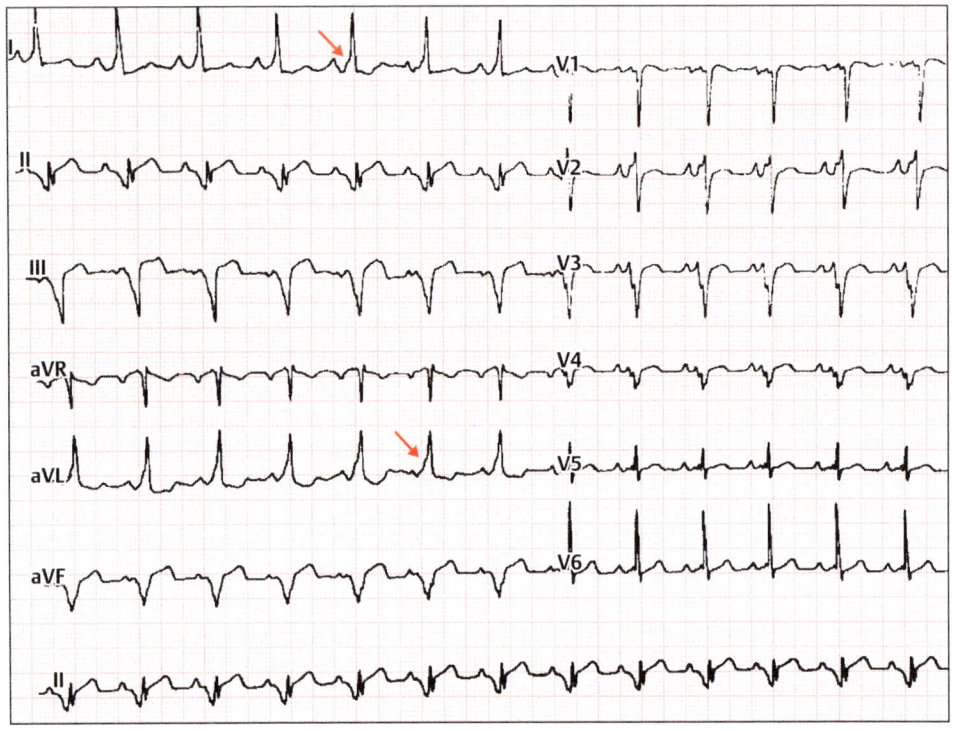

Fig. 1-9. ECG de uma paciente de 11 anos, portadora de doença de Ebstein, mostrando o intervalo PR curto (0,10 s) e a presença de onda delta (seta vermelha).

Complexo QRS

O complexo QRS representa a despolarização dos ventrículos. Aspectos como duração, eixo, amplitude e forma auxiliam no diagnóstico das cardiopatias congênitas e na investigação de hipertrofias ventriculares e distúrbios da condução. Para determinar a orientação do eixo do QRS (vetor principal da despolarização dos ventrículos) utilizamos o triângulo de Einthoven no plano frontal. Observamos ampla variação do eixo do QRS com a idade (Quadro 1-4).

Ao nascer, os ventrículos direito e esquerdo se assemelham em peso e espessura e as arteríolas pulmonares possuem seus diâmetros reduzidos e espessamento da camada

Quadro 1-4. Ampla Variação do Eixo do QRS com a Idade

Idade	Eixo QRS
7 dias – 30 dias	+110º (+30º a +180º)
30 dias – 3 meses	+70º (+10º a +125º)
3 meses – 3 anos	+60º (+10º a +110º)
Acima de 3 anos	+60º (+20º a +120º)
Adultos	+50º (-30º a +105º)

média (padrão fetal), portanto, o ECG reflete predomínio do VD. Evolutivamente, vamos observar na criança uma diminuição progressiva do predomínio do VD até atingir padrão característico de predomínio fisiológico do VE, observado no ECG do adolescente e adulto.

O ECG nesse período (primeiras horas de vida) mostra o eixo do QRS com desvio acentuado para a direita (+110° a +180°) com ondas R amplas das precordiais direitas (R puro, Rs ou RS, com R > S) e de ondas S dominantes em V5-V6. Em V3-V4 é frequente o registro de QRS amplos (pela parede torácica delgada) e bifásicos, do tipo RS (Fig. 1-10).

Nos primeiros dias de vida, entre 24 e 72 horas (Fig. 1-10), a direção do vetor no plano anteroposterior é calculada pela polaridade do complexo QRS em V2. Se a onda S for maior que a onda R, o vetor está dirigido para trás; se R for maior que S a orientação é para frente. A orientação do vetor de QRS no plano frontal sofre uma variação considerada normal de acordo com a idade (Quadro 1-3). A maioria dos recém-nascidos normais tem este vetor em média + 120° (a faixa normal deste vetor no recém-nascido é de 180° a 60°). Na maioria dos pré-escolares está em torno dos 60° (a faixa normal é de 110° a 30°). Quando o vetor QRS está fora da faixa normal sugere a presença de hipertrofia ventricular ou distúrbio de condução.

Para analisar se há hipertrofia ventricular, é importante observar a progressão do complexo QRS nas derivações precordiais. No adulto normal, onde o ventrículo esquerdo é dominante, nas precordiais direitas o padrão é rS e nas esquerdas é qRs (há progressão gradual da onda R. No recém-nascido normal, que tem predominância do ventrículo direito, a progressão é inversa: Rs nas precordiais direitas e rS em V5 e V6. A progressão do QRS para o tipo adulto se faz durante os primeiros 24 meses de vida. Se há hipertrofia ventricular direita, a relação R/S nas precordiais direitas é aumentada. Quando ocorre hipertrofia esquerda a relação R/S é muito pequena (Fig. 1-11).

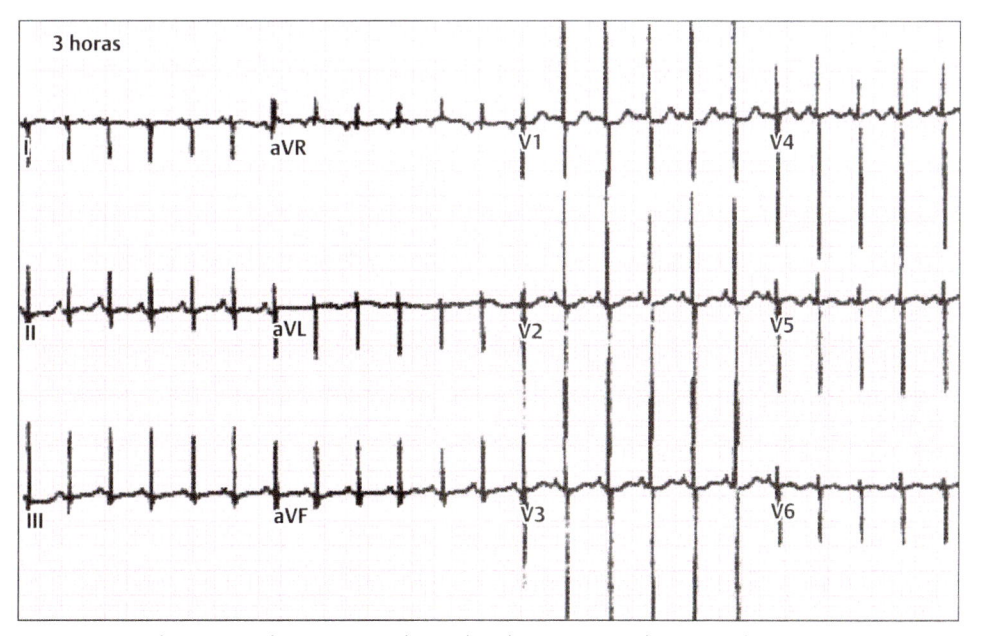

Fig. 1-10. ECG de RN normal nas primeiras horas de vida: ritmo sinusal. FC = 125 bpm. Eixo QRS entre 120-150 graus; PR = 0,15; R > S em V1 e onda T em V1 deve ser positiva.

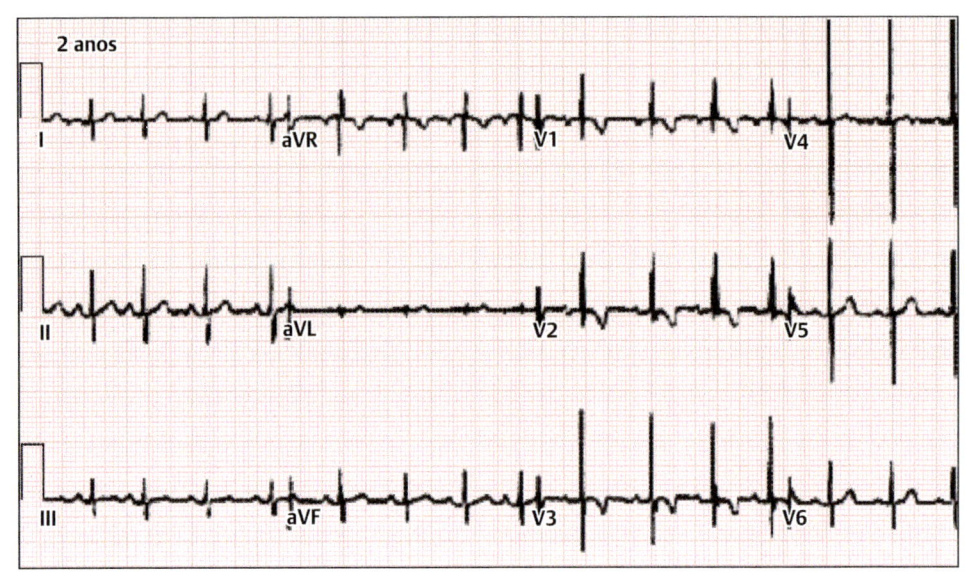

Fig. 1-11. ECG normal de um lactente de 2 anos. Ritmo sinusal. PR = 0,12; R > S em V1 e presença da onda T negativa.

Segmento ST

É considerado normal quando acompanha a linha de base (isoelétrica). Algumas vezes, no RN e em pacientes vagotônicos, podemos encontrá-lo acima em 1 mm. As alterações deste segmento são identificadas quando ela está acima (supradesnível) ou abaixo (infradesnível) e esses desníveis são considerados patológicos quando ultrapassam 2 mm. Como exemplo clássico de supradesnível ST, temos a pericardite (Fig. 1-12).

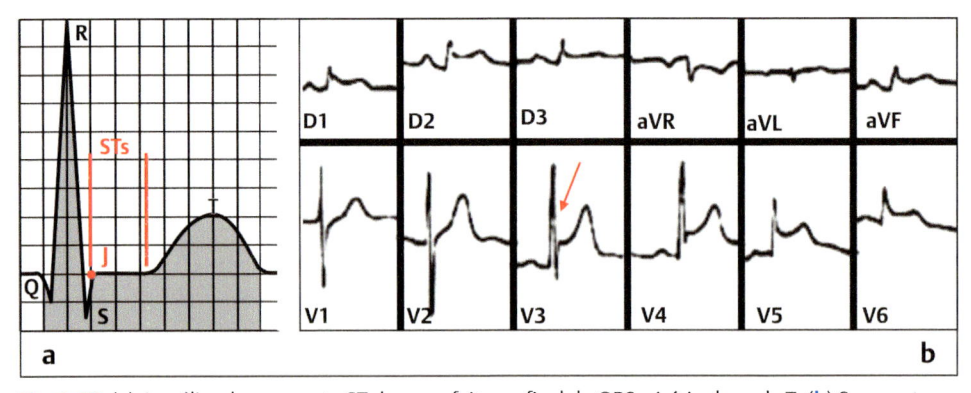

Fig. 1-12. (a) A análise do segmento ST deve ser feita no final do QRS e início da onda T. (b) Segmento ST com supradesnível.

Onda T

A onda T que reflete a repolarização ventricular e possui uma forma arredondada assimétrica, com a fase inicial ascendente rápida e a descendente mais lenta. Nas primeiras 24-72 horas de vida é positiva em V1-V2 e passa a ser negativa após esse período, permanecendo negativa nessas derivações até a adolescência. Se houver onda T positiva em V1-V2 após a primeira semana de vida, estamos diante de uma sobrecarga do ventrículo direito (SVD) e devemos continuar a investigação de uma cardiopatia ou hipertensão pulmonar.

Intervalo QT ou QTc

Este intervalo é medido do início do QRS até o final da onda T (Fig. 1-13). Seu resultado tem variação inversa com a FC, portanto, devemos calcular o intervalo QT corrigido (QTc) utilizando a fórmula de Bazett (Fig. 1-14).

$$QTc = QT/\text{raiz quadrada do RR}$$

Este valor varia com a idade, mas não pode ultrapassar 0,44 s. Valores anormais são encontrados em distúrbios do cálcio e mais raramente na síndrome genética do QT longo que pode causar arritmias graves como o *Torsades de points*.

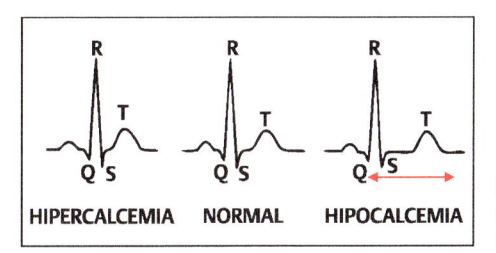

Fig. 1-13. O gráfico mostra o intervalo QT diminuído, normal e aumentado relacionado com o nível sérico do cálcio.

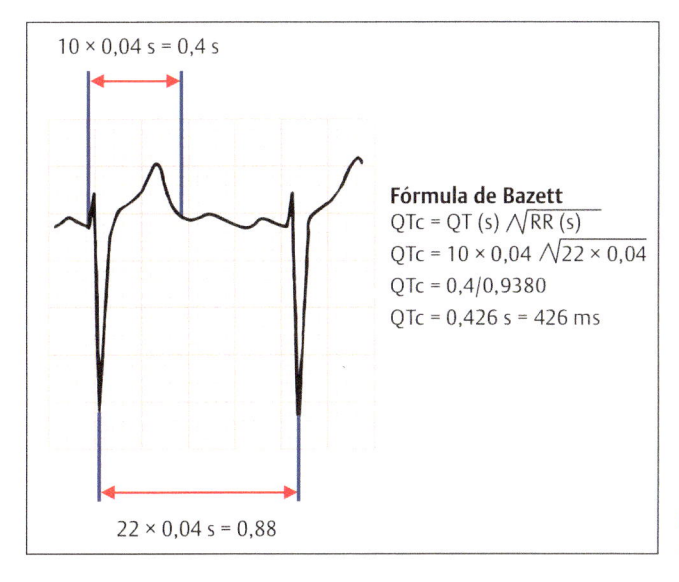

Fórmula de Bazett
$QTc = QT (s) / \sqrt{RR (s)}$
$QTc = 10 \times 0,04 / \sqrt{22 \times 0,04}$
$QTc = 0,4/0,9380$
$QTc = 0,426$ s $= 426$ ms

Fig. 1-14. Demonstração da fórmula de Bazett.

Onda U
Identificamos a onda U logo após a onda T sendo uma deflexão discreta, encontrada em alguns pacientes nas precordiais direitas e médias. É característico esta deflexão acompanhar a polaridade da onda T.

RADIOLOGIA
Há três dados importantes a serem analisados:

1. Vascularização pulmonar: a radiografia de tórax permite classificar as doenças congênitas cardíacas de acordo com o grau da vascularização pulmonar.
2. Tamanho do coração e das câmaras cardíacas.
3. Contorno cardíaco e relação entre as posições das vísceras abdominais (estômago e fígado).

É importante lembrar que a dextrocardia com *situs inversus* geralmente é benigna, enquanto dextrocardia com *situs solitus* (dextrocardia isolada) é frequentemente associada a malformações complexas.

Na radiografia normal de recém-nascidos a silhueta cardíaca geralmente é prejudicada pelo timo. A sombra do timo é alongada quando o paciente está deitado e durante a expiração. A presença de hipoxemia crônica grave, o uso de corticoides, desnutrição, infecções graves além de exposições repetidas aos raios X podem diminuir o tamanho do timo.

A traqueia e o esôfago são úteis para ajudar a localizar a aorta descendente. Quando a aorta desce normalmente à esquerda da linha média, a traqueia e o esôfago estarão levemente para a direita. O arco aórtico à direita pode estar presente em anomalias conotruncais, como na tetralogia de Fallot. A presença de anormalidades vasculares do arco aórtico (arco aórtico duplo ou arco aórtico direito com artéria subclávia esquerda aberrante) pode ser evidenciada através do deslocamento anterior do esôfago contrastado pelo anel vascular. Estas anormalidades são associadas a disfagia, tosse, dispneia, estridor respiratório e rouquidão.

Vascularização Pulmonar
Há cinco tipos de vascularização pulmonar segundo Moller:

1. Marcas vasculares normais indicando fluxo normal. O hilo direito é evidente, e o esquerdo é escondido atrás do tronco da pulmonar. Os vasos desaparecem gradativamente à medida que vão para a periferia dos pulmões;
2. Aumento das marcas arteriais indicando o aumento do fluxo sanguíneo pulmonar. Os vasos hilares são dilatados, e há marcas visíveis e aumentadas na parte média dos pulmões;
3. Diminuição das marcas vasculares refletindo diminuição do volume do fluxo de sangue. Os pulmões parecem escuros, os hilos são pequenos;
4. Aumento das marcas venosas indicando obstrução ao fluxo venoso pulmonar. Os hilos parecem proeminentes e molhados, e há as linhas B de Kerley;
5. Padrão de artérias brônquicas que ocorrem em pacientes cianóticos com obstrução ao fluxo arterial pulmonar. A circulação pulmonar é compensada por colaterais brônquicas que se desenvolvem. Dá aspecto rendilhado e os vasos hilares não estão presentes.

Nos recém-nascidos, frequentemente é difícil determinar o padrão da vascularização pulmonar em consequência das doenças parenquimatosas, como pneumonia, atelectasia, enfisema etc. Além disso, a síndrome de membrana hialina causa grande confusão com as cardiopatias cianóticas. Para diferenciar usa-se o teste da hiperóxia: medindo-se o PO_2 antes e depois da inalação de O_2 a 100%, nas cardiopatias cianóticas não há aumento significativo, e nas outras causas de cianose, em geral, há aumento de 40 mmHg.

Tamanho do Coração e das Câmaras Cardíacas

O aumento da silhueta cardíaca pode ser causado pelo aumento do coração e, às vezes, por derrame pericárdico. Neste último caso, a forma do coração lembra uma moringa e deve ser confirmada a presença de líquido pericárdico através da ecocardiografia ou pela radioscopia que mostra ausência ou diminuição das contrações.

As câmaras cardíacas podem ser analisadas através das projeções posteroanterior e de perfil. A radiografia com esôfago contrastado ajuda a evidenciar aumento do átrio esquerdo (pelo deslocamento posterior do esôfago).

Contorno Cardíaco

Algumas malformações apresentam contornos característicos:

- Transposição completa dos grandes vasos: forma de "ovo deitado" (Fig. 1-15).
- Tetralogia de Fallot: forma de bota (Fig. 1-16).
- Drenagem anômala de veias pulmonares: forma de boneco de neve (Fig. 1-17).
- Pericardite com derrame: aspecto de moringa (Fig. 1-18).

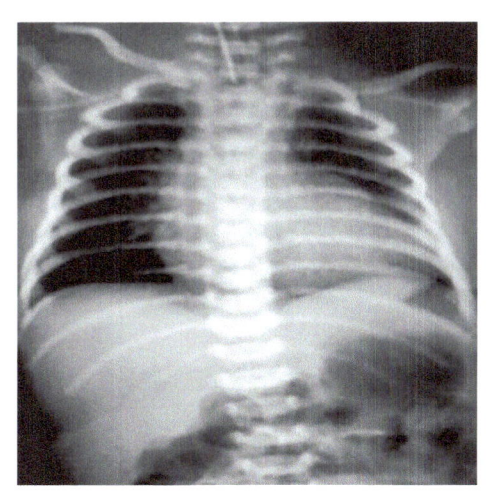

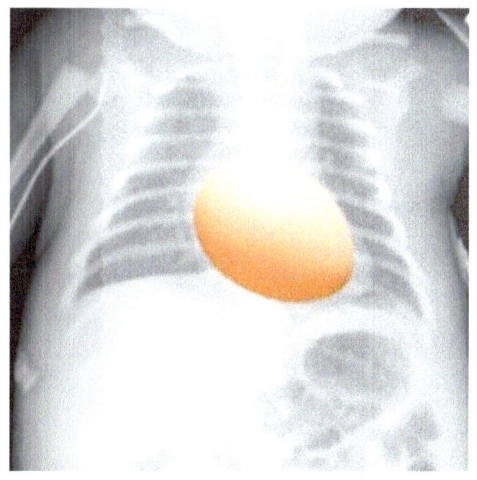

Fig. 1-15. Radiografia de tórax de uma transposição completa dos grandes vasos – forma de "ovo deitado".

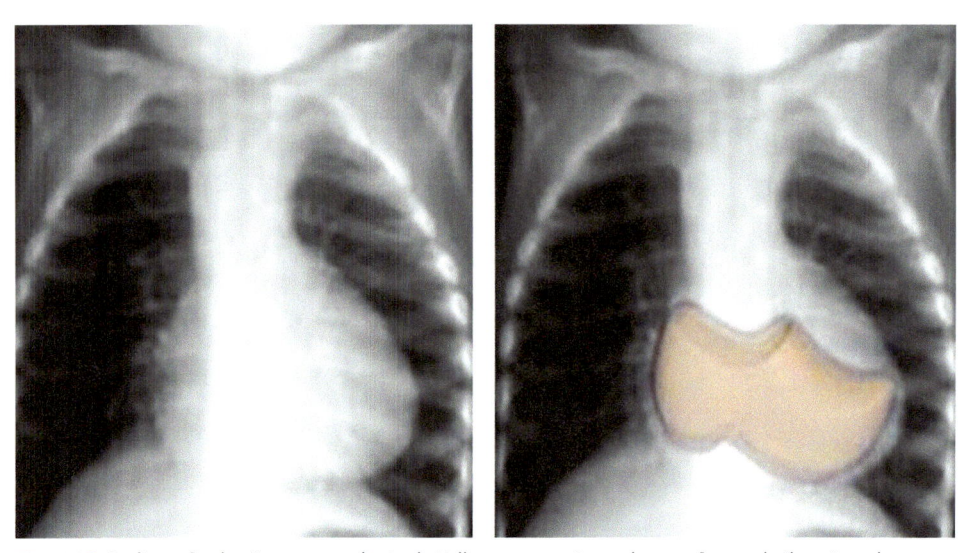

Fig. 1-16. Radiografia de tórax na tetralogia de Fallot – o coração pode ter a forma de "bota" ou de "tamanco holandês".

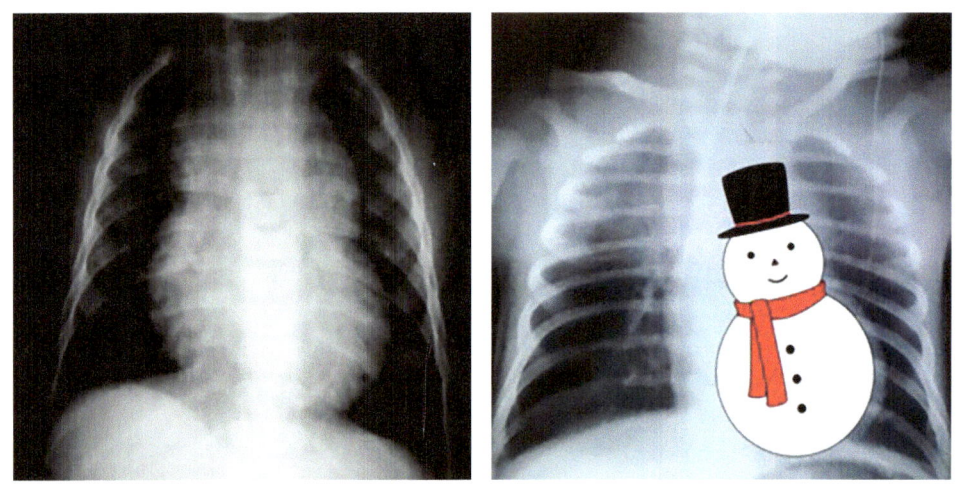

Fig. 1-17. Radiografia de tórax de uma drenagem anômala de veias pulmonares – observamos a silhueta cardíaca em forma de "boneco de neve".

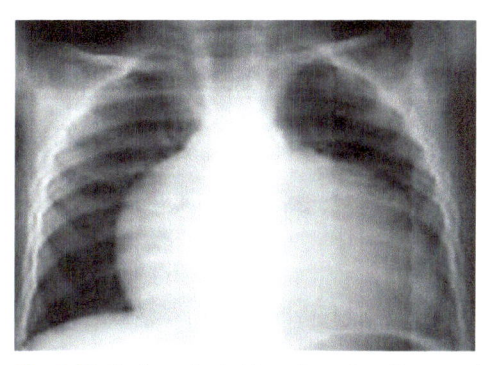

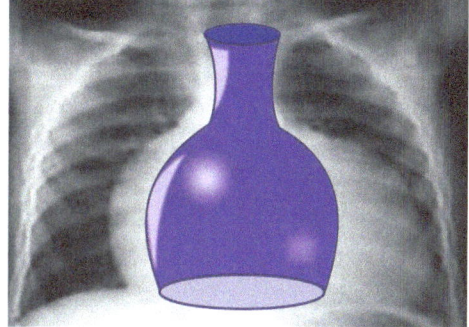

Fig. 1-18. Radiografia de tórax de pericardite com derrame possui aspecto de "moringa".

OUTROS EXAMES COMPLEMENTARES

A ecocardiografia é um dos métodos mais utilizados pelo cardiologista pediátrico no diagnóstico e quantificação das lesões cardíacas congênitas e adquiridas. Além de ser método não invasivo, imagens de boa qualidade podem ser obtidas na maior parte das crianças, permitindo o detalhamento da cardiopatia. Atualmente, a correção cirúrgica de muitas cardiopatias pode ser baseada apenas nos dados obtidos pelo ecocardiograma, dispensando outros métodos mais invasivos como o cateterismo cardíaco, que ficam reservados para situações de dúvida diagnóstica.

O ecocardiograma fetal é um método, atualmente, também utilizado para o diagnóstico pré-natal das cardiopatias congênitas, em especial as mais graves, principalmente as CC ducto-dependentes. O diagnóstico pré-natal da cardiopatia permite estabelecer a conduta neonatal ainda durante a gestação, otimizando o tratamento e permitindo o atendimento imediato do recém-nascido, com procedimentos cardíacos neonatais paliativos ou definitivos realizados antes do aparecimento de sintomas graves, como hipoxemia e insuficiência cardíaca severas.

A angiotomografia computadorizada em terceira dimensão (3D), com imagens de alta resolução, pode auxiliar os casos de malformações complexas. A ressonância magnética com contraste é excelente método, principalmente em casos de anomalias dos grandes vasos e na análise da função ventricular, especialmente direita.

LEITURAS SUGERIDAS

Allen HD, Phillips JR, Chan DP. History and physical examination. In: Allen H, Driscoll DJ, Shaddy R, Feltes TF (Eds.). Moss& Adams. Heart Diseases in infants, children and adolescents. 7th ed. Philadelphia: Lippincott, Williams & Wilkins; 2016. p. 58-66.

Brandão LF, Queres JFM, Matoso LB, Lucas E. ECG nas cardiopatias congênitas mais frequentes. In: Mallet AR, Muxfeldt ES. Eletrocardiograma: da graduação à prática clínica. Rio de Janeiro: Thieme Revinter Publicações; 2019.

Correia P. Genetics and congenital heart disease. In: Araújo Júnior E, Bravo-Valenzuela NJ, Peixoto AB (Eds.). Perinatal Cardiology - Part 1. Singapore: Bentham Science Publishers, 2020. p. 459-77.

Herdy GVH. Semiologia cardiovascular. In: Dutra A. Semiologia pediátrica. 2. ed. Rio de Janeiro: Rubio; 2017. p. 147-62.

Herdy GVH, Silva AEA. Cardiopatias congênitas no recém-nascido. In: Dutra A. Medicina neonatal. 2. ed. Rio de Janeiro: Rubio; 2017. p. 116-25.

Horta MGC, Pereira RST. Sopro cardíaco na criança. In: Silva LR, Campos Jr D, Burns DAR, Vaz ES, Borges WG (Eds.). Tratado de pediatria: Sociedade Brasileira de Pediatria. 4. ed. Baueri: Manole; 2017.

Lucas E, Gurgel F, Loureiro TN. Sopros. In: Loureiro TN, Silva AE. Cardiologia pediátrica. Série Pediatria Soperj. 2. ed. Baueri: Manole; 2019. p. 3-11.

Marin Rodriguez C, Avaro EM, Carrasco JD. Contrast enhanced magnetic resonance angiography in congenital heart disease. Radiologia. 2009;51:261-72.

Moller JH, Anderson RC. Congenital heart disease. In: Kelley VC. Brennemann's Practice of Pediatric. New York: Harper; 1969. p. 3-55.

Mustacchi Z. Incidência, fatores predisponentes e síndromes genéticas. In: Santana MVT. Cardiopatias congênitas no recém-nascido. São Paulo: Atheneu; 2005. p. 64-89.

Park MK. Physical examination. In: Park MK, Salamat M. Park's Pediatrics Cardiology for Practitioners. 7. ed. Philadelphia: Elsevier; 2021. p. 6-31.

Pfeiffer ME. Eletrocardiograma, In: Loureiro TN, Silva AE. Cardiologia pediátrica. Série Pediatria Soperj. 2. ed. Barueri: Manole; 2019.

Sociedade Brasileira de Pediatria (SBP). Departamento Científico de Nefrologia. Manual de Orientação. Hipertensão arterial na infância e adolescência. N° 2. Abril, 2019.

CIRCULAÇÃO FETAL E CIRCULAÇÃO DE TRANSIÇÃO NEONATAL

CAPÍTULO 2

Gesmar Volga Haddad Herdy
Nathalie J. M. Bravo-Valenzuela
Anna Esther Araujo e Silva

CIRCULAÇÃO FETAL (FIG. 2-1)
- O sangue é oxigenado na placenta.
- O sangue rico em oxigênio retorna para o coração fetal (átrio direito) pela veia umbilical (veia umbilical → veia cava inferior/ducto venoso).
- O sangue rico em oxigênio (SO_2) passa do átrio direito (AD) para o átrio esquerdo (AE) pelo forame oval.
- No AE a mistura com o sangue com baixa saturação proveniente das veias pulmonares, passa para o AE para o ventrículo esquerdo (VE) e, dele, para a aorta.

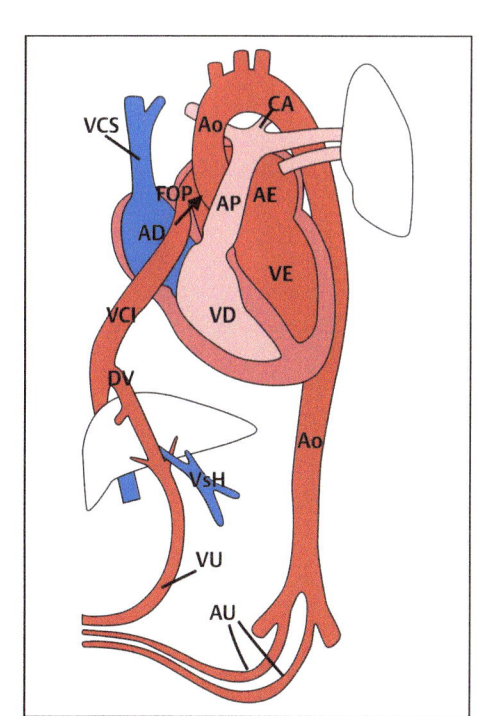

Fig. 2-1. A figura ilustra a circulação fetal. VCS: veia cava superior; VCI: veia cava inferior; AD: átrio direito; AE: átrio esquerdo; VD: ventrículo direito; VE: ventrículo esquerdo; Ao: aorta; AP: artéria pulmonar; DV: ducto venoso; FOP: forame oval patente; VU: veia umbilical; AU: artéria umbilical; VsH: veia supra-hepática; CA: canal arterial.

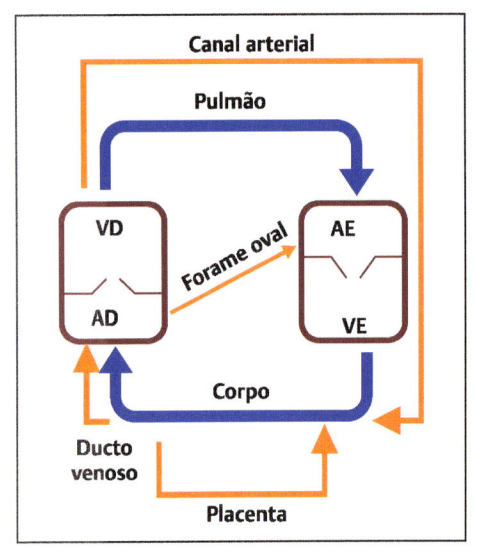

Fig. 2-2. Desenho esquemático da circulação fetal demonstrando como as duas circulações são interdependentes. Observe como se comunicam pelo forame oval, ducto arterioso e istmo aórtico, com fluxo da direita para esquerda, pois as pressões arteriais intrapulmonares são elevadas no período fetal. AE: átrio esquerdo; VE: ventrículo esquerdo; AD: átrio direito; VD: ventrículo direito.

- Débito cardíaco (DC) esquerdo do feto: artérias coronárias (% pequeno), metade superior (3/4 do DC) e o restante é direcionado para a metade inferior do corpo fetal.
- Débito cardíaco (DC) direito do feto: AD → ventrículo direito (VD) → artéria pulmonar (1/3 do DC) e 2/3 restantes para o canal arterial, aorta descendente (metade inferior do corpo fetal) com retorno para placenta via artéria umbilical.

Na vida fetal, as duas circulações são interdependentes, pois se comunicam pelo forame oval, ducto arterioso e istmo aórtico (Fig. 2-2).

Aorta ascendente recebe sangue oxigenado através do AD, AE, VE e aorta descendente recebe sangue pouco oxigenado proveniente do VD via canal arterial, devolvendo-o à placenta pelas artérias umbilicais, ramos da aorta.

A placenta é um órgão que contém grandes seios venosos funcionando como uma "fístula arteriovenosa" com baixa resistência ao fluxo sanguíneo. Consequentemente, a artéria umbilical e a aorta apresentam baixa resistência, assim como é baixa a pressão no VE e no AE.

As pressões arteriais intrapulmonares são elevadas na circulação fetal. Os pulmões estão cheios de líquido (resistência ao fluxo sanguíneo pulmonar). Vários fatores como baixos níveis de PO_2, acidose e sistema nervoso simpático estimulam a vasoconstrição pulmonar no feto. Em decorrência da alta resistência arteriolar pulmonar, as pressões no VD e, consequentemente, no AD estão elevadas.

Portanto, na circulação fetal a direção do fluxo através do forame oval é do átrio direito para o esquerdo e no canal arterial é da artéria pulmonar para a aorta.

CIRCULAÇÃO NEONATAL
Fisiologia
Após nascimento:

- Retirada da placenta, redução das prostaciclinas e bradicininas.
- Insuflação pulmonar com troca de gases pelos pulmões nativos.
- Aumento do volume sanguíneo pulmonar e da pressão parcial de O_2 no sangue.

- Primeiras 24 horas queda da pressão na artéria pulmonar para metade da pressão sistêmica.
- Primeiras 2-6 semanas queda da RVP em níveis semelhantes aos níveis dos adultos.
- Involução da camada média das artérias e arteríolas pulmonares.
- Fechamento de *shunt* (ducto venoso, Fo, canal arterial).

HIPERTENSÃO PULMONAR PERSISTENTE DO RECÉM-NASCIDO (HPPRN) OU PERSISTÊNCIA DO PADRÃO FETAL DE CIRCULAÇÃO PULMONAR

A HPPRN ocorre quando o processo inicial de remodelação vascular não ocorre de forma fisiológica com persistência dos padrões morfológicos e funcionais das artérias da fase fetal.

Relacionam-se com o quadro alguns fatores como:

- Asfixia neonatal;
- Aspiração meconial;
- Alteração parenquimal;
- Hipoplasia pulmonar.

Recentemente, o fechamento precoce do canal arterial intraútero vem sendo relacionado com a HPPRN.

Uso de anti-inflamatórios ou medicamentos com poder anti-inflamatório, consumo de alimentos ricos em polifenóis como chás, café e chocolates (cacau > 70%) estão relacionados com o fechamento precoce do canal arterial *in utero*.

Fisiopatologia

O aumento da pressão no VD por aumento da pós-carga (hiper-resistência vascular pulmonar) reflete no AD com aumento de sua pressão. O fluxo pelo forame oval é direcionado do AD para o AE. Dependendo do grau de vasoconstrição pulmonar, o septo interventricular abaula para o VE na diástole comprometendo o débito do VE. A função do VD pode estar comprometida, agravando o quadro clínico. Quando o canal arterial está patente, a direção do fluxo é da artéria pulmonar para a aorta e, portanto, semelhante ao período fetal (Fig. 2-3).

Quadro Clínico/Exames

- Hipoxemia desproporcional ao desconforto respiratório e aos achados no parênquima pulmonar na radiografia de tórax.
- Saturação de oxigênio lábil com progressiva cianose nas primeiras horas de vida.
- Ausculta cardíaca: P2 hiperfonética, sopro sistólico (SS) de insuficiência tricúspide (SS 2/6 de regurgitação) em borda esternal esquerda baixa.
- Quando o canal arterial está patente (cerca 50% dos casos de HPPRN): saturação de O_2 pré-ductal (membro superior direito) é maior que a pós-ductal (um dos membros inferiores) em mais de 5%.
- O ecocardiograma funcional (ultrassom *point-of-care*) possibilita ao pediatra avaliar os sinais de HPPRN.
- Sinais observados de HPPRN que podem ser observados no ecocardiograma transtorácico: *shunt* da direita para a esquerda pelo forame oval e/ou canal arterial, aumento/hipertrofia do VD, septo interventricular abaulando para a esquerda na diástole ventricular, fluxo sistólico na AP com tempo de aceleração reduzido, insuficiência tricúspide ao Doppler e disfunção do ventrículo direito (Fig. 2-3).

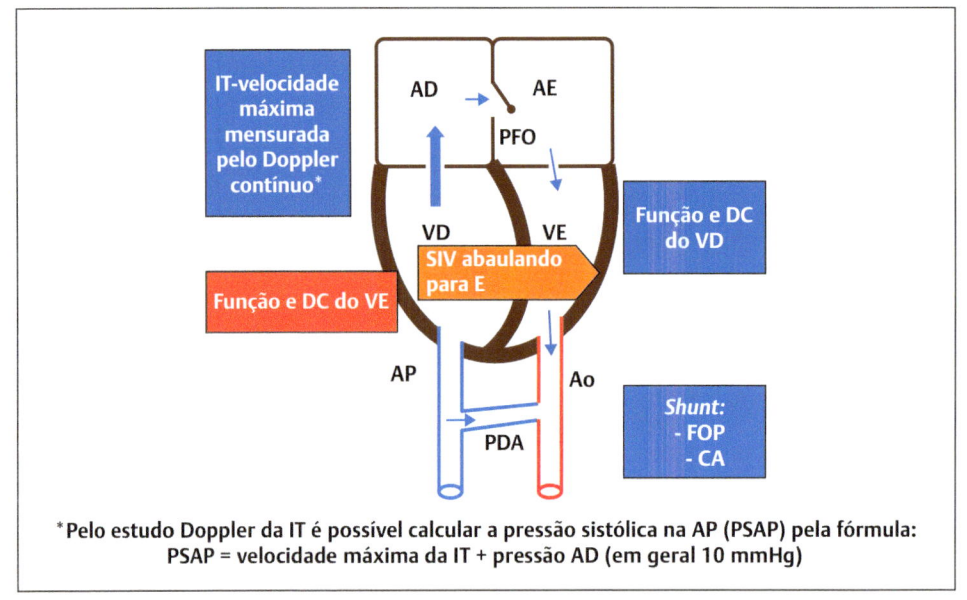

Fig. 2-3. Hipertensão arterial pulmonar persistente do recém-nascido (HPPRN): desenho esquemático ilustrando a fisiopatologia da circulação de transição neonatal. AE: átrio esquerdo; VE: ventrículo esquerdo; AD: átrio direito; VD: ventrículo direito; FOP: forame oval patente; PDA: canal arterial patente (= patência ductal); AP: artéria pulmonar; Ao; aorta; DC: débito cardíaco; IT: insuficiência tricúspide; SIV: septo interventricular; E: esquerda.

Tratamento
- Oxigênio, mínima manipulação.
- Manter temperatura corporal e pressão arterial normais, correção de distúrbios metabólicos e de eletrólitos.
- Sedação, quando necessária, utilizar na menor dose possível pelo risco de hipotensão arterial sistêmica.
- Inotrópicos e vasopressores são importantes, entretanto, doses elevadas podem aumentar a pressão pulmonar, p. ex.: dobutamina, milrinona, norepinefrina.
- Reposição volêmica: utilizar com cautela, quando necessário, e de forma restritiva (menor volume, p. ex.: 5-10 mL/kg em 1 hora).
- Vasodilatadores pulmonares:
  - Aumento do GMP cíclico:
    - Óxido nítrico (NO) por via inalatória na dose inicial em geral de 20 ppm (10 até 80 ppm), em cerca de 30 a 40% dos casos não há resposta ao NO, sendo necessário associar outro(s) vasodilatador(es).
  - Inibidores da fosfodiesterase:
    - Sildenafil (inibidor da fosfodiesterase 5) na dose habitual de 0,5 a 1 mg/kg por vez a cada 6 a 8 horas via gástrica ou via intravenosa, podendo ser utilizadas doses maiores em casos de maior hipoxemia (até 3 mg/kg/dose).

- ♦ Milrinona (inibidor da fosfodiesterase 3) na dose de manutenção entre 0,1 até 1 mcg/kg/min via IV que pode ser precedida por dose de ataque 10-50 mcg/kg > 10 min, ressaltando sua importância nos casos de disfunção miocárdica.
- ♦ Prostaciclina: iloprost (não disponível no Brasil) via IV ou prostaglandina E1 (alprostadil) 0,05-0,1 mcg/kg/min (associar inotrópico ou ventilação de alta frequência).
- ♦ Bloqueador do receptor da endotelina: bosantana 1 mg/kg/dose 2 vezes ao dia via gástrica.
- ECMO (oxigenação por membrana extracorpórea) em casos graves.
- Surfactante na doença da membrana hialina ou aspiração de mecônio.
- Nos casos com hipotensão arterial sistêmica: hidrocortisona ataque 4 mg/kg + 1 mg/kg a cada 6 horas por 48 horas.

As doses das medicações, monitoramentos e efeitos adversos estão detalhadas no capítulo 35.

LEITURAS SUGERIDAS

Hansmann G, Koestenberger M, Alastalo TP, et al. 2019 updated consensus statement on the diagnosis and treatment of pediatric pulmonary hypertension: The European Pediatric Pulmonary Vascular Disease Network (EPPVDN), endorsed by AEPC, ESPR and ISHLT. J Heart Lung Transplant. 2019;38(9):879-901.

Herdy GVH, Lopes VGS. Estudo de 34 casos de cardiopatias congênitas cianóticas. Arq Bras Cardiol. 1979;33(1):13.

Hilgendorff A, Apitz C, Bonnet D, Hansmann G. Pulmonary hypertension associated with acute or chronic lung diseases in the preterm and term neonate and infant. The European Paediatric pulmonary vascular disease network, endorsed by ISHLT DGPK. Heart. 2016;102(2):ii49-56.

Kelly LE, Ohlsson A, Shah PS. Sildenafil for pulmonary hypertension in neonates. Cochrane Database Syst Rev. 2017;8(8):CD005494.

Martinho S, Adão R, Leite-Moreira AF, Brás-Silva C. Persistent pulmonary hypertension of the newborn: pathophysiological mechanisms and novel therapeutic approaches. Front Pediatr. 2020;8:342.

COMUNICAÇÃO INTERATRIAL

Gesmar Volga Haddad Herdy
Nathalie J. M. Bravo-Valenzuela ▪ Eliane Lucas

ENTENDENDO
A comunicação interatrial (CIA) é definida como uma falha no desenvolvimento do septo interatrial. O forame oval patente é fisiológico e possui um papel importante na vida fetal por direcionar o fluxo do sangue oxigenado proveniente do ducto venoso do AD para o AE e, consequentemente, para a circulação sistêmica.

INCIDÊNCIA
Representa 7 a 10% das cardiopatias congênitas na sua forma isolada, sendo a prevalência maior no sexo feminino.

MORFOLOGIA
Classificamos a CIA dependendo da sua localização (Fig. 3-1):

A) Tipo *ostium secundum* representa 50-70% de todas as CIA e localiza-se na região do forame oval.
B) Tipo *ostium primum* situado na parte inferior do septo interatrial, e a sua incidência faz parte dos defeitos do septo atrioventricular.
C) Tipo seio venoso, localizado na desembocadura da veia cava superior ou veia cava inferior. Corresponde a 10% das CIAs. O mais comum é o localizado próximo à veia cava superior que, em geral, está associado à drenagem anormal de veia pulmonar direita.
D) Tipo seio coronário é extremamente raro e está localizado na porção posteroinferior do septo.

Durante a vida fetal, não é possível diagnosticar a CIA tipo *ostium secundum*, em razão da presença do forame oval, que na vida fetal normalmente é patente e amplo. Já os defeitos do *ostium primum* são mais fáceis de serem visualizados, e quando há fenda mitral pode-se observar a presença de regurgitação mitral desde o útero. A presença de CIA *ostium primum*, mesmo isolada, chama sempre a atenção para a presença de síndromes genéticas.

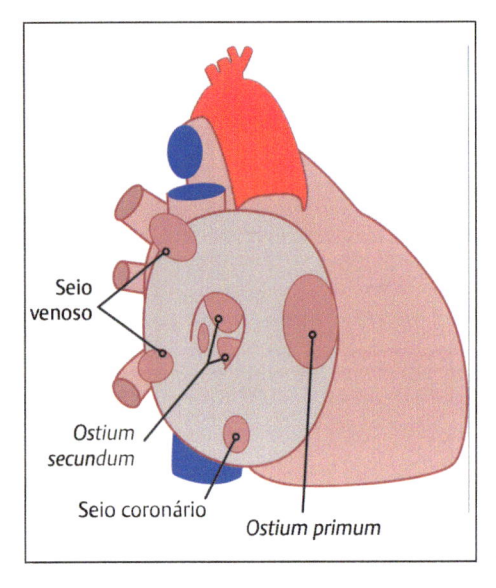

Fig. 3-1. Diagrama esquemático da localização da CIA.

FISIOPATOLOGIA

Durante a vida fetal o forame oval permite o fluxo de sangue do átrio direito para o átrio esquerdo, já que a pressão no átrio direito é superior à do átrio esquerdo. Após o nascimento ocorre a elevação da pressão do átrio esquerdo secundária à expansão pulmonar, então precipita fechamento funcional do forame oval (FO). Sabemos que pessoas normais podem permanecer com FO aberto 25 a 30% dos casos, e não representa um verdadeiro CIA. O defeito verdadeiro do septo interatrial permite um *shunt* esquerda-direita que só terá repercussão hemodinâmica e clínica se a relação fluxo pulmonar *versus* fluxo sistêmico for igual ou maior que 2:1.

Alguns elementos podem influenciar no grau de *shunt*:

A) Diâmetro da CIA.
B) A relação resistência pulmonar/resistência sistêmica. No recém-nato, em decorrência da resistência pulmonar (RP) ainda elevada, há uma restrição ao *shunt* pela comunicação e, após algumas semanas com a queda natural da RP, temos a expressão maior do *shunt*. Esta evolução explica o difícil diagnóstico no RN.
C) Presença de outras lesões cardíacas associadas como a coarctação da aorta, que aumenta as pressões das câmaras esquerdas (VE e AE), assim permite o aumento da intensidade do *shunt*.

Apesar do grande hiperfluxo pulmonar encontrado nas CIAs amplas, onde o fluxo pulmonar pode ser 3 a 4 vezes maior que o fluxo sistêmico, verificamos, nestes casos, a pressão da artéria pulmonar quase sempre normal. Podemos identificar em 5 a 10% dos casos não tratados cirurgicamente, já na idade adulta, a presença da síndrome de Eisenmenger, onde existe hipertensão pulmonar grave e irreversível.

QUADRO CLÍNICO

Os portadores de CIA pequena são assintomáticos. Nos casos dos moderados podem passar sem sintomas durante vários anos. Alguns pacientes referem palpitação seguida de dispneia de esforço e fadiga. Raramente ocorre como manifestação principal a insuficiência cardíaca congestiva (ICC). Identificamos na idade adulta (terceira ou quarta década de vida) arritmias atriais, principalmente fibrilação e hipertensão pulmonar (síndrome de Eisenmenger).

No exame físico em geral observa-se desenvolvimento pôndero-estatural normal. Apenas nos casos de grande *shunt* E/D este dado é alterado. Na presença de grandes comunicações, a inspeção e a palpação do tórax observa-se abaulamento e impulsões difusas e hiperdinâmicas no bordo esternal esquerdo baixo, reflexo da sobrecarga volumétrica do VD (SVD). Nestes casos é possível, também, palpar a impulsão do tronco da artéria pulmonar e o componente pulmonar (P2) da segunda bulha (B2) em foco pulmonar. À ausculta cardiovascular nas CIA de tamanho moderado a amplo, é característico um sopro ejetivo de 2 a 3/6 no foco pulmonar e a presença de 2ª bulha (B2) com desdobramento fixo e amplo. A B2 tem o componente pulmonar atrasado e hiperfonético, é causado por atraso no fechamento da válvula pulmonar refletindo a SVD e o desdobramento fixo da B2 é bastante raro antes dos 2 anos de idade. Em *shunt*s importantes é possível auscultar um ruflar diastólico na borda esternal esquerda baixa, secundário a uma estenose tricúspide relativa ao fluxo de sangue aumentado através desta válvula.

Quando há hipertensão pulmonar, o sopro sistólico diminui ou desaparece, e intensificam-se o estalido protossistólico e B2. Pode surgir uma quarta bulha, pois com o VD hipertenso, a contração do AD tem que ser mais vigorosa.

EXAMES COMPLEMENTARES
Radiografia de Tórax
Também varia de acordo com o tamanho do *shunt* e são aumentadas. A área cardíaca e o fluxo pulmonar podem ser normais nas CIAs pequenas. Nos casos de CIAs moderadas e grandes encontramos aumento da circulação pulmonar, abaulamento do tronco pulmonar e aumento do VD e AD. A presença de dilatação do tronco e ramos da artéria pulmonar (TAP) expressa o grau de hiperfluxo pulmonar (Fig. 3-2).

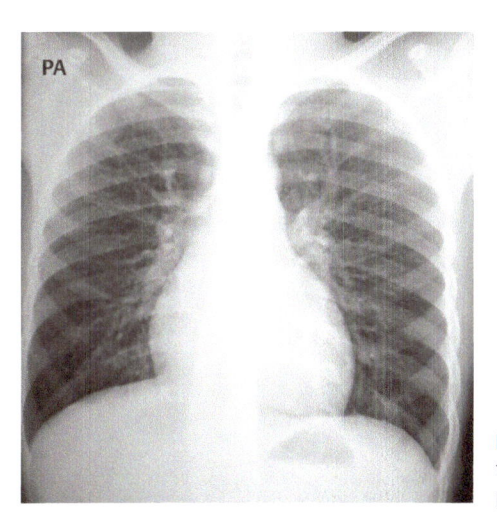

Fig. 3-2. Observamos a radiografia de tórax em PA mostra padrão de hiperfluxo pulmonar, TAP dilatado e aumento de VD.

Eletrocardiograma

Nas CIAs pequenas o ECG é normal na grande maioria, o ritmo é sinusal, mas em alguns casos é juncional. O intervalo PR pode estar aumentado em cerca de 50% dos casos. A amplitude de P é aumentada em razão do crescimento atrial direito. Nas CIAs hemodinamicamente importantes, deve-se observar o eixo elétrico para a direita no plano frontal, variando de +90° a +170° e há padrão de sobrecarga de VD, duração aumentada do QRS, com configuração de bloqueio de ramo direito (que no plano horizontal é rSR' em V1 e ondas S empastadas em V5 e V6). Isto ocorre pelo atraso na condução, sem que haja, realmente, bloqueio de condução nos estudos eletrofisiológicos. Quando o CIA é tipo *ostium primum* pode haver hemibloqueio anterior esquerdo, com desvio do eixo para -30°. Em pacientes mais idosos pode haver arritmia, principalmente fibrilação atrial (Fig. 3-3).

Ecocardiografia

A ecocardiografia permite identificar o tipo e as repercussões hemodinâmicas não só com as medidas cavitárias, mas também avaliações da magnitude do *shunt* (Qp:Qs). O tamanho absoluto da comunicação pode ser, algumas vezes, difícil de medir em razão de sua forma elíptica, assim, muitas vezes, não vemos todos os seus bordos. Nos casos de CIAs pequenas, não encontramos os sinais indiretos de sobrecarga volumétrica do ventrículo direito e a movimentação anômala do septo interventricular, como nas comunicações moderadas e grandes que refletem aumento do diâmetro de VD e AD e movimentação paradoxal do septo interventricular pela sobrecarga de volume de VD (normalmente, durante a sístole, o septo se movimenta posteriormente em direção à parede posterior de VE). A ecocardiografia também possibilita a avaliação da pressão da artéria pulmonar e a pesquisa de lesões associadas (Figs. 3-4 e 3-5).

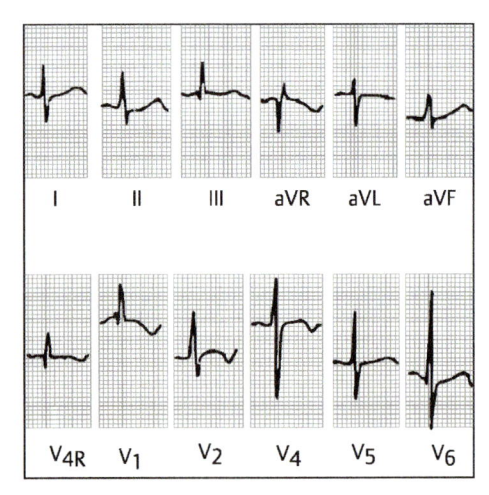

Fig. 3-3. ECG de um caso de CIA mostrando o padrão rsR' em V1 e sobrecarga de VD.

COMUNICAÇÃO INTERATRIAL

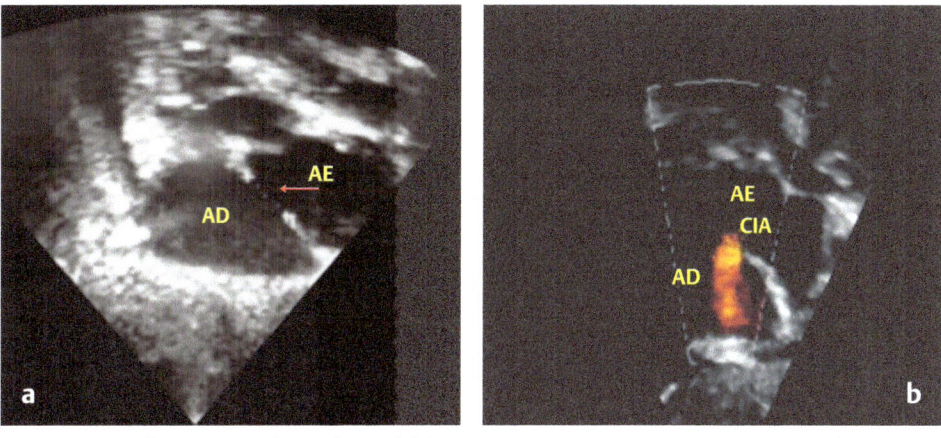

Fig. 3-4. Ecocardiograma no plano subcostal. (a) Mostra uma CIA pequena tipo *ostium secundum*. (b) O fluxo a cores AE para AD. AD: átrio direito; AE: átrio esquerdo; CIA: comunicação interatrial.

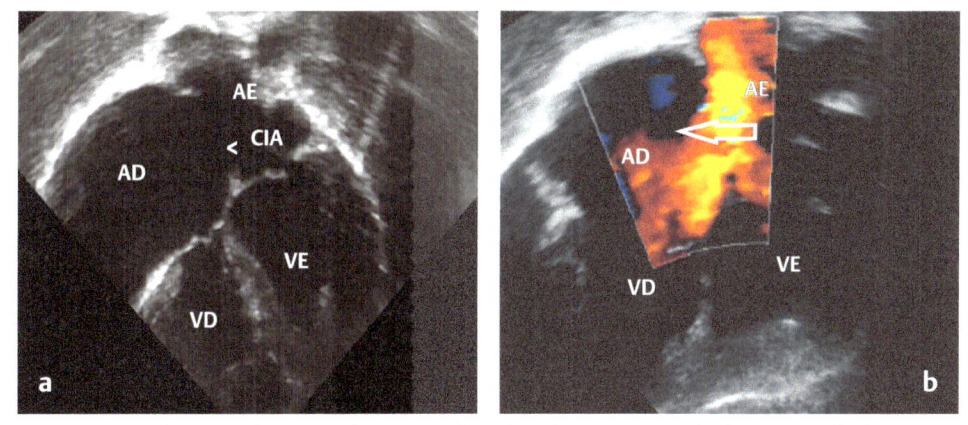

Fig. 3-5. Ecocardiograma de CIA ampla. (a) Grande orifício da CIA. (b) Grande *shunt* esquerda-direita. AD: átrio direito; AE: átrio esquerdo; CIA: comunicação interatrial; VD: ventrículo direito; VE: ventrículo esquerdo.

CATETERISMO CARDÍACO

Atualmente o cateterismo cardíaco tem contribuído mais frequentemente para o fechamento das comunicações utilizando uma grande variedade de próteses e raramente apresenta limitações. O cateterismo diagnóstico se torna necessário apenas nos casos de investigação de lesões associadas como na CIA de seio venoso, que pode ser acompanhada da drenagem anômala parcial das veias pulmonares e para o diagnóstico/teste terapêutico nos casos de hipertensão pulmonar (Fig. 3-6).

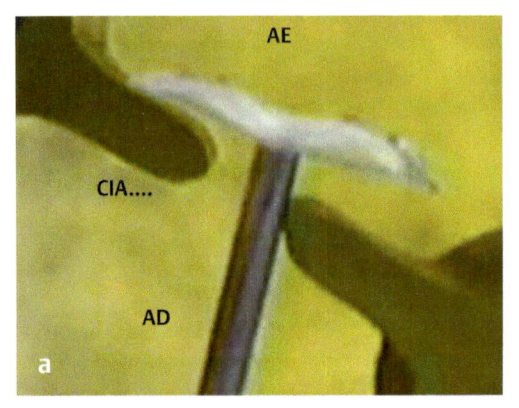

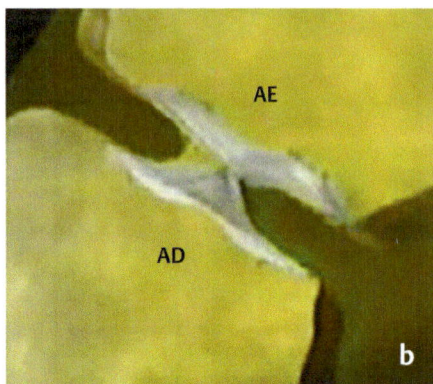

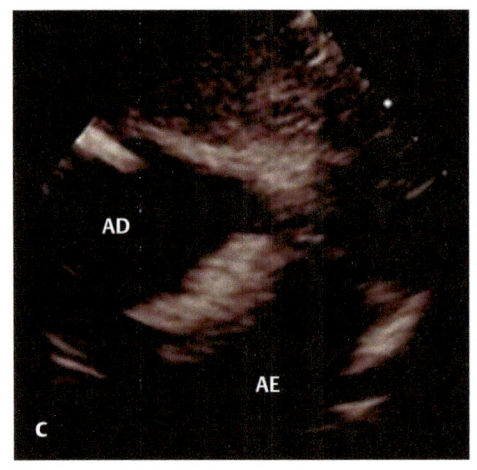

Fig. 3-6. (a) Desenho da prótese de Amplatzer* bastante utilizada para o fechamento da CIA está sendo posicionada inicialmente no AE. **(b)** Mostra a oclusão completa da CIA. **(c)** O ecocardiograma mostra a imagem hiperecoica no local de implantação da prótese no septo interatrial.
AD: átrio direito, AE: átrio esquerdo, CIA: comunicação interatrial.

ANOMALIAS ASSOCIADAS
- Persistência do canal arterial.
- Coarctação da aorta.
- Prolapso de valva mitral.
- Comunicações interventriculares.
- Transposição dos grandes vasos.
- Drenagem anômala de veias pulmonares.
- Associação a síndromes genéticas, em particular a S. de Holt-Oram.

TRATAMENTO
Indica-se o fechamento hemodinâmico ou cirúrgico nas CIAs com *shunt* esquerda-direita maior que 1,5:1, exceto nas CIAs pequenas onde não existe repercussão hemodinâmica. Na ausência de lesões cardíacas associadas, o fechamento da CIA é realizado eletivamente, em geral, entre 2 e 4 anos de idade.

LEITURAS SUGERIDAS
Brandão AP, Diamant JDA, Albanesi F° FM. Persistência do canal arterial. In: Macruz R & Snitcowsky R (Eds.). Cardiologia pediátrica. São Paulo: Sarvier; 1983. c. 21. p. 362-475.

Brandão LF, Queres JFM, Matoso LB, Lucas E. ECG nas cardiopatias congênitas mais frequentes. In: Mallet AR, Muxfeldt ES. Eletrocardiograma: da graduação à prática clínica. Rio de Janeiro: Thieme Revinter Publicações; 2019.

Chamié F, Simões LC, Chamié DRS, Silva JFA. Tratamento percutâneo do canal arterial com prótese de Amplatzer Duct Occluder II. Rev Bras Cardiol Invasiva. 2010;18(2):204-11.

Medeiros Sobrinho JH, Fontes VF, Pontes SJ. Defeitos do canal e do septo atrioventricular. In: Cardiopatias congênitas. São Paulo: Sarvier. 1990:341-65.

Park MK. Park's Pediatrics Cardiology for Practitioners. 6th ed. Philadelphia: Elsevier Saunders. 2014.

Pedra CAC, Esteves CA, Braga SLN, et al. Oclusão percutânea de canal arterial com molas de Gianturco. Rev Bras Cardiol Invas. 2008;16(1):86-9.

Webb C, Smallhorn J, Therrien J. Congenital heart disease. In: Zipes DP, Libby P, Bonow RO, Braunwald E (Eds): Braunwald's Heart Diseases. 10th ed. Philadelphia: Elsevier Saunders; 2015. p. 1391-412.

COMUNICAÇÃO INTERVENTRICULAR

CAPÍTULO 4

Gesmar Volga Haddad Herdy
Anna Esther Araujo e Silva ▪ Eliane Lucas
Aurea Lucia Alves de Azevedo Grippa de Souza

ENTENDENDO

Comunicações interventriculares (CIVs) são orifícios presentes no septo interventricular que permitem a comunicação entre os ventrículos direito (VD) e esquerdo (VE). Ocorrem isoladamente ou em associação a vários outros defeitos cardíacos como tetralogia de Fallot, dupla via de saída do ventrículo direito (DVSVD), *truncus arteriosus*, transposição das grandes artérias, entre outros.

As CIVs isoladas são lesões com *shunt* esquerda-direita e as manifestações clínicas habitualmente surgem após a segunda semana de vida, quando ocorre queda mais significativa da resistência vascular pulmonar. A magnitude do *shunt* esquerda-direita depende do tamanho da comunicação e da resistência vascular pulmonar.

Neste capítulo, trataremos apenas das CIVs em sua forma isolada.

INCIDÊNCIA

É a cardiopatia congênita mais frequente, representando aproximadamente 25% de todos os defeitos cardíacos congênitos. É também a lesão mais comum nas trissomias cromossômicas do 13 e 18. Fechamento espontâneo pode ocorrer em 50% dos casos. A utilização da ecocardiografia tem contribuído para o aumento do diagnóstico dessa patologia e, consequentemente, de sua incidência.

MORFOLOGIA

O septo interventricular (SIV) é basicamente composto por uma porção membranosa e uma porção muscular, que se divide em três componentes: via de entrada, via de saída e trabecular. Quando visto pelo lado direito, a porção membranosa do septo localiza-se abaixo do folheto septal da valva tricúspide (Fig. 4-1).

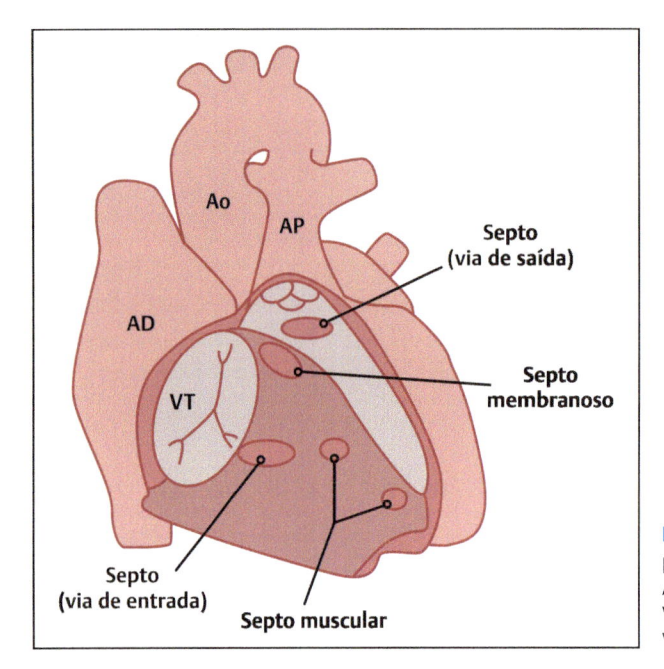

Fig. 4-1. Morfologia do SIV – visão pelo VD. AD: átrio direito; Ao: aorta; AP: artéria pulmonar; VT: valva tricúspide; VD: ventrículo direito.

CLASSIFICAÇÃO E TIPOS DE CIV

A classificação depende da localização e extensão do defeito no septo interventricular (Fig. 4-2). Em geral as CIVs podem ser classificadas como perimembranosa, muscular e duplamente relacionada.

CIV Perimembranosa

Localiza-se no septo membranoso e, em geral, envolve áreas do septo muscular ao redor (via de entrada, muscular trabecular e via de saída). Por este motivo é chamada de CIV perimembranosa. É o defeito mais comum, representando 70% dos casos.

CIV Muscular

Nesses casos as bordas da CIV são formadas apenas por músculo. Pode-se localizar na via de entrada, septo muscular trabecular e via de saída. Os CIVs musculares trabeculares representam 10-15% dos casos.

CIV Duplamente Relacionada

Localizada na via de saída e têm o teto formado pelas valvas pulmonar e aórtica. Representa 5% de todos os defeitos do SIV, sendo mais comum em populações asiáticas, onde a incidência pode chegar a 30%.

Algumas vezes existe desalinhamento entre o SIV trabecular e o septo de via de saída. Essas comunicações são chamadas de CIV de mau alinhamento.

COMUNICAÇÃO INTERVENTRICULAR

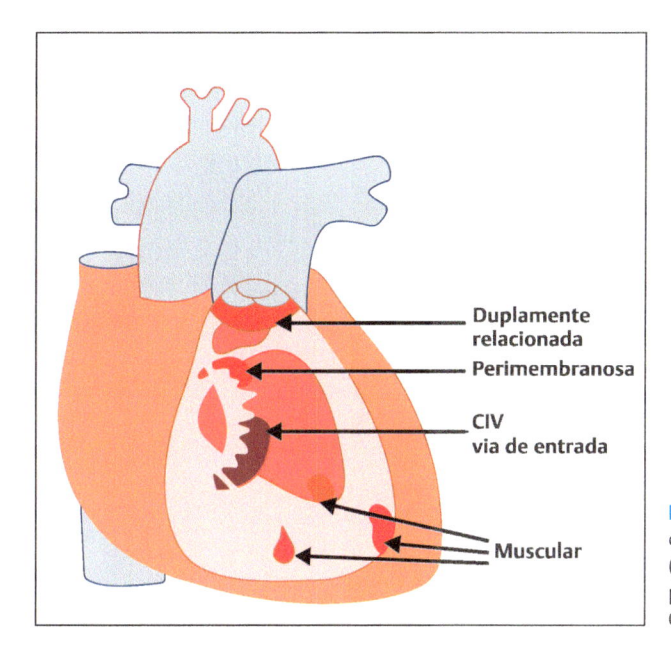

Fig. 4-2. Tipos e localizações das comunicações interventriculares (visão do septo interventricular pelo lado direito).
CIV: comunicação interventricular.

MANIFESTAÇÕES CLÍNICAS

O quadro clínico e a sintomatologia dependem do tamanho da comunicação e da resistência vascular pulmonar. Pequenas comunicações limitam o fluxo através delas, controlando a magnitude do *shunt*. Em defeitos maiores, a magnitude do *shunt* vai depender da resistência vascular pulmonar.

CIV Pequeno

O paciente é assintomático, com crescimento adequado. A ausculta cardíaca mostra típico sopro de regurgitação holossistólico, de 3 a 6+/6, mais audível na borda esternal esquerda, que surge geralmente na 2ª ou na 3ª semana de vida. Frequentemente está presente um frêmito nessa localização.

CIV Grande

Na segunda e na terceira semana de vida o hiperfluxo pulmonar, a diminuição da complacência pulmonar e elevação da pressão atrial esquerda levam ao surgimento dos sintomas em defeitos hemodinamicamente significativos. Os pacientes apresentam cansaço às mamadas com sudorese cefálica, baixo ganho ponderal em relação à idade, tendência a infecções pulmonares de repetição, podendo apresentar franca insuficiência cardíaca e dispneia em repouso. No exame físico observam-se impulsões sistólicas acompanhadas de *ictus cordis* também visível. O VD também pode ser palpável.

Na ausculta cardíaca o típico sopro sistólico de regurgitação pode ser menos intenso. Um ruflar diastólico no foco mitral pode ser audível em decorrência de uma estenose mitral relativa devido ao retorno venoso aumentado no átrio esquerdo (AE). A segunda bulha pode ser desdobrada e tanto mais hiperfonética quanto maior a resistência vascular pulmonar. Outros achados como taquicardia e hepatomegalia estão presentes em razão do quadro de insuficiência cardíaca.

EXAMES COMPLEMENTARES
Radiografia de Tórax
CIV Pequena
A radiografia pode ser normal.

CIV Grande
Aumento da área cardíaca à custa do AE e VE, podendo haver aumento do VD quando há hipertensão pulmonar. A trama vascular e o tronco da pulmonar são aumentados, com sinais de hiperfluxo e congestão. Quanto maior o defeito, maior é o grau de congestão pulmonar e aumento de cavidades cardíacas (Fig. 4-3). Em CIV com hipertensão pulmonar grave, os vasos pulmonares serão aumentados no hilo e não aparecem na periferia em razão da arteriopatia obstrutiva.

Eletrocardiograma
CIV Pequena
O ECG geralmente é normal.

CIV Grande
Padrão de sobrecarga de AE e VE. Em defeitos grandes e com associação de hipertensão pulmonar pode existir sobrecarga biventricular. Na vigência de hipertensão pulmonar surgem ondas R apiculadas ou entalhadas em V_1 (Fig. 4-4).

Ecocardiografia
A ecocardiografia evidencia a localização do defeito, o tamanho das cavidades e as repercussões hemodinâmicas. Com o Doppler espectral e colorido é possível quantificar o fluxo esquerda-direita, o grau da hipertensão pulmonar e complicações como a regurgitação aórtica. A presença de tecido tricúspíde ocluindo parcialmente a CIV perimembranosa é uma indicação da possibilidade de fechamento espontâneo da comunicação. A visualização deste tecido, quando associada a sinais de baixa pressão pulmonar e diminuição da sobrecarga das cavidades esquerdas, dá ao clínico o conforto de que se trata de um caso benigno (Figs. 4-5 a 4-7).

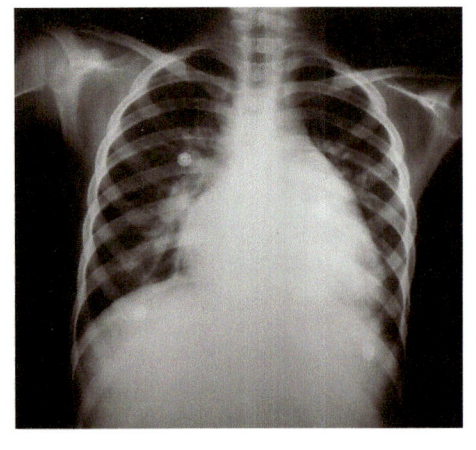

Fig. 4-3. Radiografia de tórax em PA mostra cardiomegalia com aumento do VE, abaulamento do tronco da artéria pulmonar e hiperfluxo pulmonar moderado.

COMUNICAÇÃO INTERVENTRICULAR

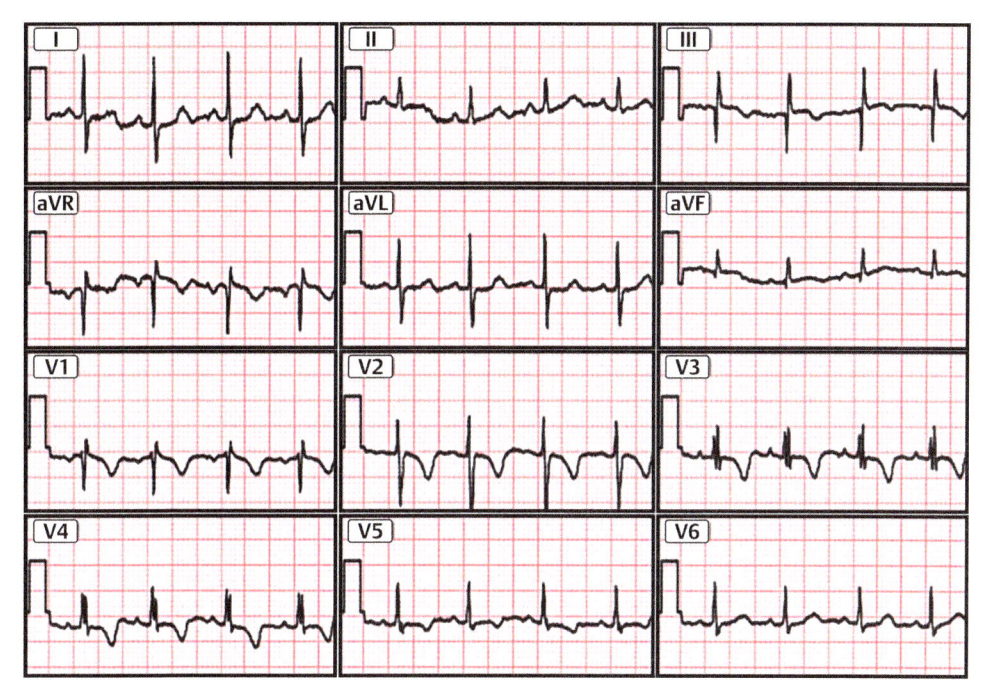

Fig. 4-4. ECG de um lactente de 5 meses com CIV ampla mostrando sobrecarga biventricular.

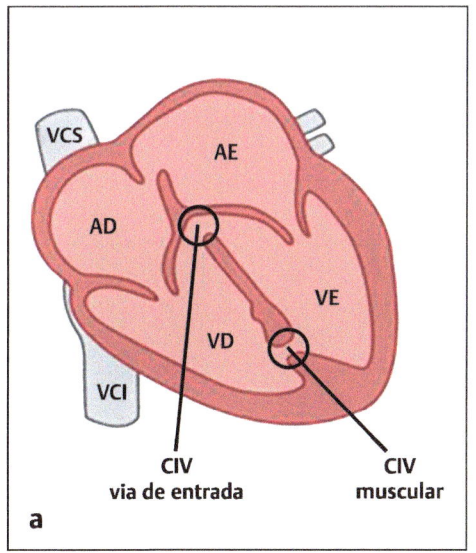

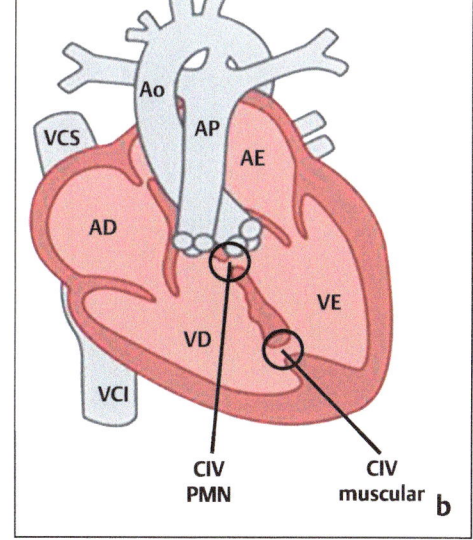

Fig. 4-5. Diagrama mostrando localização da CIV. (**a**) Plano de 4 câmaras. (**b**) Plano de via de saída.
AD: átrio direito; AE: átrio esquerdo; Ao: aorta; AP: artéria pulmonar; CIV: comunicação interventricular; VD: ventrículo direito; VE: ventrículo esquerdo; PMN: perimembranosa; VCS: veia cava superior; VCI: veia cava inferior.

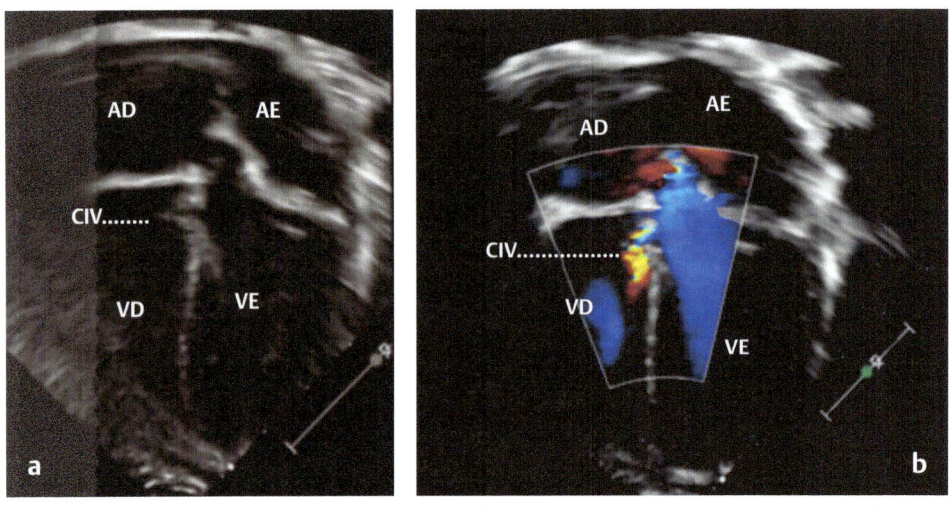

Fig. 4-6. Ecocardiograma de paciente portador de CIV perimembranosa pequena. (**a**) Plano apical de 5 câmaras mostra comunicação perimembranosa com tecido tricúspide ao seu redor. (**b**) Doppler colorido mostra fluxo turbilhonar esquerda-direita através da CIV.

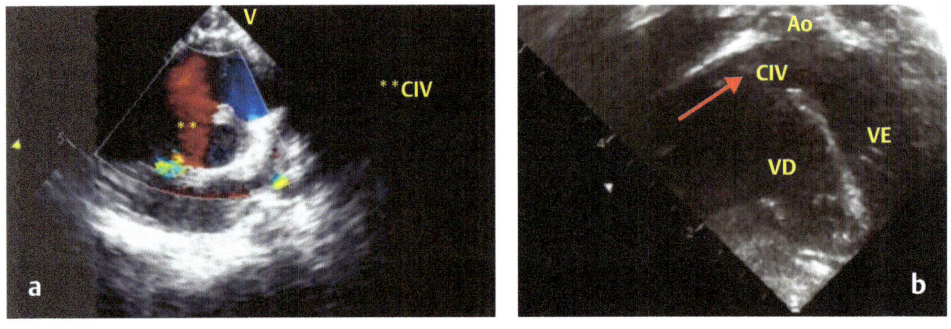

Fig. 4-7. Ecocardiograma de CIV perimembranosa ampla. (**a**) Plano paraesternal de eixo curto mostra ampla CIV perimembranosa com fluxo laminar esquerda-direita ao Doppler colorido. (**b**) Plano apical de 5 câmaras demonstra presença de ampla CIV perimembranosa. Ao: aorta; CIV: comunicação interventricular; VD: ventrículo direito; VE: ventrículo esquerdo; S: septo interventricular.

Cateterismo Cardíaco

Utilizado para avaliação de CIVs musculares múltiplas, lesões associadas e na suspeita de hipertensão pulmonar para avaliação do grau de resistência arterial pulmonar. O uso de drogas vasodilatadoras (oxigênio, tolazolina, nitroprussiato de sódio) provê dados sobre a reversibilidade ou não da hiper-resistência.

Ressonância Cardíaca
Não é usada para a avaliação ou diagnóstico das CIVs. No entanto, pode ser indicada para estimar a magnitude do *shunt* esquerda-direita, por meio da avaliação da razão entre os fluxos pulmonar e sistêmico (Qp/Qs) e, assim, auxiliar na indicação do tratamento cirúrgico.

HISTÓRIA NATURAL
- Fechamento espontâneo ocorre em cerca de 50% dos casos, sendo mais comum nos pequenos defeitos musculares trabeculares e perimembranosos. Fechamento espontâneo é mais frequente no primeiro ano de vida.
- Defeitos maiores podem diminuir de tamanho com o passar dos anos.
- CIV de mau alinhamento e de via de entrada não sofrem fechamento espontâneo.

COMPLICAÇÕES
- Hipertensão arterial pulmonar irreversível em defeitos grandes. Crianças com CIV e síndrome de Down, mesmo sem sinais importantes de hiperfluxo apresentam hipertensão pulmonar precocemente e irreversível.
- Regurgitação aórtica em CIV duplamente relacionada ou perimembranosa.
- Endocardite infecciosa, principalmente em defeitos pequenos.

DIAGNÓSTICO DIFERENCIAL
Defeito do septo atrioventricular, dupla via de saída do VD, *shunt* VE-AD, *truncus arteriosus*, transposição corrigida das grandes artérias com CIV, transposição congenitamente corrigida das grandes artérias com CIV, estenose subaórtica, estenose pulmonar.

ANOMALIAS ASSOCIADAS
Coarctação da aorta, persistência do canal arterial, estenose mitral congênita, anel supramitral, estenose subaórtica, estenose pulmonar, banda anômala do VD.

TRATAMENTO
Clínico
Em pacientes com clínica de insuficiência cardíaca recomenda-se o uso de diuréticos isoladamente ou associados a vasodilatadores sistêmicos, como os inibidores da enzima conversora de angiotensina (ECA). A associação de espironolactona a diuréticos contribui para diminuir a perda de potássio, mas deve ser feita com cautela quando utilizados inibidores da ECA, que promovem aumento dos níveis de potássio sérico. O tratamento clínico não substitui a correção cirúrgica, quando indicada.

Fechamento Percutâneo
Indicado para o fechamento de algumas CIVs musculares e que não estejam próximas às valvas cardíacas. Em CIVs perimembranosas existe alto risco de desenvolvimento de bloqueio atrioventricular pós-procedimento, o que faz com que este não seja um procedimento de escolha nessas situações (Fig. 4-8).

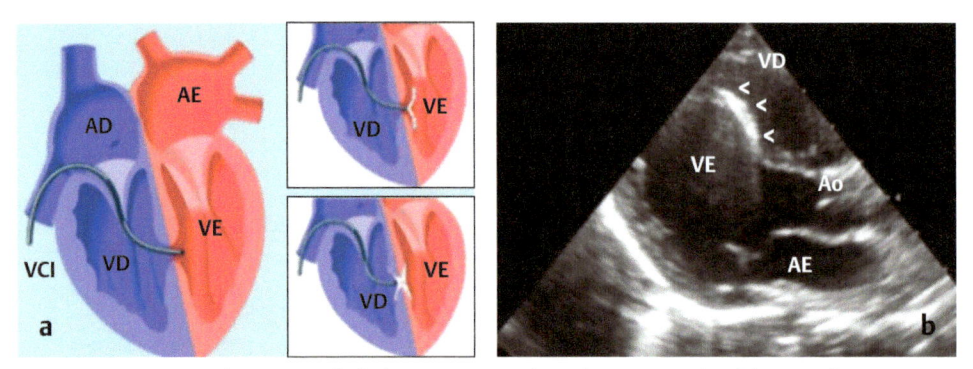

Fig. 4-8. (**a**) Diagrama demonstrando fechamento percutâneo de CIV muscular. (**b**) Ecocardiograma em janela paraesternal, eixo longo. As pontas de setas mostram prótese ocluindo CIV muscular.
AE: átrio esquerdo; VE: ventrículo esquerdo; Ao: aorta; AD: átrio direito; VD: ventrículo direito; VCI: veia cava inferior.

Cirurgia

O tratamento cirúrgico é indicado em crianças com CIV hemodinamicamente importante que não apresentam sinais de fechamento espontâneo e antes de desenvolverem hipertensão arterial pulmonar irreversível (Fig. 4-9).

Lactentes com CIVs grandes sem evidência de fechamento espontâneo devem ser submetidos à cirurgia cardíaca antes dos 6 meses de vida. Após 1 ano de idade, CIVs com Qp/Qs maior do que 2:1 têm indicação cirúrgica.

Atenção especial deve ser dada aos pacientes com síndrome de Down, pois evoluem com hipertensão pulmonar muito precocemente (ainda no primeiro ano de vida), sendo importante a definição da gravidade da CIV e possibilidade de fechamento até o sexto mês de vida. Após este período, há significativo aumento do risco de hipertensão pulmonar irreversível.

A bandagem da artéria pulmonar é uma cirurgia paliativa que consiste na colocação de uma fita externa à artéria pulmonar, com o objetivo de reduzir seu diâmetro e, consequentemente, o fluxo pulmonar. Pode ser indicada no caso de CIVs musculares múltiplas onde o fechamento das CIVs não é possível. À medida que as CIVs diminuem de tamanho, a bandagem pode ser retirada (Fig. 4-10).

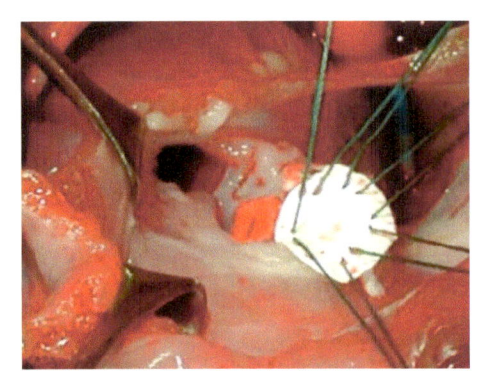

Fig. 4-9. Imagem de comunicação interventricular sendo corrigida cirurgicamente com colocação de *patch*.

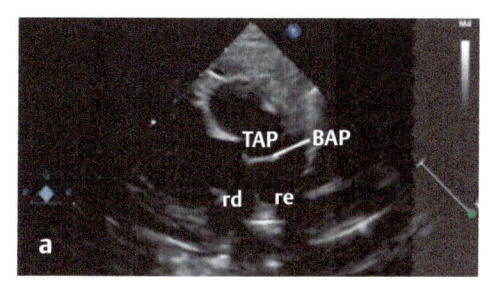

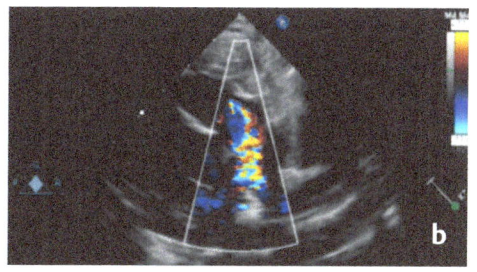

Fig. 4-10. Ecocardiograma de bandagem da artéria pulmonar. (**a**) Observa-se bandagem posicionada em tronco da artéria pulmonar. (**b**) Fluxo turbilhonar ao Doppler colorido, através da bandagem da artéria pulmonar.

LEITURAS SUGERIDAS

Allen HD, Shaddy RE, Penny DJ, et al. Moss and Adams' heart disease in infants, children, and adolescents including the fetus and young adult. 9th ed. Philadelphia: Wolters Kluwer Health/Lippincott Williams & Wilkins; 2016.

Freeman SB, Taft LF, Dooley KJ, et al. Population-based Study on Congenital Heart defects in Down Syndrome. Am J Med Genet. 1998;80(3):213-7.

Gersony WM. Natural History and Decision Making in Patients with ventricular Septal Defect Progress Pediatric Cardiol. 2001;14:125-32.

Lopes L, Colan SD, Anderson RH, et al. Classification of Ventricular Septal Defects for eleventh Iteration of International Classification of Diseases-Striving for Consensus; A Report From the International Society for Nomenclature of Paediatric and Congenital Heart Disease. Ann Thorac Surg. 2018;106(5):1578-89.

Miyague NI, Binotto CN, Mateus SMC. Reconhecimento e conduta nas cardiopatias congênitas. In: Campos Jr D, Burns DAR, Lopes FA (Eds.). Tratado de pediatria: Sociedade Brasileira de pediatria. 4. ed. Barueri. 2017(1):757-88.

Park MK, Salamat M. Left-to-right *shunt* lesions. In: Park's pediatrics cardiology for practitioners. 7th ed. Philadelphia: Elsevier; 2021. p. 124-33.

Perloff JK. Ventricular septal defect. Clinical recognition of congenital heart disease. Philadelphia: W.B. Saunders Co; 1994. p. 96-439.

Tynan M, Anderson RH. Ventricular septal defect. In: Anderson RH, Baker JB, Redington A, Rigby ML, Penny D, Wernovsky G. Paediatric cardiology. Edinburgh: Churchill Livingstone; 2002. p. 983-1004.

Van Praagh R, Geva T, Kreutzer J. Ventricular septal defects: how shall we describe, name, and classify them? J Am Coll Cardiol. 1989;14(5):1298-9.

PERSISTÊNCIA DO CANAL ARTERIAL

CAPÍTULO 5

Gesmar Volga Haddad Herdy ▪ Aldalea Ribeiro de Sousa
Eliane Lucas

ENTENDENDO

O canal arterial é um vaso que comunica a artéria pulmonar com a aorta. No período fetal, o canal arterial é fisiológico e por meio dele o sangue da artéria pulmonar (alta resistência vascular pulmonar) passa para a aorta e circulação placentária (baixa resistência). Assim, o canal arterial mantém o suprimento necessário para a parte inferior do corpo fetal. Após o nascimento, o fechamento funcional do canal arterial ocorre, em geral, dentro das primeiras 72 h de vida. Após 3 meses de vida, quando isso não ocorre, temos a persistência do canal arterial, mantendo o fluxo entre a aorta e a artéria pulmonar (Fig. 5-1).

Esse defeito cardíaco possui formas distintas de apresentações clínicas:

A) Isolado em lactentes e crianças saudáveis;
B) Lesão única em prematuros (PTs);
C) Achado ocasional em outros defeitos intracardíacos;
D) Achado vital nas cardiopatias congênitas com hipofluxo, contribuindo para aumentar o fluxo sanguíneo pulmonar ou sistêmico, dependendo do tipo de cardiopatia ducto-dependente (Fig. 5-1).

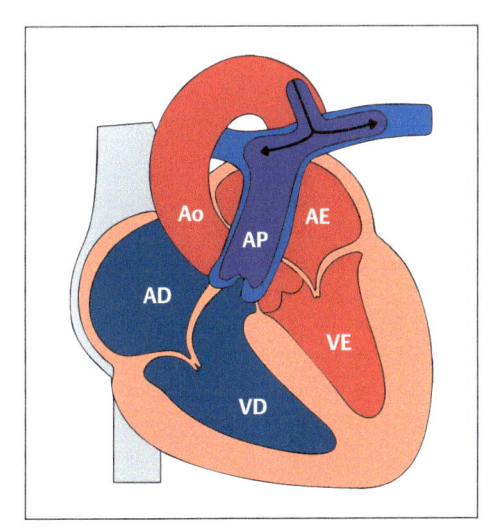

Fig. 5-1. Desenho esquemático demonstrando que o canal arterial comunica a aorta com a artéria pulmonar, mantendo o fluxo direcionado da circulação sistêmica para a pulmonar (de menor resistência) na circulação pós-natal. Ao: artéria aorta; AP: artéria pulmonar; AE: átrio esquerdo; VE: ventrículo esquerdo; AD: átrio direito; VD: ventrículo direito.

INCIDÊNCIA

O canal arterial patente (PCA) é responsável por 5 a 10% das anomalias congênitas. É muito frequente em PTs, com um percentual em torno de 80% nos nascidos entre 25 e 28 semanas de gestação.

FISIOPATOLOGIA

Após o nascimento, o pulmão se expande, ocorrendo queda abrupta da resistência vascular pulmonar. Em decorrência, o sangue passa a ter um débito preferencial do ventrículo direito para o pulmão, com retorno venoso pulmonar para o átrio esquerdo, de onde passa para ventrículo esquerdo e é ejetado para a circulação sistêmica.

O fechamento pós-natal do canal arterial decorre de mecanismos mecânicos e bioquímicos. A insuflação pulmonar com consequente aumento da pressão parcial de oxigênio e a redução das prostaciclinas e bradicininas pela retirada da placenta contribuem para a diminuição do percentual de fluxo de sangue pelo canal arterial. O oxigênio e as endotelinas são potentes vasoconstritores, enquanto as prostaglandinas E2 (PGE2) e I2 são potentes vasodilatadores do canal arterial. Posterior agregação plaquetária.

Em geral, nos bebês a termo, esse processo de fechamento do canal arterial ocorre de maneira fisiológica. Entretanto, nos PTs, principalmente os de muito baixo peso, esses mecanismos são mais imaturos (menor resposta ao efeito vasoconstritor do oxigênio e maior sensibilidade ao efeito vasodilatador da PGE2) e, consequentemente, existe maior probabilidade de o canal arterial permanecer patente.

Os recém-nascidos PTs e os de baixo peso têm menor capacidade de compensar mudanças hemodinâmicas decorrentes do desequilíbrio entre o fluxo pulmonar e o sistêmico. O "roubo" de fluxo sistêmico com hipotensão arterial e hipoperfusão tecidual pode ocasionar enterocolite necrotizante, hemorragia intraventricular, disfunção renal e miocárdica. O hiperfluxo pulmonar pode levar a aumento da pressão venosa pulmonar com complicações como a hemorragia pulmonar, secundária ao dano dos seus capilares.

QUADRO CLÍNICO

Depende da magnitude do *shunt* (esquerda para direita) pelo canal arterial e da capacidade em iniciar os mecanismos de compensação.

No caso dos canais arteriais sem repercussão clínica não existem sintomas. O precórdio é calmo e, na ausculta cardíaca, é possível observar a presença de sopro, geralmente sistólico na região paraesternal (segundo espaço intercostal esquerdo) e no dorso.

Nos canais arteriais com repercussão clínica, a sintomatologia está associada ao grau de comprometimento do ventrículo esquerdo. Podem-se observar sinais de insuficiência cardíaca (IC) como déficit ponderal, taquipneia, sudorese, irritabilidade, dificuldade de se alimentar e taquicardia. Os pulsos periféricos são cheios e amplos, o precórdio pode ser hiperdinâmico, com impulso apical evidente (aumento do VE) com a pressão arterial divergente (pressão sistólica aumentada com pressão diastólica baixa). Na ausculta cardíaca há um sopro contínuo bem audível que mascara as bulhas cardíacas (sopro em maquinária), mais bem auscultado na região superior esquerda do tórax e no dorso à esquerda. O componente pulmonar da segunda bulha reflete o nível de pressão pulmonar, podendo ser normal a aumentado.

A pressão arterial pulmonar elevada nos primeiros dias de vida pode mascarar os sintomas relacionados com a patência do canal arterial, principalmente nos RN PTs.

ANOMALIAS ASSOCIADAS

A PCA pode estar associada a outras lesões cardíacas tipo *shunt* E-D (comunicação interatrial e interventricular) ou a lesões obstrutivas de via de saída do VE como a coarctação da aorta. Também pode fazer parte de cardiopatias complexas como, por exemplo, a transposição das grandes artérias e a atresia da valva pulmonar.

EXAMES COMPLEMENTARES

As alterações da radiografia de tórax e do eletrocardiograma dependem da magnitude do *shunt* e do diâmetro do PCA.

Radiografia de Tórax
- *PCA com diâmetro pequeno:* normal;
- *PCA com diâmetro moderado:* aumento da área cardíaca com predomínio das câmaras atrial e ventricular esquerdas associadas ao padrão de hiperfluxo pulmonar;
- *PCA grande:* grande aumento da área cardíaca com sobrecarga das cavidades esquerdas e direitas e sinais de significativo hiperfluxo e congestão pulmonar.

O hiperfluxo pulmonar com aumento do botão aórtico é bem sugestivo de PCA em bebês acianóticos (Fig. 5-2).

Eletrocardiograma
- *PCA com diâmetro pequeno:* ECG normal;
- *PCA com diâmetro moderado:* sobrecarga atrial esquerda (SAE) e ventricular esquerda (SVE);
- *PCA grande:* SAE, sobrecarga ventricular esquerda (SVE) e direita (SVD), em função do aumento da pressão na artéria pulmonar (Fig. 5-3).

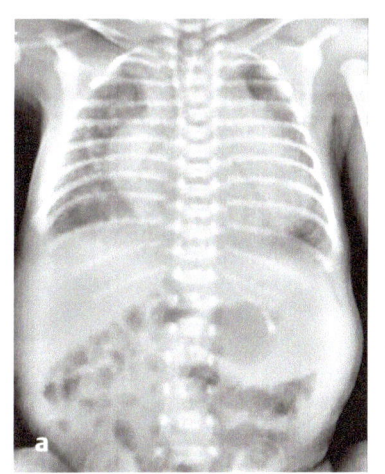

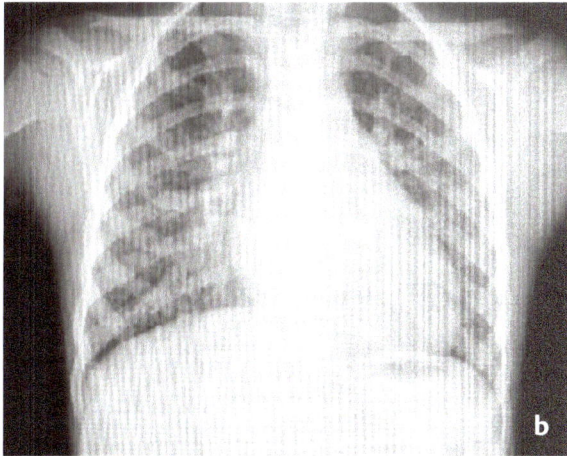

Fig. 5-2. (a) Radiografia de tórax de um PT de 1.680 gramas, portador de PCA amplo com grande aumento das câmaras cardíacas esquerdas e hiperfluxo pulmonar. (b) Pré-escolar de 5 anos apresentando um PCA moderado a amplo demonstra também hiperfluxo pulmonar moderado, tronco pulmonar abaulado e aumento do VE.

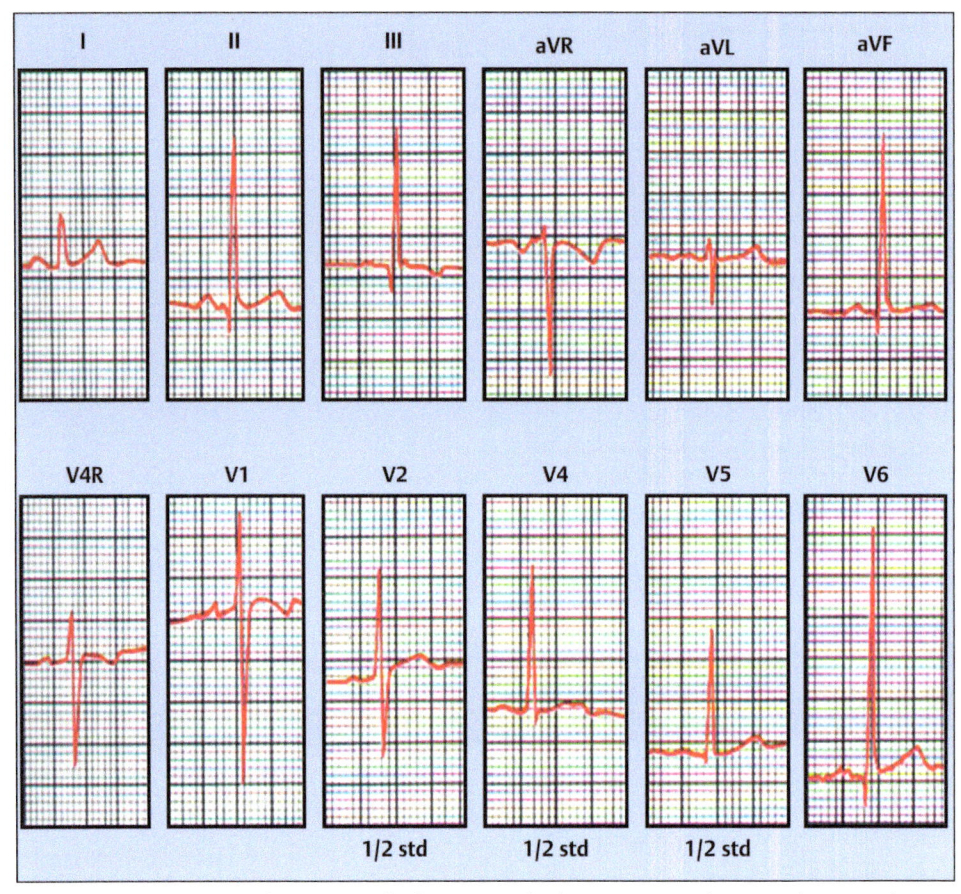

Fig. 5-3. O ECG do PCA amplo, com grande *shunt* esquerda-direita, mostra sobrecarga do ventrículo esquerdo.

Ecocardiografia

É o método de escolha para a confirmação do diagnóstico. O PCA deve ser identificado e classificado quanto à sua morfologia e diâmetro. É importante identificar a presença de outras cardiopatias associadas e avaliar a repercussão hemodinâmica do PCA (dimensões cavitárias e quantificação do fluxo na artéria pulmonar). Também é possível estimar a pressão no VD na artéria pulmonar (Fig. 5-4).

Angiotomografia (Angio-TC) e Ressonância Magnética (RM)

Os exames de angio-TC/RM podem ser complementares à ecocardiografia nos casos que existem outras lesões cardíacas associadas ao PCA, como, por exemplo, a coarctação da aorta, a janela aortopulmonar e a interrupção do arco aórtico.

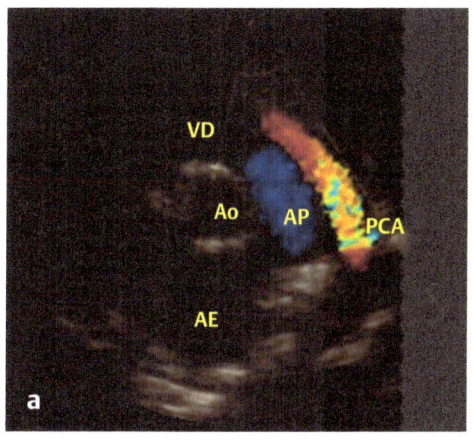

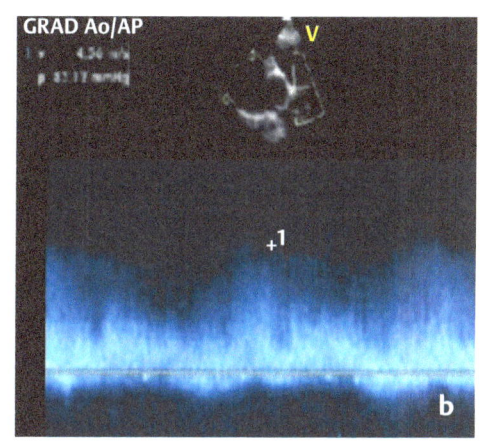

Fig. 5-4. Ecocardiograma transtorácico. (**a**) Doppler colorido demonstrando o fluxo direcionado da aorta para a artéria pulmonar (AP) num caso de PCA grande. (**b**) Doppler pulsado permitindo mensurar o gradiente diastólico máximo entre a aorta (Ao) e a artéria pulmonar (AP) para o cálculo da pressão sistólica da AP num caso de PCA. A pressão na aorta é pressão sistólica, assim basta subtrairmos a pressão sistólica do paciente pelo gradiente máximo Ao-TP para calcularmos a pressão sistólica na AP. Ao: aorta; TP: tronco pulmonar.

TRATAMENTO
Podemos dividir em dois grupos de pacientes.

PCA do PT
O tratamento do PCA no PT visa ao controle do hiperfluxo pulmonar e aumento do débito sistêmico, evitando as complicações previamente citadas.

Nos PT iniciamos com as medidas gerais: restrição hídrica, controle ventilatório e metabólico. Nos casos de PCA moderado ou amplo deve-se indicar seu fechamento. Para o fechamento farmacológico utilizamos drogas anti-inflamatórias (AINH) não hormonais. O ibuprofeno, a indometacina e o paracetamol são exemplos dessas medicações. A escolha depende da experiência do serviço, da disponibilidade da medicação e da presença ou não de sangramento, de comprometimento da função renal e/ou hepática. As doses do ibuprofeno utilizadas, em geral, são: 10 mg/kg na primeira dose e 5 mg/kg nas segunda e terceira doses (intervalo de 24 horas entre as doses) por via intravenosa ou oral. Pode-se duplicar essas doses no segundo ciclo da medicação ou em PT abaixo de 28 semanas. A posologia habitual da indometacina é de 0,2 mg/kg/dose a cada 12 horas via intravenosa num total de 3 doses. A dose de paracetamol é de 60 mg/kg/dia (dividida em 4 doses) por 3 a 7 dias via oral, retal ou intravenosa. Um segundo ciclo dessas medicações pode ser repetido após 24 horas do término, caso o ecocardiograma demonstre que o canal arterial se mantém. O detalhamento das doses, os efeitos adversos e as contraindicações estão descritos no Capítulo 35.

Nos casos de não resposta ou contraindicação ao tratamento farmacológico ou nos casos de PCA muito amplo, deve-se indicar a ligadura cirúrgica do canal arterial. Atualmente, alguns estudos demonstram que o fechamento percutâneo do canal arterial em PT (< 2 kg) é uma opção terapêutica que vem sendo utilizada.

RN a Termo ou Crianças Maiores

Nestes casos o fechamento do canal arterial através cateterismo intervencionista é indicado, principalmente, nos canais que possuem boa anatomia, permitindo a adequada implantação de dispositivos (*coils* ou próteses) (Fig. 5-5). Os *coils*, em geral, são utilizados para canais com diâmetro inferior a 2,5 mm e as próteses tipo Amplatzer podem ser utilizadas nos canais maiores desde que com diâmetro inferior a 12 mm. As técnicas endovasculares atuais permitem o fechamento percutâneo de canais arteriais grandes (> 12 mm) com dispositivos utilizados para fechamento de comunicações interatriais ou interventriculares (*occluder*). O tratamento cirúrgico de ligadura do canal arterial é realizado nos casos de não possibilidade do procedimento percutâneo. O tratamento cirúrgico de ligadura do PCA é realizado nos casos de não possibilidade do procedimento percutâneo (Figs. 5-5 e 5-6).

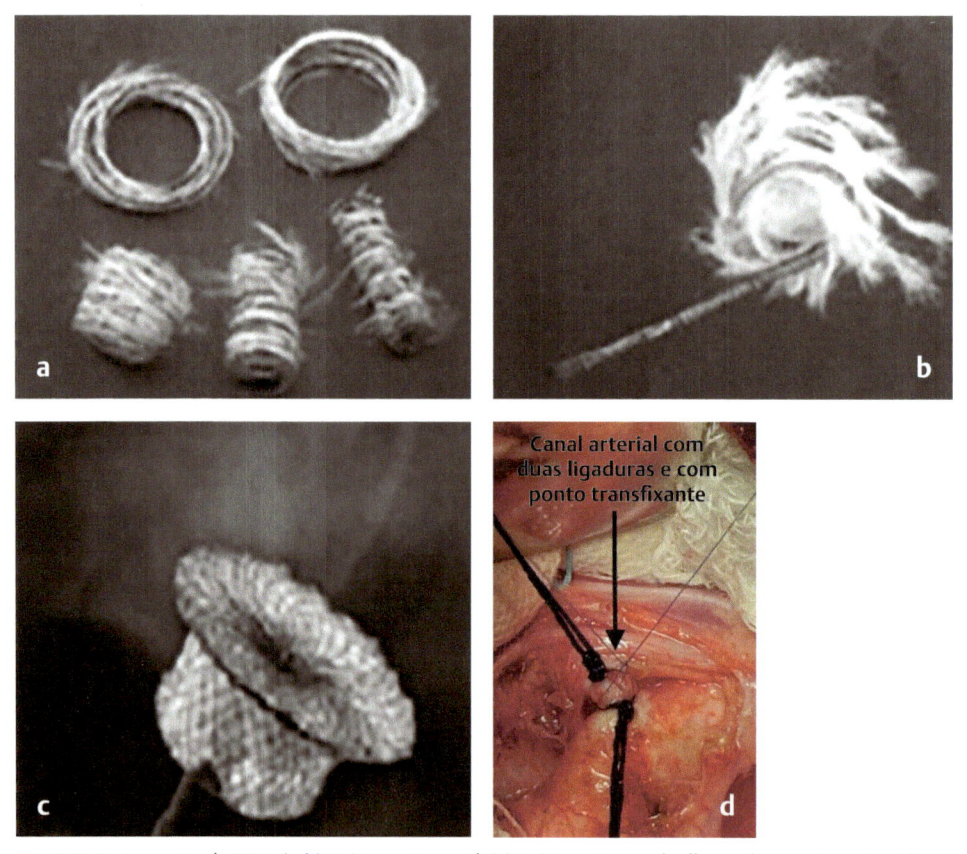

Fig. 5-5. Tratamento do PCA. (**a,b**) Próteses tipo *coil*. (**c**) Prótese tipo *umbrella* sendo a mais conhecida a prótese de Amplatzer. (**d**) Imagem da ligadura cirúrgica do canal arterial. (Imagem cedida pelo Dr. Roberto Latorre.)

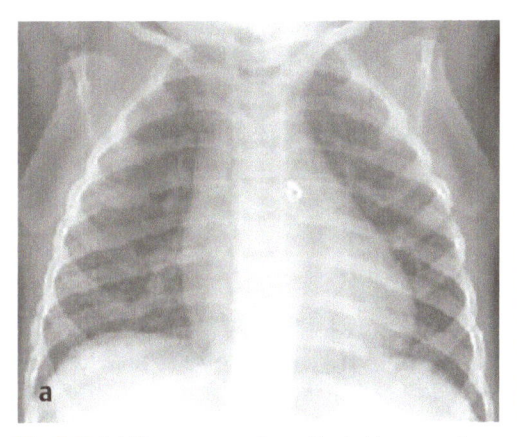

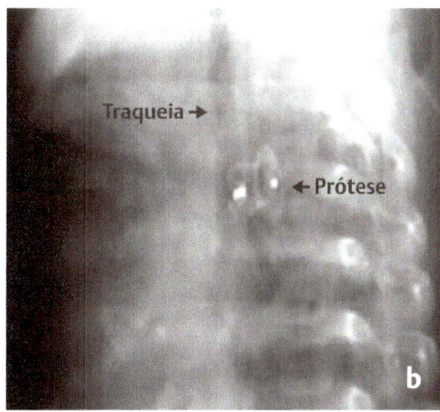

Fig. 5-6. (a) Observa-se radiografia de tórax com imagem do dispositivo tipo *coil* utilizado no caso de fechamento do canal. (b) A prótese de Amplatzer.

LEITURAS SUGERIDAS

Borràs-Novell C, Riverola A, Aldecoa –Bilbao V, et al. Iriondo. Clinical outcomes after more conservative management of patent ductus arteriosus in preterm infants. J Pediatr (Rio J). 2020;96:177-83.

Brandão LF, Queres JFM, Matoso LB, Lucas E. ECG nas cardiopatias congênitas mais frequentes. In: Mallet AR, Muxfeldt ES. Eletrocardiograma: da graduação à prática clínica. Rio de Janeiro: Thieme Revinter Publicações; 2019.

EL-Khuffash A, Weisz DE, McNamara PJ. Reflections of the changes in patent ductus arteriosus management during the last 10 years. Arch Dis Child Fetal Neonatal Ed. 2016;101:F474-8.

Stewart L. Persistência do Canal arterial no prematuro In: Loureiro TN, Silva AE. Cardiologia pediátrica. Série Pediatria Soperj. 2. ed. Barueri: Manole; 2019.

Margotto PR, Perdigão WB, Pogue HB. Protocolo para persistência do canal arterial. Artigo de revisão. Rev Med Saude Brasília. 2015;4(3):379-93.

Miyague NI, Binotto CN, Mateus SMC. Reconhecimento e condutas nas cardiopatias congênitas. In: Silva LR, Campos Jr D, Burns DAR, Vaz ES, Borges WG (Eds.). Tratado de pediatria: Sociedade Brasileira de Pediatria. 4. ed. Barueri: Manole; 2017.

Parkerson S, Philip R, Talati A, Sathanandam S. Management of patent ductus arteriosus in premature infants in 2020. Front Pediatr. 2021;8:590578.

Santana MVT. Cardiopatias congênitas no recém-nascido: diagnóstico e tratamento. 3. ed. Rio de Janeiro: Ed Atheneu; 2014. p. 361-9.

DEFEITO DO SEPTO ATRIOVENTRICULAR

Gesmar Volga Haddad Herdy ▪ Anna Esther Araujo e Silva
Carla Verona Barreto Farias ▪ Ana Flavia Malheiros Torbey

ENTENDENDO
O defeito do septo atrioventricular (DSAV) caracteriza-se por uma falha no desenvolvimento dos coxins endocárdicos que pode resultar em uma comunicação interatrial (CIA) do tipo *ostium primum*, uma comunicação interventricular (CIV) de via de entrada, e anormalidades das valvas atrioventriculares, como a valva atrioventricular única (VAVU). Possui amplo espectro de apresentações, sendo a forma do DSAV total com todos os elementos citados ou a forma parcial, onde o septo interventricular se encontra íntegro as mais prevalentes.

INCIDÊNCIA
O DSAV representa 3 a 4% das cardiopatias congênitas (CC). Cerca de 40% dos portadores de síndrome de Down possuem alguma CC e o DSAV está presente em 50% dos casos.

MORFOLOGIA E CLASSIFICAÇÃO
Nos corações normais existem dois anéis atrioventriculares e duas valvas atrioventriculares. No DSAV há um anel atrioventricular único, podendo existir duas valvas atrioventriculares no mesmo plano ou uma única valva (Fig. 6-1). Existe associação com CIA *ostium primum* (na porção baixa do septo interatrial) e CIV de via de entrada.

Os DSAVs são, em geral, classificados em forma total e forma parcial (Fig. 6-2).

DSAV Forma Total
- CIA *ostium primum*;
- Valva AV única, com regurgitação de grau leve a grave, formada por 5 folhetos: folheto ponte anterior, folheto ponte posterior, folheto lateral (mural) esquerdo, folheto anterior direito e folheto lateral direito;
- CIV ampla de via de entrada.

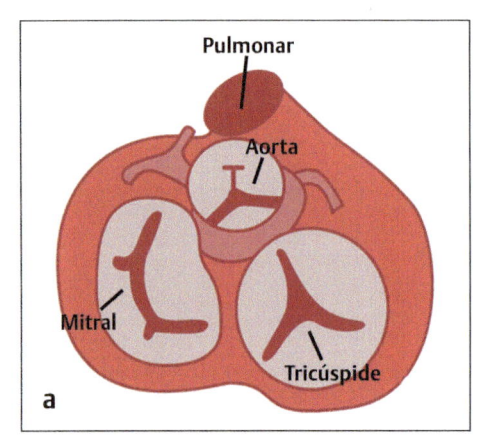

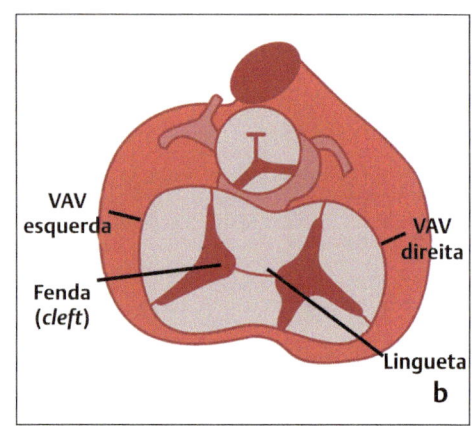

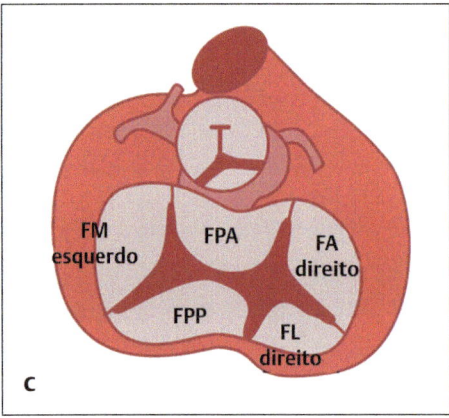

Fig. 6-1. (a) Diagrama mostra o aspecto das valvas atrioventriculares no coração normal. (b) Anel AV único com duas valvas AV no DSAV parcial. (c) Anel AV único com valva AV única no DSAV total. FA: folheto anterior; FL: folheto lateral; FM: folheto mural; FPA: folheto ponte anterior; FPP: folheto ponte posterior; VAV: valva atrioventricular.

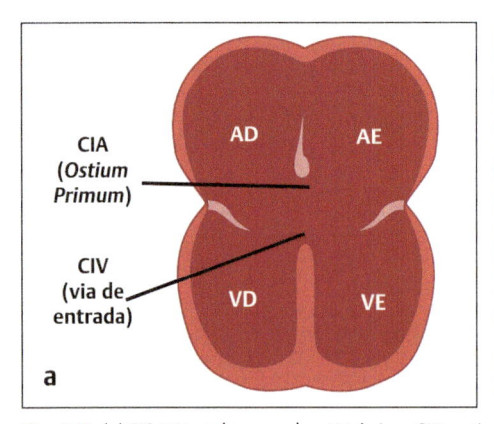

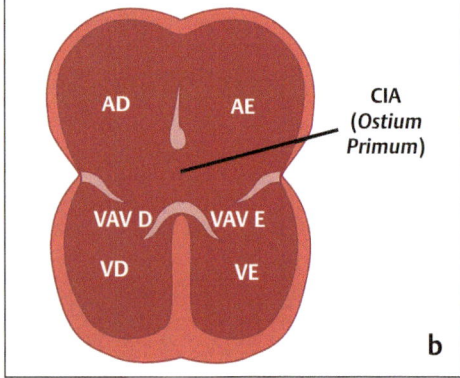

Fig. 6-2. (a) DSAV total com valva AV única, CIA *ostium primum* e CIV de via de entrada. (b) DSAV parcial com duas valvas AV e CIA *ostium primum*. AD: átrio direito; AE: átrio esquerdo; VD: ventrículo direito; VE: ventrículo esquerdo; CIA: comunicação interatrial; CIV: comunicação interventricular; VAV D: valva atrioventricular direita; VAV E: valva atrioventricular esquerda.

DSAV Forma Total Não Balanceada
É uma forma de DSAV total em que existe hipoplasia de um dos ventrículos. Na maioria desses casos o ventrículo dominante é o direito (Fig. 6-3).

Classificação de Rastelli
Utilizada para descrever a anatomia do folheto ponte anterior em pacientes com valva AV única, com o objetivo de auxiliar o planejamento cirúrgico. Sua utilização vem perdendo importância ao longo do tempo.

Tipo A
O folheto ponte superior (FPS) está relacionado, em sua maior parte, com o VE e as cordoalhas estão implantadas na porção superior do septo interventricular (SIV). Forma comum em pacientes com síndrome de Down.

Tipo B
O FPS se estende para o VD, com consequente diminuição do folheto anterior direito. As cordoalhas se inserem no corpo do VD. É a forma menos comum.

Tipo C
O FPS é maior e não há inserção de cordoalhas no SIV. Frequentemente encontrado em associação a outras cardiopatias congênitas como tetralogia de Fallot, transposição das grandes artérias e isomerismos.

DSAV Forma Parcial
- CIA *ostium primum*;
- Septo interventricular (SIV) é íntegro em razão da presença de uma lingueta unindo os dois folhetos pontes que estão aderidos ao topo do SIV;
- Duas valvas AV (direita e esquerda) que estão no mesmo plano;
- Valva AV esquerda possui um *cleft* (fenda) no folheto anterior, que permite regurgitação valvar de graus variáveis.

DSAV Forma Intermediária ou de Transição
É uma apresentação rara, onde evidenciamos as duas valvas AV no mesmo plano, a CIA *ostium primum*, *cleft* mitral e uma CIV de via de entrada (geralmente restritiva).

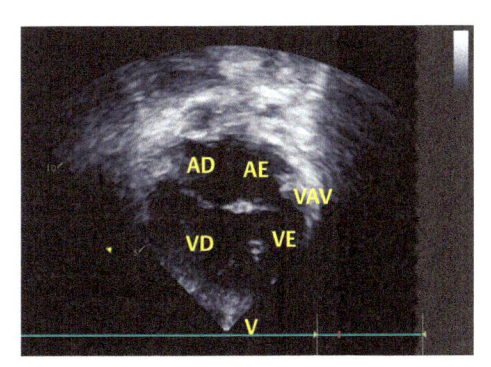

Fig. 6-3. DSAV total forma não balanceada. Observa-se a desproporção de tamanho entre o VE e VD. AD: átrio direito; AE: átrio esquerdo; VD: ventrículo direito; VE: ventrículo esquerdo; CIA: comunicação interatrial; VAV: valva atrioventricular.

FISIOPATOLOGIA

O DSAV faz parte do grupo de cardiopatias congênitas acianóticas com hiperfluxo pulmonar. Após o nascimento, o *shunt* esquerda-direita através da CIA e/ou CIV é reduzido ou ausente, em decorrência de resistência pulmonar alta. Com a queda da resistência pulmonar, após as primeiras semanas de vida, o *shunt* esquerda-direita através da CIA e CIV começa a aumentar.

No DSAV total a CIV é ampla. Os pacientes apresentam insuficiência cardíaca nos primeiros meses de vida, muitas vezes de difícil controle clínico. Como a comunicação é ampla, as pressões do ventrículo esquerdo (VE) se transmitem para o ventrículo direito (VD), levando à hipertensão pulmonar precoce.

O DSAV parcial tem fisiopatologia semelhante a uma CIA. Após a queda da resistência pulmonar, aumenta-se o *shunt* esquerda-direita a nível atrial com consequente hiperfluxo pulmonar. Em função da presença do *cleft* mitral ocorre regurgitação da valva AV esquerda, podendo existir aumento da pressão venosa pulmonar e congestão pulmonar, dependendo da gravidade da insuficiência.

EXAME FÍSICO

No DSAV forma total a criança apresenta quadro clínico similar a uma CIV ampla, pneumonias de repetição, baixo ganho ponderal e insuficiência cardíaca. Os pulsos são palpáveis com amplitude normal ou diminuídos quando em ICC. O precórdio é hiperdinâmico, podendo ter impulsão sistólica de VD e VE. Na ausculta, a 1ª bulha é normal e a 2ª bulha tende a apresentar desdobramento amplo e P2 hiperfonética. O sopro da CIV não é característico, pois a comunicação interventricular é bastante ampla, não gerando gradiente entre as cavidades ventriculares.

Na forma parcial do DSAV o desenvolvimento pôndero-estatural geralmente é satisfatório. Na ausculta cardíaca a 1ª bulha é normal e a 2ª bulha apresenta desdobramento amplo e fixo. Há sopro sistólico geralmente 2 a 3 +/6 mais audível no foco pulmonar, decorrente do fluxo aumentado pela via de saída do VD. Nos casos em que a insuficiência mitral, causada por *cleft*, é importante, ausculta-se um sopro sistólico de regurgitação na ponta com irradiação para axila.

Lesões Associadas
- Isomerismos, em especial o esquerdo;
- Malformações extracardíacas;
- Anomalias cromossômicas (35-47%, sendo a síndrome de Down a mais frequente).

EXAMES COMPLEMENTARES

Radiologia

No DSAV forma total há aumento da área cardíaca em função da sobrecarga de volume das quatro cavidades. O tronco da artéria pulmonar é proeminente, principalmente nas crianças maiores, e existe hiperfluxo pulmonar acentuado (Fig. 6-4).

Na forma parcial do DSAV há aumento da área cardíaca à custa de AD e VD, podendo haver aumento do VE somente nos casos com regurgitação mitral importante.

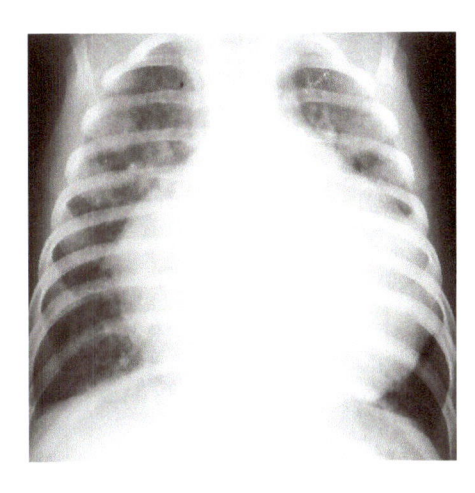

Fig. 6-4. Radiografia de tórax em portador de DSAV total. Observa-se importante cardiomegalia e sinais de hiperfluxo pulmonar.

Eletrocardiograma

O hemibloqueio anterior esquerdo (HBAE) é achado característico. O eixo médio do QRS se encontra desviado para esquerda, além de -30°. A onda P geralmente é normal, podendo, em alguns casos, indicar aumento do átrio esquerdo. É comum a presença de bloqueio AV de 1° grau. Existe atraso na despolarização ventricular direita, indicativa de sobrecarga volumétrica do VD, caracterizada pelo padrão **rSR'** em V1 ou sobrecarga biventricular nos casos DSAV total (Fig. 6-5).

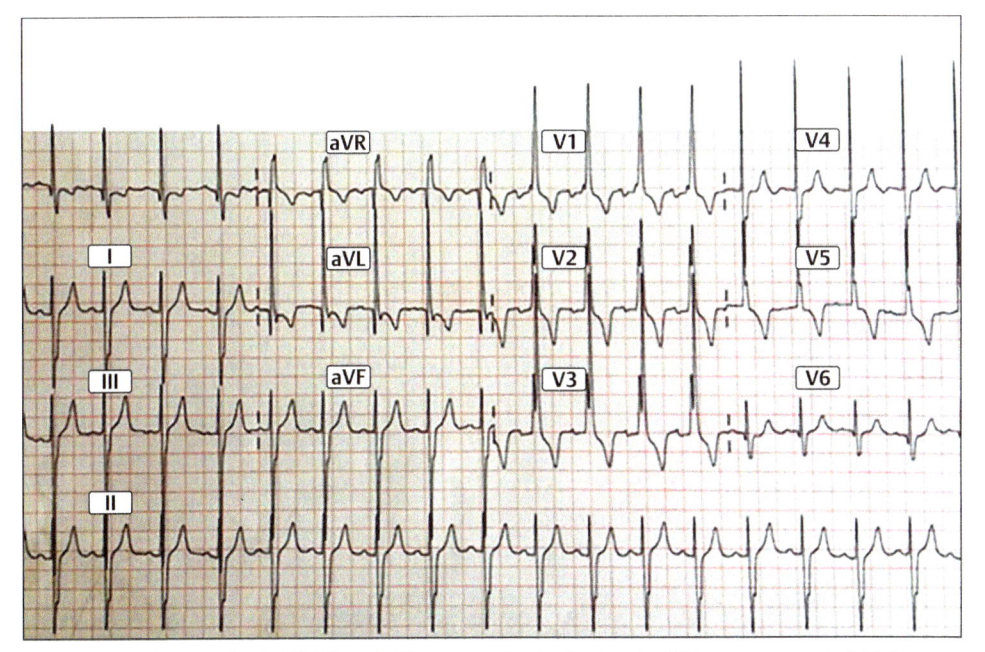

Fig. 6-5. ECG de portador de DSAV total. Observa-se desvio do eixo de QRS para a esquerda (-60°) e padrão rsR' em derivações precordiais direitas.

Ecocardiografia
O eco é o padrão-ouro para o diagnóstico.

Forma Total
No plano subcostal e no apical 4 câmaras é possível identificar a CIA *primum* e a valva AV única. Além disso, no plano apical a CIV de via de entrada é bem visualizada. O color Doppler mostra o *shunt* atrial e ventricular e avalia funcionalmente a valva AV através do mapeamento da regurgitação (Fig. 6-6).

Forma Parcial
A CIA é facilmente identificada nos vários planos e especialmente no apical 4 câmaras. As valvas AV estão inseridas no topo do SIV e, portanto, se encontram no mesmo plano. A fenda (*cleft*) mitral é visualizada no plano transverso dos ventrículos, na região da valva mitral. O plano subcostal demonstra o alongamento da via de saída, conhecido como "pescoço de cisne". O Doppler estima não só o *shunt* como a regurgitação da valva AV esquerda (Fig. 6-7).

Cateterismo Cardíaco
O cateterismo cardíaco é raramente utilizado com finalidade diagnóstica, podendo ser necessário quando há suspeita de hipertensão arterial pulmonar e doença vascular pulmonar obstrutiva. Nessas situações avalia-se a resposta da resistência vascular pulmonar (RVP) ao uso de oxigênio e drogas vasodilatadoras. Pacientes com RVP maior do que 10 U Woods/m^2 ou nos quais a RVP não fique abaixo de 5 a 7 U Woods/m^2 em resposta ao teste têm risco de morte aumentado após a correção cirúrgica.

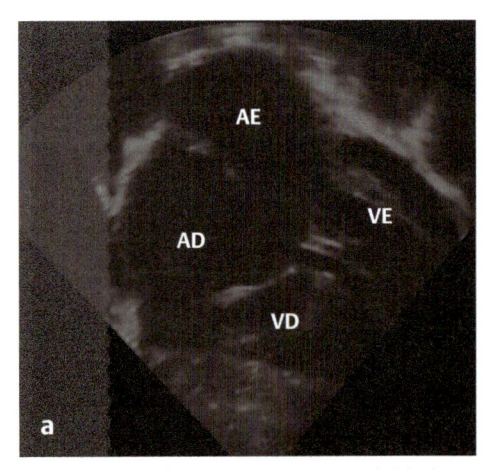

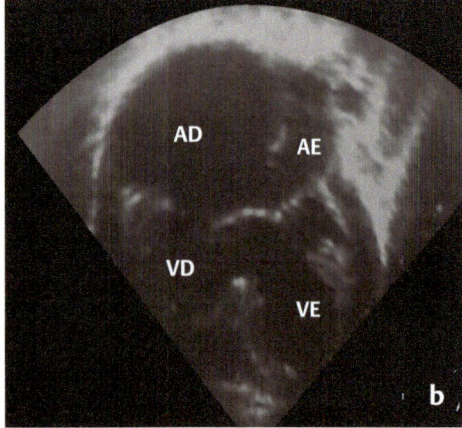

Fig. 6-6. Ecocardiograma em DSAV total. (**a**) Plano subcostal demonstra ampla CIA *ostium primum*. (**b**) Plano apical 4 câmaras com presença de ampla CIA *ostium primum* e CIV de via de entrada. AD: átrio direito; AE: átrio esquerdo; VD: ventrículo direito; VE: ventrículo esquerdo.

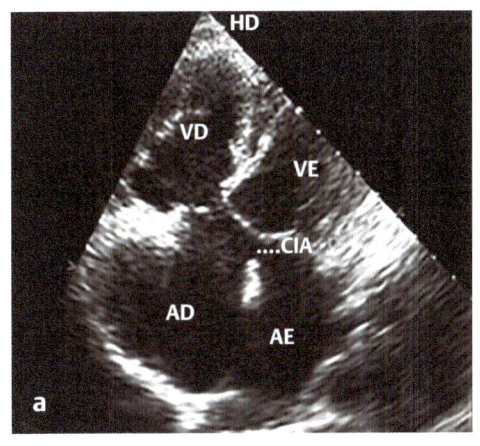

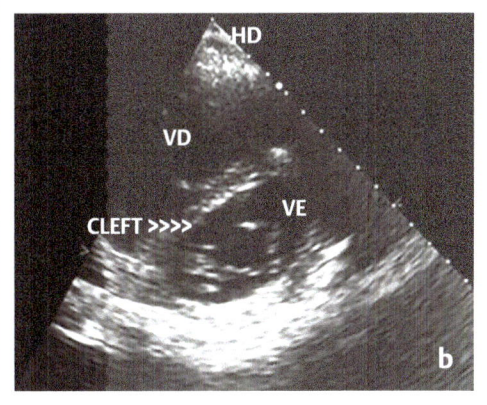

Fig. 6-7. Ecocardiograma em DSAV parcial. (**a**) Plano apical 4 câmaras, mostra valvas AV no mesmo plano e presença de CIA *ostium primum*. (**b**) Plano paraesternal eixo curto mostra o *cleft* em valva AV esquerda. AD: átrio direito; AE: átrio esquerdo; VD: ventrículo direito; VE: ventrículo esquerdo.

DIAGNÓSTICO DIFERENCIAL

Na forma total, o diagnóstico diferencial deve ser feito com outras patologias que causam insuficiência cardíaca nas primeiras semanas de vida, principalmente as CIV amplas.

Na forma parcial, os pacientes geralmente apresentam sopro e são assintomáticos. O diagnóstico diferencial deve ser realizado com outras patologias que causam sopro, sem sintomas. O eletrocardiograma ajuda na diferenciação, principalmente, pelo desvio para esquerda do eixo de QRS nos defeitos do septo AV.

TRATAMENTO

DSAV Total

O paciente deve ser avaliado e encaminhado sem muita demora à correção cirúrgica (geralmente em torno do sexto mês de vida), principalmente na presença de síndrome de Down. A cirurgia visa corrigir a CIA, a CIV e transformar a valva AV única em uma valva AV esquerda e uma valva AV direita. Medicações anticongestivas são utilizadas para o tratamento da ICC até que seja feita a correção cirúrgica.

DSAV Parcial

Na forma parcial pode ser necessário o uso de drogas anticongestivas naqueles casos com insuficiência mitral moderada a importante. O tratamento cirúrgico é feito eletivamente entre os 2 e 4 anos de idade, quando se corrige o defeito no septo atrial e a fenda na valva mitral.

LEITURAS SUGERIDAS

Allen HD. Shaddy RE, Penny DJ, et al. Moss and Adams heart disease in infants, children, and adolescents including the fetus and young adult. 9th ed. Philadelphia: Wolters Kluwer Health/ Lippincott Williams & Wilkins; 2016.

Anderson RH, Baker EJ, Ho SY, et al. The morphology and diagnosis of atrioventricular septal defects. Cardiol Young. 1991;1:187-202.

Brandão LF, Queres JFM, Matoso LB, Lucas E. ECG nas cardiopatias congênitas mais frequentes. In: Mallet AR, Muxfeldt ES. Eletrocardiograma: da graduação à prática clínica. Rio de Janeiro: Thieme Revinter Publicações; 2019.

Calkoen EE, Hazekamp MG, Blom NA, et al. Atrioventricular septal defect: from embryonic development to long-term follow-up. Int J Cardiol. 2016;202:784-95.

Lucas E. Cardiopatias acianóticas com hiperfluxo pulmonar. In: Loureiro T.N., Silva A.E. Cardiologia pediátrica. Série Pediatria Soperj. 2. d. Baueri: Manole; 2019

Miyague NI, Binotto CN, Mateus SM. Reconhecimento e conduta nas cardiopatias congênitas In: Silva LR, Campos Jr D, Burn s DAR, Vaz ES, Borges WG, editores. Tratado de pediatria: Sociedade Brasileira de Pediatria. 4. ed. Baueri: Manole; 2017.

Park MK. Cyanotic congenital heart defects. In: Park MK, Salamat M. Park's Pediatrics Cardiology for Practitioners. 7. ed. Philadelphia: Elsevier; 2021. p. 135-41.

ESTENOSE PULMONAR

Gesmar Volga Haddad Herdy ▪ Aldalea Ribeiro de Sousa
Anna Esther Araujo e Silva
Aurea Lucia Alves de Azevedo Grippa de Souza

ENTENDENDO
A estenose pulmonar (EP) caracteriza-se por obstrução incompleta do trato de saída do ventrículo direito (VD). A obstrução pode envolver a própria valva pulmonar, a artéria pulmonar ou seus ramos. Também pode estar localizada abaixo da valva pulmonar na área do infundíbulo do VD.

INCIDÊNCIA
A EP é uma anomalia relativamente comum, constituindo cerca de 10% de todas as cardiopatias congênitas (CC), podendo ocorrer isoladamente ou associada a outras CC.

Quando a EP ocorre na forma isolada com septo interventricular íntegro, a forma valvar é a mais frequente. As estenoses sub e supravalvares geralmente são associadas a cardiopatias congênitas complexas do tipo tetralogia de Fallot, dupla via de saída do ventrículo direito e corações univentriculares.

MORFOLOGIA/CLASSIFICAÇÃO
A EP é classificada dependendo da localização da estenose. A EP valvar representa a maioria dos casos na forma isolada (90%). Nestes casos, os folhetos valvares são espessados e frequentemente fusionados, com restrição de abertura. Isso leva ao típico movimento sistólico em "dome" da valva pulmonar.

A anatomia das valvas pulmonares na estenose valvar é muito variada e o anel da valva pulmonar é, por vezes, hipoplásico. As valvas podem ter 3 cúspides que não se abrem bem na sístole, podem ser bicúspides ou a valva pode ser formada por uma membrana espessada. Pode associar-se à síndrome de Noonan e a malformações craniofaciais.

Uma valva pulmonar displásica é uma forma especial de estenose pulmonar valvar, comum na rubéola congênita. Os folhetos são extremamente pequenos e espessados.

Menos frequente é a EP subpulmonar ou infundibular onde há músculos hipertrofiados no trato de saída ventricular direito que podem levar à obstrução. É frequentemente associada à tetralogia de Fallot. A localização supravalvar pode comprometer o tronco e ramos pulmonares e pode-se associar a outras cardiopatias conotruncais (Fig. 7-1).

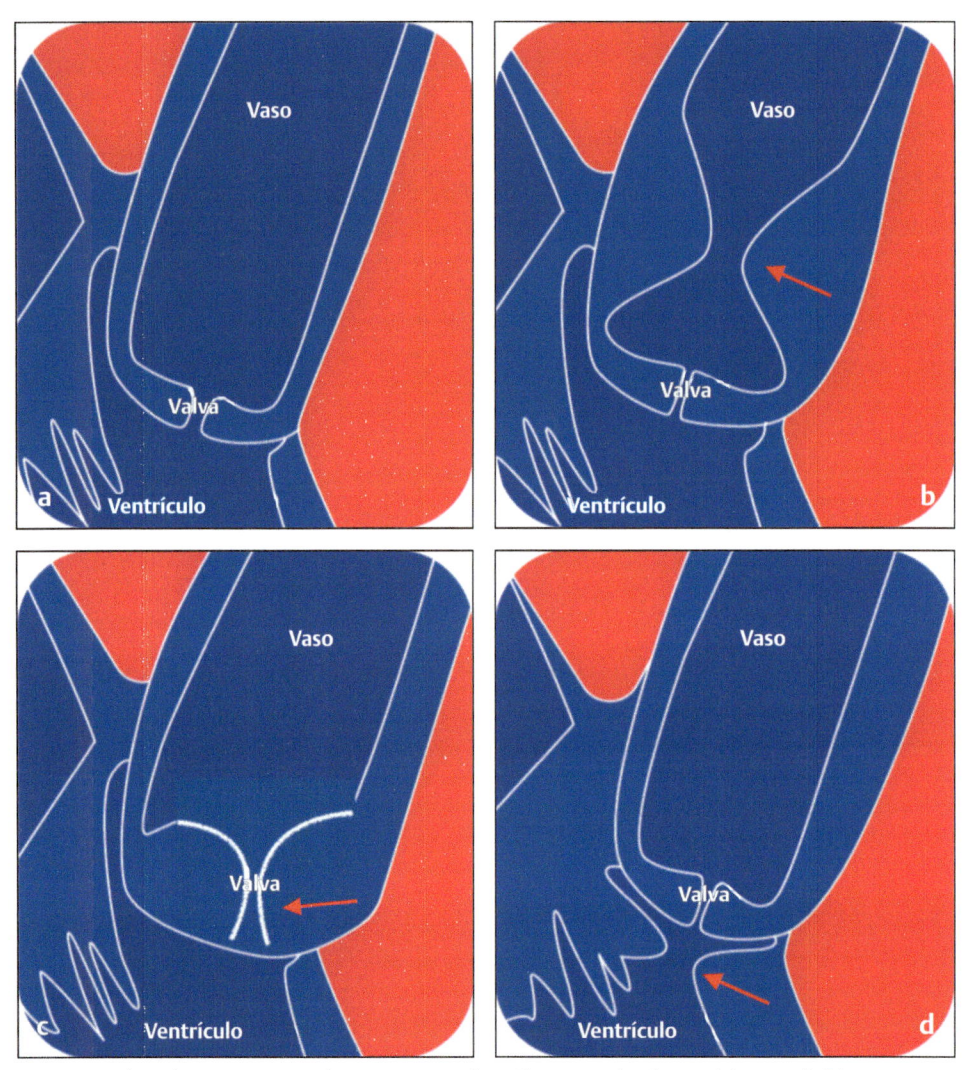

Fig. 7-1. O desenho esquemático demonstra a via de saída ventricular direita. (**a**) Normal. (**b**) Com estenose supravalvar. (**c**) Valvar. (**d**) Subvalvar. Observe as setas com o local da estenose.

FISIOPATOLOGIA

A estenose pulmonar impõe uma resistência ao esvaziamento do VD. Como consequência, a pressão de VD pode aumentar a níveis sistêmicos. O gradiente de pressão VD-AP é tanto maior quanto mais restritiva a estenose. Nesses casos, durante o exercício, os pacientes podem ser incapazes de aumentar o débito sistólico. Na estenose leve a pressão sistólica de VD não ultrapassa 50% da sistêmica. Na moderada a mesma representa 50-75% da sistêmica, e na grave a pressão sistólica está entre 75-120% da sistêmica. O fluxo pulmonar está diminuído na EP crítica.

QUADRO CLÍNICO

A maioria dos pacientes é assintomática, sendo o sopro cardíaco observado geralmente na consulta de rotina pediátrica.

Na estenose de grau moderado ou grave as queixas são: cansaço aos esforços físicos, palpitação e dispneia, decorrentes de inadequado volume sistólico do ventrículo direito. Na estenose pulmonar crítica, os bebês podem desenvolver ICC e cianose nas primeiras semanas de vida. Na EP acentuada os sintomas aparecem com esforço leve e moderado, podendo evoluir para sintomas como dor precordial, síncope e até morte súbita. Os adultos com quadro de EP de longa evolução podem ter sintomas de ICC direita.

Quando há presença de atraso no desenvolvimento pôndero-estatural e neurológico, pode estar presente a síndrome de Noonan, de Williams ou de rubéola congênita.

EXAME FÍSICO

Nos casos graves pode ser observada onda A mais ampla ou gigante no pulso venoso. O pulso arterial é pequeno e as extremidades frias, como consequência ao débito baixo.

O exame do precórdio mostra impulsão de VD na borda esternal esquerda baixa.

Nas lesões moderadas, palpa-se um frêmito sistólico intenso nos 2º e 3º espaço esternal esquerdo (EIE) e fossa supraclavicular esquerda.

A ausculta revela sopro sistólico de ejeção irradiando para a região infraclavicular esquerda e pescoço. O sopro é crescendo-decrescendo e termina depois do 1º componente da segunda bulha. Quando aparece em uma localização mais baixa, é possível que haja componente infundibular associado.

Pode ser ouvido um estalido de ejeção, diminuindo durante a inspiração e aumentando com a expiração. A distância entre a primeira bulha e o estalido varia inversamente segundo o grau de estenose e um estalido precoce é sinal de estenose acentuada. Na estenose grave, o sopro tem, às vezes, muito baixa intensidade e o componente pulmonar da 2ª bulha é inaudível. Pode ser ouvida a 4ª bulha, nos casos graves. Quando há insuficiência tricúspide, observamos um sopro sistólico de regurgitação bem audível na área tricúspide.

A presença de hepatomegalia relaciona-se com insuficiência ventricular direita nos casos de estenose acentuada.

EXAMES COMPLEMENTARES

Radiografia de Tórax

A área cardíaca pode ser normal nos casos leves e moderados. Nos graves, pode haver aumento das cavidades direitas. O arco médio pode estar abaulado (dilatação pós-estenótica) e a circulação pulmonar é normal. Os casos de EP crítica ducto-dependente no período neonatal mostram o padrão de hipofluxo pulmonar.

Nos casos de EP acentuada e crítica com falência ventricular e dilatação do ventrículo direito, visualiza-se área cardíaca aumentada com a silhueta cardíaca do VD arredondada e elevada.

Eletrocardiograma

Nas formas leves e moderadas o ECG pode ser normal. Nas formas graves, o ECG mostra ondas P amplas e apiculadas refletindo aumento da pressão no átrio direito. O complexo QRS mostra desvio do eixo para direita. Nas derivações precordiais há o padrão de sobrecarga ventricular direita (SVD) ou, eventualmente, padrão de bloqueio de ramo direito (Fig. 7-2).

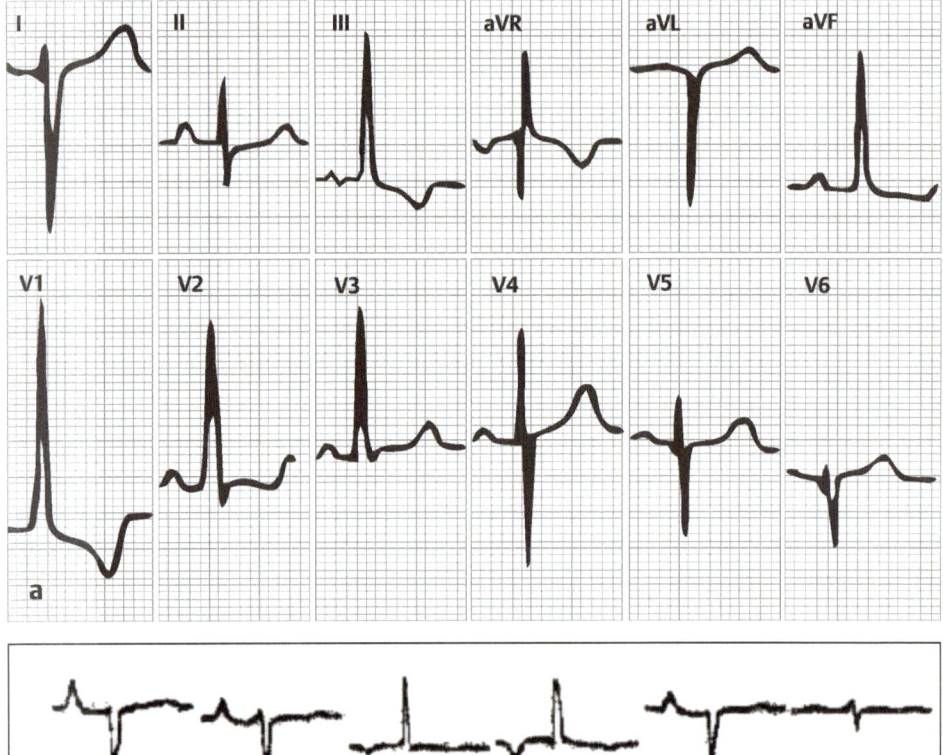

Fig. 7-2. ECG de dois casos de estenose pulmonar grave. (**a**) Eixo elétrico do QRS desviado para direita (entre +120 e +150 graus), com sobrecarga ventricular direita (SVD). (R puro em V1 com padrão de *strain* e S profundos em V5 e V6). (**b**) Ondas P apiculadas e eixo de QRS desviado para a direita.

Ecocardiografia

O ecocardiograma avalia as alterações anatomofuncionais e auxilia na conclusão do diagnóstico. Mostra o diâmetro, o grau de hipertrofia e o tamanho da cavidade de VD e, pelo Doppler, pode-se avaliar o gradiente entre VD e artéria pulmonar. Estuda a valva e o grau de estenose, presença ou não de estenose infundibular, redução da cavidade do VD e da valva tricúspide, dilatação pós-estenótica das artérias pulmonares e seus ramos, patência ou não da fossa oval e/ou presença de defeito do septo atrioventricular (Figs. 7-3 e 7-4).

ESTENOSE PULMONAR

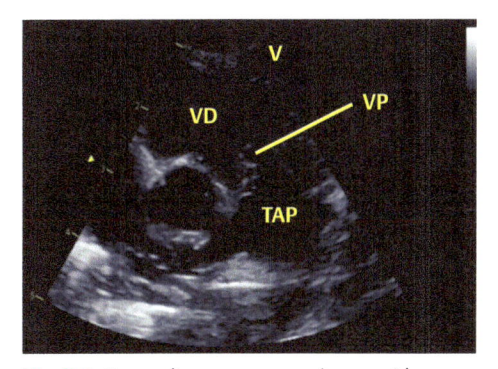

Fig. 7-3. Ecocardiograma em recém-nascido com estenose pulmonar valvar. Plano paraesternal eixo curto. Observe (traço amarelo) a valva pulmonar espessada e redundante. TAP: tronco da artéria pulmonar; VD: ventrículo direito; VP: valva pulmonar.

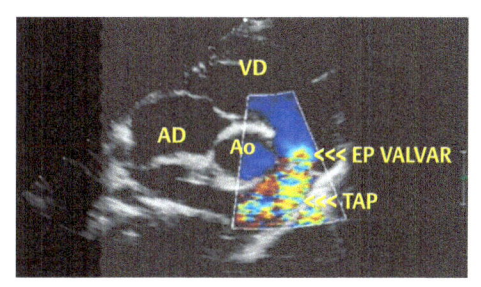

Fig. 7-4. Ecocardiograma com Doppler colorido em plano paraesternal de eixo curto. Presença de fluxo turbilhonar através da valva pulmonar estenótica. AD: átrio direito; Ao: aorta; EP: estenose pulmonar; TAP: tronco da artéria pulmonar; VD: ventrículo direito.

Estenose pulmonar leve é definida quando o gradiente transvalvar é menor do que 40 mmHg, moderada quando o gradiente está entre 40 mmHg e 60 mmHg, e grave quando maior do que 60 mmHg.

Cateterismo Cardíaco

Está raramente indicado para o diagnóstico de pacientes com EP, uma vez que o ecocardiograma provê as informações necessárias sobre estrutura valvar, tamanho e função do VD. Pode ser útil em situações onde a gravidade da estenose não esteja bem estabelecida. Em casos graves, a pressão sistólica do VD é igual ou maior que a pressão sistêmica.

Ressonância Magnética

Pode ser utilizada para acessar a gravidade da estenose e função do VD, se a qualidade do exame ecocardiográfico não for adequada. Permite medir a diferença de fluxo em ramos pulmonares e, portanto, na presença de estenose de ramos pulmonares, auxilia a avaliar a gravidade da lesão.

TRATAMENTO

O tratamento está indicado quando o gradiente VD-AP é maior que 50 mmHg. A maioria das estenoses pulmonares é tratável por valvuloplastia percutânea (dilatação) com balão, durante o cateterismo cardíaco, e o resultado é satisfatório (Fig. 7-5). A avaliação ecocardiográfica prévia deve determinar a morfologia valvar, diâmetro do anel pulmonar, localização da obstrução, gradiente estimado, presença de insuficiência valvar, tamanho e função do VD e lesões associadas.

Às vezes há reestenose, necessitando de nova dilatação. Quando há estenose infundibular importante é necessária cirurgia. Pode ocorrer regurgitação pulmonar importante como complicação da valvuloplastia.

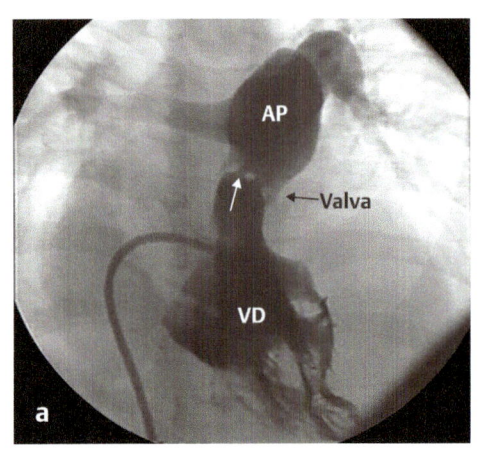

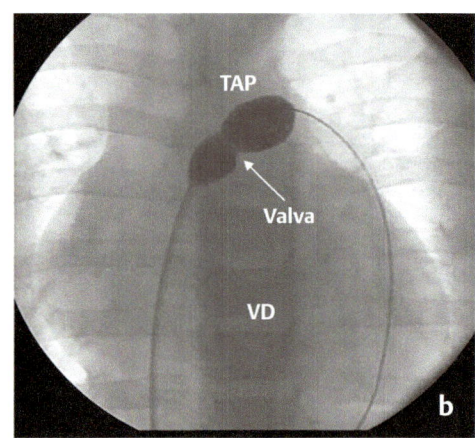

Fig. 7-5. Ventriculografia direita. (**a**) Angiografia mostrando estenose da valva pulmonar e estenose subvalvar. Observa-se a dilatação pós-estenótica do tronco da artéria pulmonar. (**b**) Valvoplastia com cateter balão. AP: artéria pulmonar TAP: tronco da artéria pulmonar; VD: ventrículo direito. (Cortesia do Prof. Francisco Chamie.)

ESTENOSES ISOLADAS DO TRONCO DA ARTÉRIA PULMONAR E SEUS RAMOS

Ocorre mais raramente do que a estenose valvar. É, muitas vezes, associada à infecção pelo vírus da rubéola durante a gestação, em consequência à arterite. Foi observada incidência maior em períodos de epidemia de rubéola. Também foi descrita em casos de consanguinidade. Pode ser observada na forma de estenose membranosa, retração fibrótica e os estreitamentos podem ser curtos ou longos.

Os sintomas aparecem quando as estenoses são graves: cansaço aos esforços, dispneia e sinais de insuficiência cardíaca direita. À ausculta ouve-se sopro sistólico em uma ou ambas as bordas esternais, podendo haver frêmito e aumento da segunda bulha. Na presença de estenose múltipla de artérias pulmonares periféricas pode-se auscultar sopro contínuo em ambos os campos pulmonares.

O eletrocardiograma pode revelar sinais de sobrecarga direita.

O ecocardiograma com Doppler permite o diagnóstico de lesões mais proximais, porém, podem ser necessárias outras modalidades diagnósticas, como o cateterismo cardíaco, para as lesões mais distais.

A tomografia computadorizada também pode ser utilizada para o diagnóstico de estenose de tronco e ramos pulmonares.

O tratamento é clínico na maioria dos casos e quando a estenose é crítica pode ser feita dilatação com balão (cateterismo intervencionista).

LEITURAS SUGERIDAS

Bergman F. Cardiopatias acianóticas obstrutivas In: Silva AE. Cardiologia Série Pediatria Soperj. Rio de Janeiro: Ed. Guanabara Koogan Ltda; 2012. p. 202-24.

Brandão LF, Queres JFM, Matoso LB, Lucas E. ECG nas cardiopatias congênitas mais frequentes. In: Mallet AR, Muxfeldt ES. Eletrocardiograma: da graduação à prática clínica. Rio de Janeiro: Thieme Revinter Publicações; 2019. p. 295-307.

Miyague NI, Binotto CN, Mateus SMC. Reconhecimento e condutas nas cardiopatias congênitas. In: Silva LR, Campos Jr D, Burns DAR, Vaz ES, Borges WG (Eds.). Tratado de pediatria: Sociedade Brasileira de Pediatria. 4. ed. Barueri: Manole; 2017.

Park MK. Pulmonary stenosis. In: Park MK, Salamat M. Park's pediatrics cardiology for practitioners. 7th ed. Philadelphia: Elsevier; 2021. p. 143-6.

ESTENOSE AÓRTICA

Gesmar Volga Haddad Herdy
Nathalie J. M. Bravo-Valenzuela
Anna Esther Araujo e Silva
Aurea Lucia Alves de Azevedo Grippa de Souza

ENTENDENDO

Caracteriza-se por obstrução ao fluxo da via de saída do VE. A obstrução ao fluxo da via de saída ventricular pode ser parcial (estenose aórtica) ou total (atresia aórtica). Quanto à localização da obstrução, pode ser valvar, subvalvar ou supravalvar.

Na estenose aórtica crítica, embora a obstrução ao fluxo do trato de saída ventricular não seja total, é tão importante que o fluxo anterógrado pela aorta não é suficiente para manter o débito sistêmico, necessitando do fluxo proveniente do canal arterial (fluxo retrógrado ou reverso na artéria aorta). Trata-se, portanto, de uma situação de emergência no período neonatal em que há dependência do fluxo do canal arterial para manter o débito sistêmico, da mesma forma que na atresia aórtica.

INCIDÊNCIA

- Estenose aórtica congênita (EAo C): 3 a 8% de todas as cardiopatias congênitas (CC);
- EAo C: 1-2% dos pacientes com valvas malformadas (p. ex: valva aórtica bicúspide) evoluem com estenose ou com insuficiência valvar ainda na adolescência ou após esse período, sendo a estenose bem mais frequente;
- Prevalência maior no sexo masculino do que no feminino (EAo valvar: 3-5: 1; EAo subvalvar: 2-3:1);
- Defeitos cardíacos associados ocorrem em 20% dos casos de EAo C.

CLASSIFICAÇÃO

Quanto ao local da obstrução ao fluxo de via de saída ventricular (Fig. 8-1):

- Valvar 60-70% das EAo C (Fig. 8-1c);
- Subvalvar 10-20% das EAo C (Fig. 8-1d);
- Supravalvar (Fig. 8-1b).

Quanto ao grau da obstrução ao fluxo de via de saída ventricular:
- Estenose;
- Atresia.

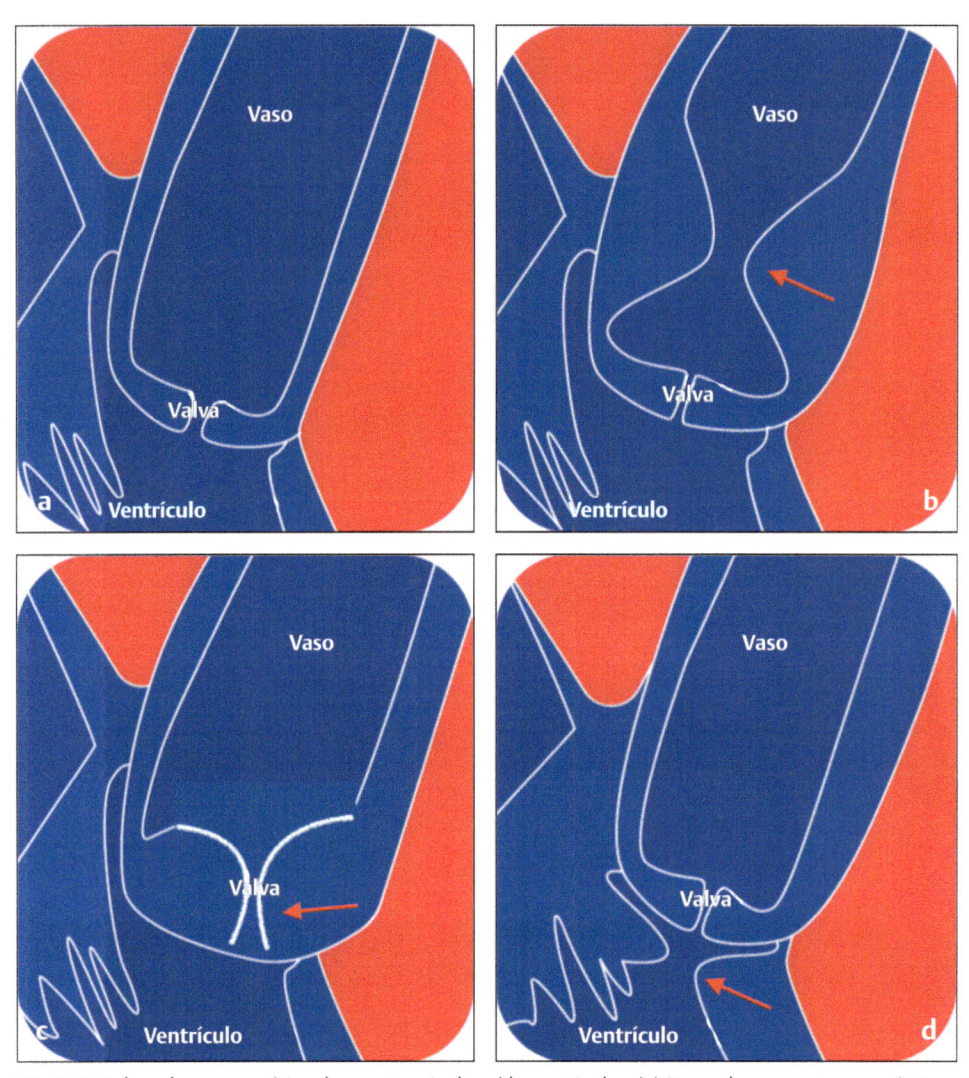

Fig. 8-1. O desenho esquemático demonstra via de saída ventricular. (**a**) Normal e com estenose aórtica. (**b**) Supravalvar. (**c**) Valvar. (**d**) Subvalvar. Observe as setas com os locais de estenose.

MORFOLOGIA
Estenose Aórtica Valvar
Ocorre quando a obstrução ao fluxo na via de saída do VE é localizada na valva aórtica. A EAo C decorre, em geral, de uma anormalidade morfológica da valva aórtica relacionada com o número de cúspides e, menos frequentemente, de uma hipoplasia no anel valvar ou uma displasia mixomatosa. O exemplo mais comum de malformação é a valva aórtica bicúspide, que resulta da fusão de cúspides com espessamento e posterior rigidez, em geral na segunda década da vida. Entretanto, alguns pacientes desenvolvem dilatação da raiz da aorta, com incidência aumentada de dissecção da artéria na idade adulta. Quanto menor

o número de cúspides, maior é a propensão para a estenose. As valvas aórticas com uma cúspide (unicúspide) podem apresentar estenose desde o nascimento.

Outras causas de EAo valvar não congênitas são as doenças inflamatórias ou infecciosas, degeneração mixomatosa, acúmulo de lípides, fibrose adquirida e calcificação.

Estenose Aórtica Subvalvar

Em geral decorre de uma obstrução anatômica fixa abaixo da valva aórtica por presença de uma membrana ou tecido fibromuscular. A EAo subvalvar tipo membrana e tipo anel fibroso raramente são observadas no primeiro ano de vida e estão comumente associadas a outros defeitos cardíacos como a CIV, VAo bicúspide e coarctação da aorta (COAo). Também podem ocasionar obstrução subvalvar: anomalias da valva mitral (inserção anômala de tecido subvalvar acessório no septo interventricular de via de saída) e CIV de mau alinhamento com desvio posterior do septo infundibular. A EAO subvalvar pode ser dinâmica por hipertrofia do septo interventricular (cardiomiopatia hipertrófica obstrutiva).

Estenose Aórtica Supravalvar

É rara e ocorre quando a obstrução fixa ao fluxo de via de saída do VE está localizada na aorta ascendente acima dos seios de Valsalva. Pode ser em forma de ampulheta ou membrana fibrosa e difusa ou localizada. Em 30 a 50% dos casos está associada à síndrome de Williams-Beuren (doença genética autossômica dominante). Entretanto, a EAo supravalvar pode ocorrer de forma esporádica ou, ainda, na forma familiar (herança autossômica dominante).

ANOMALIAS CARDÍACAS ASSOCIADAS

- Comunicação interventricular (CIV);
- Persistência do canal arterial (PCA);
- COAo;
- Síndrome de Shone;
- Síndrome do coração esquerdo hipoplásico (SCEH);
- Anomalias da valva mitral (atresia, estenose);
- Fibroelastose do VE.

ANOMALIAS EXTRACARDÍACAS

- Valva aórtica bicúspide pode ter origem familiar com associação a mutações do gene *NOTCH-1*;
- Trissomias (T18, T13, trissomia parcial do 22), monossomia do cromossomo X (X0 ou síndrome de Turner);
- Síndromes de Noonan, Williams-Beuren e Alagille.

QUADRO CLÍNICO

A maioria dos pacientes é assintomática. Os sintomas variam de acordo com a idade de apresentação clínica e a gravidade da obstrução.

No recém-nascido pode ocorrer estenose aórtica valvar crítica. A circulação sistêmica é dependente do canal arterial. Com o início de seu fechamento surgem sinais de insuficiência cardíaca (IC) grave e baixo débito cardíaco com choque, podendo simular quadro de sepse. Frequentemente não se ausculta sopro cardíaco.

Recém-nascidos que não têm a forma crítica, crianças e adolescentes com estenose leve ou moderada, geralmente são assintomáticos, sendo o diagnóstico realizado após a ausculta de um sopro sistólico ejetivo em uma consulta pediátrica de rotina.

Crianças com estenose grave podem apresentar dispneia aos esforços e história de angina e síncope relacionadas com a atividade física. Pacientes com essas queixas requerem avaliação urgente por cardiologista pediátrico.

EXAME FÍSICO

Na EAo valvar, a ausculta cardíaca clássica revela sopro sistólico rude, em crescendo-decrescendo (sopro sistólico de ejeção), mais audível no 2º espaço intercostal direito ou ainda à esquerda em lactentes. Clique de ejeção pode ser audível no foco aórtico e no ápex. B2 única ou com desdobramento paradoxal pode ocorrer na EAo grave. Presença de quarta bulha indica hipertrofia significativa de VE com déficit de relaxamento.

A presença de frêmito sistólico é sinal de lesão importante. Nos casos sintomáticos observa-se íctus propulsivo secundário à hipertrofia ou dilatação de VE.

Na EAo subvalvar, o sopro é, em geral, suave inicialmente, semelhante a um sopro fisiológico, com aumento progressivo da intensidade até se tornar típico de obstrução ao fluxo. O sopro sistólico ejetivo é mais audível em borda esternal esquerda (BEE) média com irradiação para BEE alta. O clique sistólico é raro.

Na EAo supravalvar, o sopro é semelhante ao da EAo valvar (sopro sistólico de ejeção mais audível no 2º espaço intercostal direito) com irradiação para o pescoço. A pressão arterial no membro superior direito frequentemente é bem maior que no esquerdo (efeito Coanda).

Nos pacientes com síndrome de Williams, estão presentes além do sopro da EAo: *fácies* típica (duende) e ainda sopro de outros defeitos cardíacos associados, como a estenose pulmonar periférica.

EXAMES COMPLEMENTARES

Eletrocardiograma (ECG)

Na EAo leve e moderada, o ECG pode ser normal. Nos casos mais graves o eletrocardiograma pode revelar sinais de hipertrofia do VE, depressão do segmento ST e anormalidades na onda T.

Radiografia de Tórax

Na radiografia de tórax o coração é de tamanho normal. Nos casos severos, a área cardíaca pode estar um pouco aumentada (AE e VE), podendo haver dilatação da aorta ascendente em crianças maiores e sinais de congestão venosa pulmonar em neonatos ou crianças com IC (Fig. 8-2).

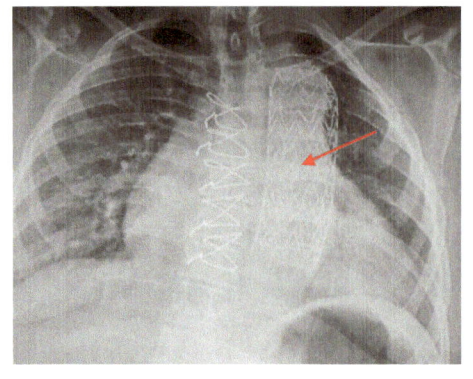

Fig. 8-2. Radiografia de tórax de uma adolescente com estenose aórtica que evoluiu com dilatação da aorta ascendente necessitando de cirurgia cardíaca para colocação de prótese tubular aórtica (seta).

ESTENOSE AÓRTICA 73

Ecocardiografia

É um método importante para o diagnóstico e classificação da gravidade da lesão, fornecendo informações sobre a morfologia da valva aórtica, avaliação da via de saída do VE quanto à presença ou não de membrana sub ou supravalvar ou anel fibroso e defeitos cardíacos associados (Figs. 8-3, 8-4a e 8-5). O grau de estenose, gradiente entre o VE e aorta e área valvar aórtica também podem ser estimados (Figs. 8-4b e 8-5). Atualmente a ecocardiografia em 3D e 4D permite um detalhamento das estruturas valvares e auxilia estimar os volumes e massa ventriculares com detalhamento

O Quadro 8-1 ilustra os parâmetros utilizados para avaliação da gravidade da EAo pela ecocardiografia.

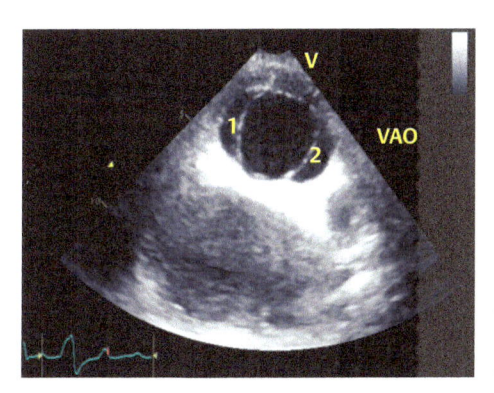

Fig. 8-3. Ecocardiograma transtorácico, plano paraesternal de eixo curto, demonstrando: valva aórtica bicúspide clássica ou tipo zero, decorrente de fusão das cúspides coronarianas direita e esquerda (75% das valvas aórticas bicúspides). Vao: valva aórtica; 1: cúspide 1 (fusão das cúspides coronarianas direita e esquerda); 2: cúspide 2 (não coronariana).

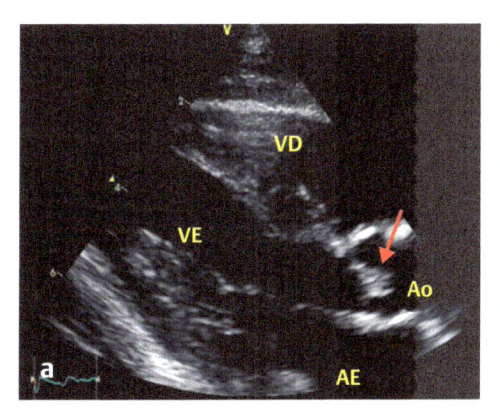

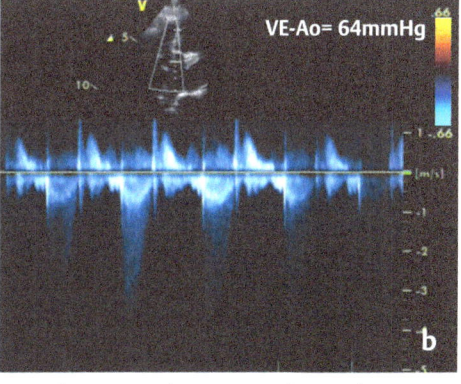

Fig. 8-4. Ecocardiograma transtorácico 2D, plano paraesternal num caso de estenose aórtica valvar. (**a**) Observe a valva aórtica espessada (seta vermelha). (**b**) Doppler com gradiente sistólico aumentado (VE-Ao = 57 mmHg). Ao: aorta; VE: ventrículo esquerdo; AE: átrio esquerdo; VD: ventrículo direito.

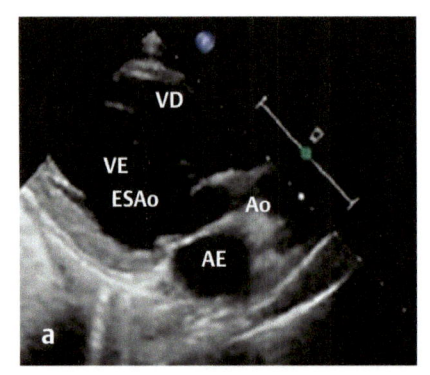

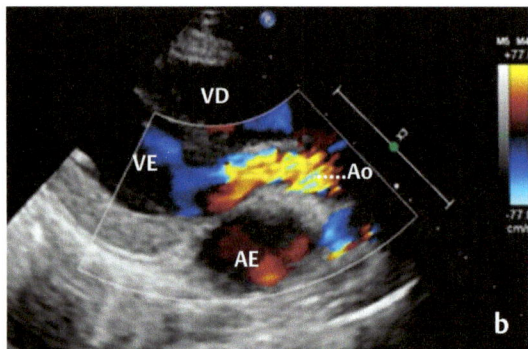

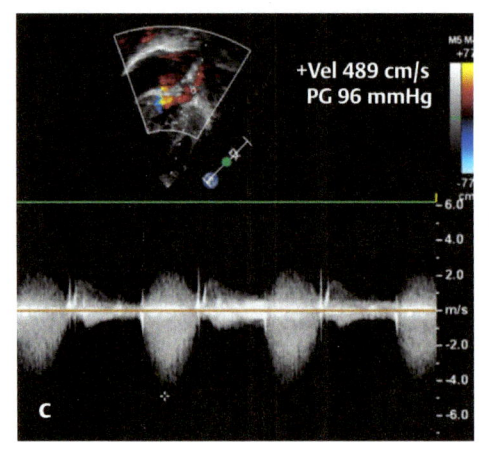

Fig. 8-5. Ecocardiograma transtorácico 2D plano paraesternal num caso de estenose aórtica subvalvar. (**a**) Observe a membrana subaórtica na via de saída do VE (ESAo). (**b**) Doppler colorido com fluxo turbilhonar (em mosaico de cores). (**c**) Doppler contínuo com gradiente sistólico aumentado na via de saída do VE. Ao: aorta; VE: ventrículo esquerdo; AE: átrio esquerdo; VD: ventrículo direito.

Quadro 8-1. Classificação da Gravidade da Estenose Aórtica pela Ecocardiografia

	Gradiente pico a pico (Hemodinâmica)	Velocidade máxima (Doppler contínuo) ACC/AHA[#] ESC[*]	Gradiente máximo (Doppler contínuo)	Gradiente médio (Doppler contínuo) ACC/AHA[#] ESC[*]	Área valvar (ECO) ACC/AHA[#] ESC[*]
Leve	< 30 mmHg	< 3 m/s	< 36 mmHg	< 20[#] (< 30[*]) mmHg	> 1,5 cm² (> 1 cm²/m²)
Moderada	30-50 mmHg	3-4 m/s	36-64 mmHg	20-40[#] (30-50[*]) mmHg	1-1,5 cm² (0,6-1 cm²/m²)
Importante	> 50 mmHg	> 4 m/s	> 64 mmHg	> 40[#] (> 50[*]) mmHg	< 1 cm² (< 0,6 cm²/m²)

[#]ACC/AHA American Heart Association/American College of Cardiology.
[*]ESC European Society of Cardiology.

Ressonância Magnética/Angiotomografia

A ressonância magnética pode fornecer com acurácia a morfologia da valva e ser indicada para a avaliação de fração de ejeção ou de volumes ventriculares limítrofes ou duvidosos pela ecocardiografia. Nos casos de EAo supravalvar a RM/TC permite a visualização anatômica da lesão, extensão e informações adicionais de toda a aorta e ramos supra-aórticos.

Cateterismo Cardíaco

Atualmente, o cateterismo cardíaco é utilizado, principalmente, como terapêutica (valvuloplastia com cateter-balão) (Fig. 8-6).

TRATAMENTO
Estenose Aórtica Valvar
Recém-Nascidos com Estenose Aórtica Valvar Crítica

É necessário iniciar prostaglandina E1 na dose de 0,01-0,1 mcg/kg/min para manter o canal arterial aberto e assim manter a circulação sistêmica e perfusão de órgãos vitais.

A valvuloplastia por balão é então indicada como abordagem inicial. Outras possibilidades são a comissurotomia cirúrgica, cirurgia de Ross ou correção univentricular, se as estruturas do lado esquerdo do coração forem muito pequenas.

Pacientes Maiores com Estenose Aórtica Valvar

A valvuloplastia aórtica por balão em crianças deve ser a primeira opção terapêutica. Nos pacientes com valvas muito displásicas os resultados podem ser menos satisfatórios, sendo indicada a operação cardíaca convencional ou implante transcateter de valva aórtica (TAVI).

Valvuloplastia aórtica em crianças com estenose aórtica valvar isolada é indicada nas seguintes situações (American Heart Association; 2011):

- Independente do gradiente sistólico VE-Ao estimado em lactentes e RN com EAo crítica e em lactentes ou crianças com função sistólica de VE deprimida;

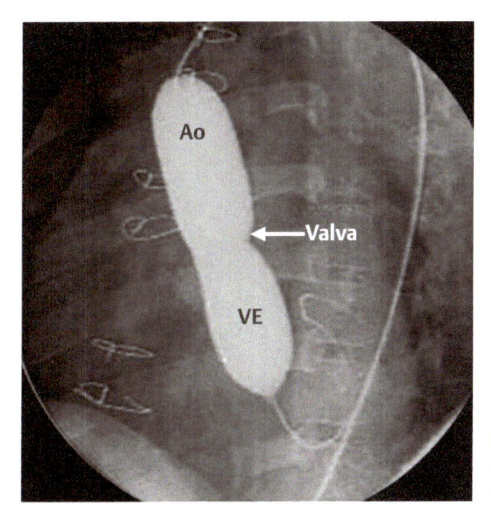

Fig. 8-6. Cateterismo cardíaco num caso de EAo valvar. Observe o cateter-balão utilizado para valvuloplastia aórtica por via percutânea.

- Assintomáticas com gradiente sistólico valvar de pico (medida realizada por cateterismo) em repouso ≥ 50 mmHg;
- Gradiente sistólico valvar de pico (por cateterismo) em repouso ≥ 40 mmHg na presença de angina ou sintomas de síncope e alterações de ST-T no ECG de repouso ou com exercício.

A valvuloplastia aórtica não está indicada em pacientes assintomáticos com ECG normal e gradiente sistólico valvar de pico em repouso < 40 mmHg.

Estenose Aórtica Subvalvar
O tratamento é cirúrgico, com retirada da estrutura anormal.

Na obstrução dinâmica subaórtica por hipertrofia septal, o tratamento pode ser medicamentoso, com betabloqueadores ou, nos casos graves, cirúrgico, ablação septal por álcool (que produz infarto transmural), colocação de marca-passo e desfibrilador.

Estenose Aórtica Supravalvar
A terapêutica por procedimento cirúrgico é indicada nas mesmas condições da EAO valvar. Embora a dilatação por cateter balão e *stent* seja descrita, em geral o tratamento é cirúrgico em função da proximidade da lesão e os óstios das coronárias.

LEITURAS SUGERIDAS
American Heart Association (AHA). Scientific Sessions: Read clinically focused news coverage of key developments from the meeting. 2011.

Innocenzi AM. Tomografia e ressonância magnética cardíaca para pacientes com cardiopatia congênita. In: Loureiro TN, Silva AE. Cardiologia pediátrica. Série Pediatria Soperj. 2. ed. Barueri: Manole; 2019.

Nishimura RA, O'Gara PT, Joseph E, et al. AATS/ACC/ASE/SCAI/STS Expert Consensus Systems of Care Document: A Proposal to Optimize Care for Patients With Valvular Heart Disease. J Am Coll Cardiol. 2019;73(20):2609-35.

Schneider DJ, Moore JW. Aortic stenosis. In: Allen H, Driscoll DJ, Shaddy R, Feltes TF (Eds.): Moss & Adams. Heart Diseases in infants, children and adolescents. 8th ed. Philadelphia: Lippincott, Williams & Wilkins; 2016:1023-43.

Tarasoutchi F, Montera MW, Ramos AIO, et al. Atualização das Diretrizes Brasileiras de Valvopatias – 2020. Arq Bras Cardiol. 2020;115(4):720-75.

COARCTAÇÃO DA AORTA

CAPÍTULO 9

Gesmar Volga Haddad Herdy ▪ Aldalea Ribeiro de Sousa
Carla Verona Barreto Farias

ENTENDENDO
A coarctação da aorta (CoAo) é caracterizada por estreitamento da aorta com obstrução ao seu fluxo que ocorre mais frequentemente no istmo aórtico (região compreendida entre a origem da artéria subclávia esquerda e a inserção do canal arterial) (Fig. 9-1). A CoAo também pode ocorrer em outros locais: aorta transversa entre a carótida esquerda e subclávia esquerda, aorta torácica descendente (distal) e aorta abdominal.

INCIDÊNCIA
A CoAo ocorre em 5 a 10% das cardiopatias congênitas e em cerca de 30% dos pacientes com síndrome de Turner. A valva aórtica bicúspide pode estar presente em 85% dos casos de CoAo.

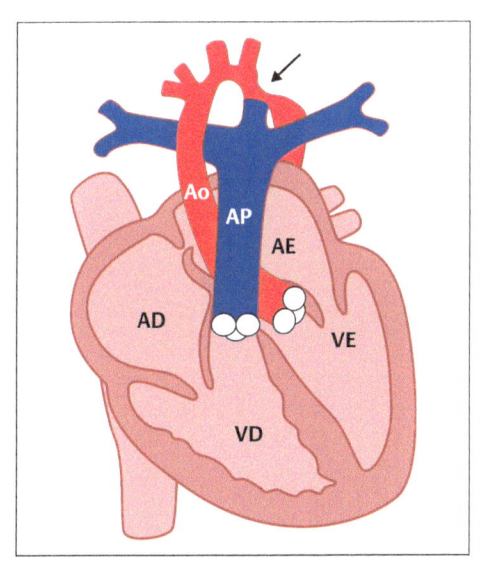

Fig. 9-1. Desenho esquemático demonstrando o estreitamento da aorta (coarctação) na região entre a artéria subclávia esquerda e a inserção do canal. Observe a seta no local da coarctação.
Ao: aorta; AP: artéria pulmonar; AE: átrio esquerdo; VE: ventrículo esquerdo; AD: átrio direito; VD: ventrículo direito.

FISIOPATOLOGIA

Nos recém-nascidos com CoAo grave, após fechamento do canal arterial, pode ocorrer redução importante do fluxo sanguíneo para a parte inferior do corpo com má perfusão intestinal e renal (podendo levar a um quadro de choque). O aumento da pós-carga do VE se reflete no aumento da pressão atrial esquerda com consequente congestão venosa pulmonar, *shunt* direita-esquerda com aumento de cavidades direitas nos RN e lactentes. Evolução posterior para hipertrofia ventricular esquerda, agravada por hipertensão arterial sistêmica, ocorre em crianças maiores, adolescentes e adultos.

MANIFESTAÇÕES CLÍNICAS

As formas de apresentação clínica dependem do grau de obstrução e comprometimento ao fluxo na região coarctada, da idade do paciente e de associação a outras malformações cardíacas. Existem dois grupos:

1. Aqueles que apresentam sintomas precocemente (recém-nascidos, lactentes);
2. Aqueles que permanecem assintomáticos durante os primeiros anos de vida ou ainda por longo período em razão da presença de circulação colateral ou porque o estreitamento aórtico não era tão importante inicialmente.

Recém-Nascidos (RN), Lactentes

- RN com coarctação severa: sintomas de insuficiência cardíaca (IC) grave mediante o fechamento do canal arterial evoluindo para disfunção ventricular e culminado com sinais de choque;
- Lactentes: os sintomas, em geral, também são de IC.

A má perfusão intestinal aumenta o risco de sepse e enterocolite necrotizante nesses pacientes.

Crianças Maiores, Jovens e Adultos

- Sintomas relacionados com: hipertensão arterial sistêmica (HAS);
- Queixas de cefaleia, dor torácica, fadiga, claudicação e dor em membros inferiores principalmente em atividades físicas.

Na evolução podem ser observadas complicações secundárias como a formação de aneurismas cerebrais, AVC e ruptura ou dissecção da aorta, entre outras.

EXAME FÍSICO

A aferição da pressão arterial nos quatro membros e palpação dos pulsos são mandatórios para suspeita diagnóstica de CoAo. Em relação aos sinais vitais, deve-se pensar nesse diagnóstico quando a pressão arterial for menor nos membros inferiores do que nos membros superiores, ao contrário do normal. Na CoAo, a pressão arterial (PA) sistólica é aumentada no membro superior direito ou, mais raramente, em ambos os membros superiores. Entretanto, no período neonatal, o fluxo pelo canal arterial, pode mascarar essa avaliação.

Os pulsos arteriais nos membros inferiores não são palpáveis ou apresentam amplitude muito diminuída em relação aos pulsos dos membros superiores. Quando a artéria subclávia esquerda origina-se na área coarctada ou abaixo, os pulsos do membro superior esquerdo também apresentam amplitude diminuída e apenas os do membro superior direito são facilmente palpáveis (amplitude aumentada). O exame da fúrcula revela aorta muito pulsátil.

O íctus geralmente pode ter impulsão forte e com área aumentada, compatível com aumento do ventrículo esquerdo por hipertrofia. Na ausculta cardíaca, frequentemente há hiperfonese da primeira e segunda bulhas (componente aórtico da B2), por hipertensão arterial sistêmica acentuada. Estalido de ejeção aórtico decorrente de dilatação na aorta ascendente também pode ser observado. Sopro sistólico de ejeção produzido na região da coarctação pode ser mais audível em borda esternal esquerda alta e em dorso no hemitórax esquerdo. Sopros contínuos podem ser observados ao longo dos espaços intercostais pela presença de circulação colateral, especialmente em crianças maiores e adultos. Outros sopros podem ser atribuídos a defeitos associados.

EXAMES COMPLEMENTARES
Radiografia de Tórax
Recém-nascidos (RN) sintomáticos podem ter área cardíaca aumentada globalmente enquanto lactentes e crianças maiores em geral apresentam aumento de câmaras esquerdas. A circulação pulmonar geralmente encontra-se normal nos casos sem IC e na ausência de defeitos associados. Pode estar presente o sinal do "3 invertido" resultante de combinação das dilatações pré e pós-estenótica separadas pela região aórtica coarctada (Fig. 9-2). Em geral, após os primeiros anos de vida, podem estar presentes sinais de corrosão nas bordas inferiores das costelas (sinal de Roesler) relacionados com o grande desenvolvimento de artérias intercostais (circulação colateral).

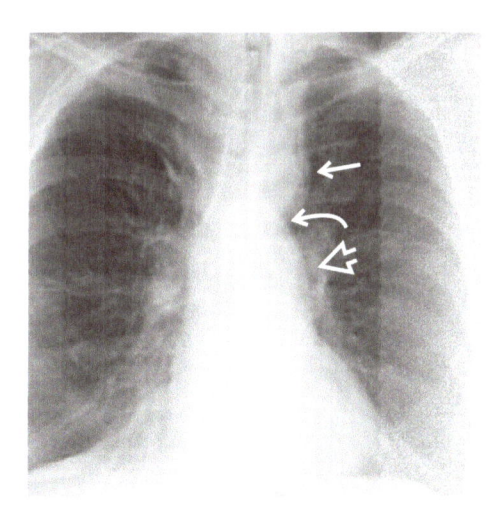

Fig. 9-2. Radiografia de tórax demonstrando o sinal do "3 invertido" (setas). Imagem resultante da combinação da área estreitada (CoAo) entre as regiões de dilatação aórtica pré e pós-coarctação.

Eletrocardiograma

O eletrocardiograma (ECG) pode ser normal se a obstrução for discreta. Nos RNs e lactentes jovens há um padrão de sobrecarga ventricular direita (SVD) com alteração de repolarização ventricular.

Em crianças maiores observa-se sobrecarga ventricular esquerda (SVE). Nos casos de defeitos associados pode haver alterações específicas dos defeitos (Fig. 9-3).

Ecocardiografia

É possível identificar o segmento coarctado e o melhor plano ecocardiográfico para essa avaliação é o supraesternal (Fig. 9-4). Tanto na coartação discreta como na hipoplasia do arco (estreitamento tubular), um entalhe é visto ao longo da curvatura externa da aorta (sinal da "prateleira" ou *shelf*). A mensuração do diâmetro do local do estreitamento pode ser expressa em z-escore com base na superfície corpórea do paciente, sendo considerado hipoplásico quando o z-escore for menor que −2,0.

O estudo Doppler possibilita avaliar o padrão do fluxo na aorta após a coarctação e determinar o gradiente pré e pós-coarctação. A presença de reforço diastólico, que é a persistência de fluxo durante a diástole, ocorre nos casos mais graves (Fig. 9-4). No ecocardiograma *point-of-care* observa-se diminuição da pulsatilidade da aorta abdominal com amplitude reduzida do seu fluxo ao Doppler (Fig. 9-4). A avaliação em RN pode ser prejudicada pela presença do canal arterial muito grande.

Sinais indiretos de hipertrofia ventricular direita (neonatos) ou esquerda (crianças maiores), disfunção ventricular esquerda sistólica e/ou diastólica e fibroelastose endocárdica podem estar presentes. Anomalias associadas devem ser investigadas.

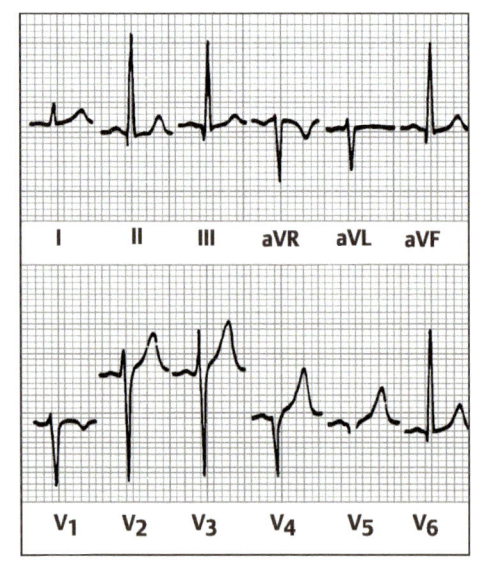

Fig. 9-3. Eletrocardiograma demonstrando sobrecarga ventricular esquerda (SVE) em criança de 2 anos de idade. Observe a amplitude aumentada da onda R em V5 e V6.

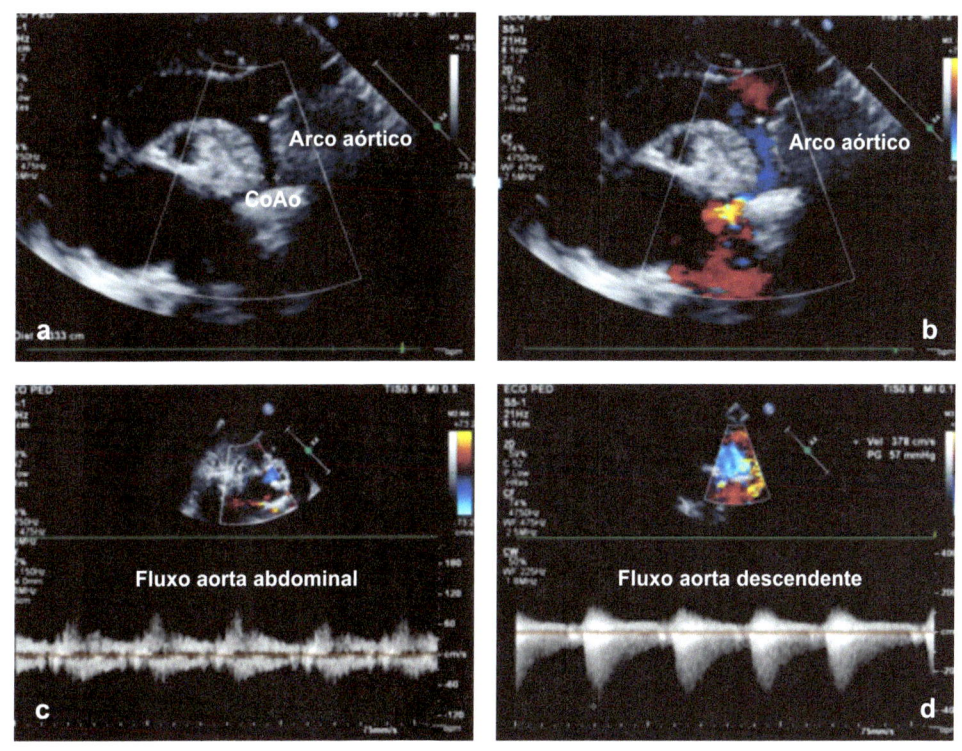

Fig. 9-4. Ecocardiograma transtorácico (plano supraesternal). (**a**) Imagem bidimensional possibilitando identificar a CoAo. (**b**) Doppler colorido demonstrando o turbilhonamento no local da obstrução ao fluxo aórtico. (**c**) Ecocardiograma *point-of-care* (funcional) demonstrando no plano subcostal a amplitude reduzida do fluxo na aorta abdominal (Doppler pulsado). (**d**) Doppler contínuo com a presença de reforço diastólico indicando a gravidade da CoAo. CoAo: coarctação da aorta.

Angiotomografia (Angio-TC) e Ressonância Magnética (RM) da Aorta

São exames não invasivos, importantes para complementar o diagnóstico, principalmente nos casos com anatomia complexa que apresentam aorta com muita tortuosidade ou, ainda, suspeita de interrupção ou anomalias da origem dos vasos do arco aórtico. A angio-TC e a RM da aorta torácica e abdominal possibilitam o detalhamento da sua anatomia e a avaliação quanto à presença de circulação colateral e de lesões associadas, contribuindo muito no planejamento terapêutico de cada caso (Fig. 9-5).

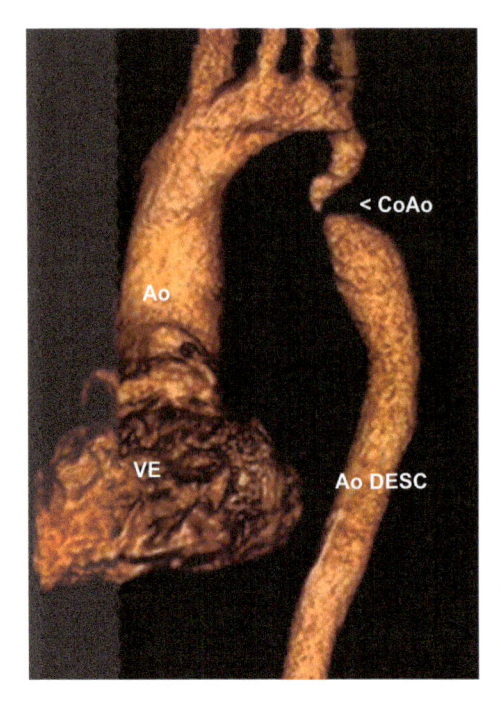

Fig. 9-5. Angio-TC demonstrando com nitidez o local da CoAo após a origem da artéria subclávia direita. Ao: aorta; Ao Desc: aorta descendente; CoA: coarctação da aorta; VE: ventrículo esquerdo.

Cateterismo Cardíaco
É mais utilizado como método terapêutico – com aortoplastia com cateter-balão e colocação de *stent*. Pode ajudar bastante para avaliação de malformações cardíacas associadas e, particularmente, em situações com anatomia complexa.

DEFEITOS CARDÍACOS ASSOCIADOS
Os defeitos cardíacos associados mais frequentes são:

- Valva aorta bicúspide;
- Comunicação interventricular (CIV);
- Persistência do canal arterial;
- Anomalias da valva mitral;
- Transposição das grandes artérias com CIV;
- Dupla via de entrada;
- Dupla via de saída do ventrículo direito;
- Fibroelastose endocárdica;
- Estenoses aórticas valvar e subvalvar.

TRATAMENTO
No período neonatal, dependendo da gravidade, pode ser utilizada a prostaglandina para manter canal arterial pérvio e consequente descompressão do VD, além de melhorar a irrigação do fluxo renal. Suporte ventilatório, medidas anticongestivas, sedação e analgesia adequados estão indicados. Hipertensão arterial sistêmica e crise hipertensiva devem ser identificadas e tratadas com medicamentos.

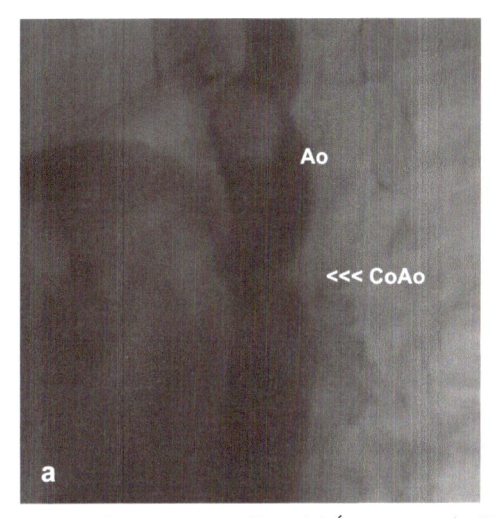

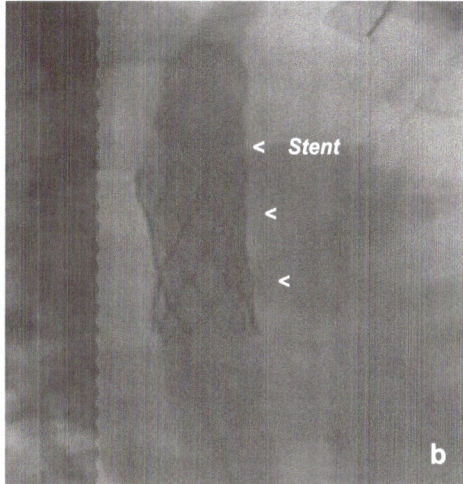

Fig. 9-6. Cateterismo cardíaco. (a) Área coarctada. (b) *Stent* colocado após dilatação.

Em RNs e lactentes com coarctação nativa, o tratamento cirúrgico é o mais indicado e naqueles com recoarctação indica-se a dilatação com cateter-balão por cateterismo cardíaco (angioplastia percutânea). Na operação cardíaca, a área coarctada é ressecada (por anastomose terminoterminal, quando possível) e ampliada. Atualmente, o tratamento por angioplastia percutânea em RNs e lactentes com CoAo nativa ainda é controverso. Entretanto, alguns serviços vêm utilizando a angioplastia percutânea (por via umbilical ou transfemoral) em RNs e lactentes menores de 3 meses como tratamento paliativo naqueles que estão graves, encaminhando posteriormente o paciente para tratamento cirúrgico em melhores condições hemodinâmicas.

Em adolescentes e adultos mais frequentemente se faz dilatação percutânea com colocação de *stent*, com bons resultados (Fig. 9-6).

Situações específicas podem acontecer no pós-operatório de correção da CoAo: presença de hipertensão paradoxal (hipertensão arterial sistólica por mecanismo multifatorial incluindo: estímulo simpático, resposta alterada dos barorreceptores e desequilíbrio do sistema renina-agiotensina-aldosterona); síndrome pós-coarctectomia (dor abdominal importante associada a febre, leucocitose e vômitos); lesões em estruturas adjacentes à aorta e a coarctação residual.

LEITURAS SUGERIDAS

Beekman R H. Coarctation of aorta. In: Allen H, Driscoll DJ, Shaddy R, Feltes TF (Eds.): Heart diseases in infants, children and adolescents. 7th ed. Philadelphia: Lippincott, Williams & Wilkins; 2016. p. 987-1005.

Bischoff AR, Giesinger RE, Rios DR, et al. Anatomic concordance of neonatologist-performed echocardiography as part of hemodynamics consultation and pediatric cardiology. J Am Soc Echocardiogr. 2021;34(3):301-7.

Brandão LF, Queres JFM, Matoso LB, Lucas E. ECG nas cardiopatias congênitas mais frequentes. In: Mallet AR, Muxfeldt ES. Eletrocardiograma: da graduação à prática clínica. Rio de Janeiro: Thieme Revinter Publicações; 2019.

Francis E, Gayathri S, Vaidyanathan B, et al. Emergency balloon dilation or stenting of critical coarctation of aorta in newborns and infants: An effective interim palliation. Ann Pediatr Cardiol. 2009;2(2):111-5.

Innocenzi AM. Tomografia e ressonância magnética cardíaca para pacientes com cardiopatia congênita. In: Loureiro TN, Silva AE. Cardiologia pediátrica. Série Pediatria Soperj, 2. Barueri: Manole; 2019. p. 115-31.

Park MK, Salamat M. Pathophysiology of obstructive and valvular regurgitant lesions. In: Park's pediatric cardiology for practitioners. 7th ed. Philadelphia: Elsevier; 2021. p. 103-4.

Rao PS. Neonatal (and Infant) Coarctation of the Aorta: Management Challenges. Research and Reports in Neonatology. 2020;10:11-22.

INTERRUPÇÃO DE ARCO AÓRTICO

Gesmar Volga Haddad Herdy ▪ Aldalea Ribeiro de Sousa
Carla Verona Barreto Farias

ENTENDENDO
A interrupção do arco aórtico (IAA) é a ausência de continuidade anatômica e luminal entre dois segmentos da aorta ascendente e descendente.

INCIDÊNCIA
Cerca de 1% das cardiopatias congênitas.

CLASSIFICAÇÃO
Pode ser classificada em 3 tipos, de acordo com a localização da interrupção – classificação de Celoria e Paton (Fig. 10-1).

1. *Tipo A*: interrupção localizada no istmo, distal à artéria subclávia esquerda;
2. *Tipo B*: entre a carótida comum e subclávia esquerda (mais comum);
3. *Tipo C*: entre a carótida comum esquerda e tronco braquiocefálico do qual se originam as artérias subclávia e carótida direitas (mais rara).

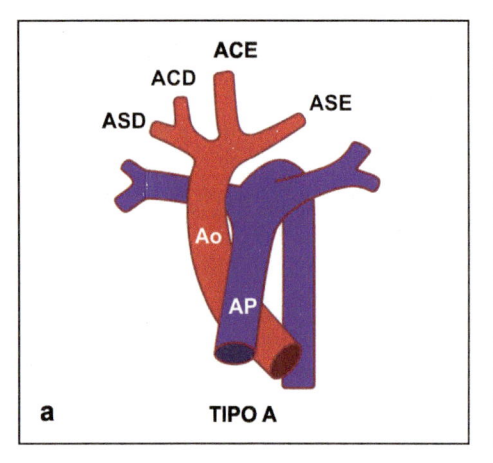

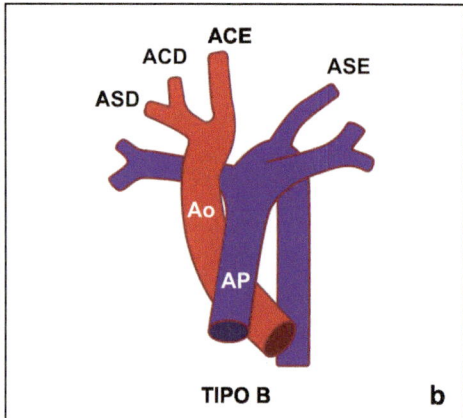

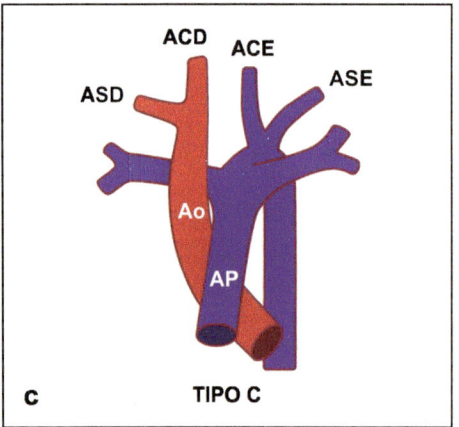

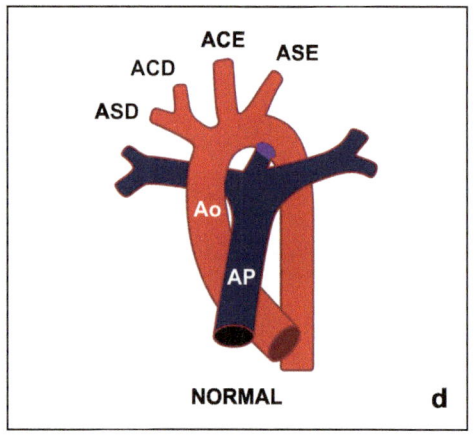

Fig. 10-1. Desenho esquemático da interrupção do arco aórtico e sua classificação segundo Celoria e Paton. Ao: aorta; ACD: artéria carótida direita; ACE: artéria carótida esquerda; AP: artéria pulmonar; ASD: artéria subclávia direita; ASE: artéria subclávia esquerda.

FISIOPATOLOGIA

O fluxo sanguíneo para aorta descendente na interrupção do arco aórtico fica dependente do canal arterial, auxiliado pela elevada resistência vascular pulmonar presente nos primeiros dias de vida.

Ocorrendo o fechamento do canal arterial, desencadeia uma série de eventos que culminam em falência cardíaca e choque cardiogênico. A interrupção do fluxo para as porções inferiores do corpo eleva a pós-carga imposta ao ventrículo, acarretando sobrecarga ventricular esquerda que evolui para disfunção, distensão do átrio esquerdo e aumento do *shunt* para a direita, evoluindo com sobrecarga arterial pulmonar e disfunção ventricular direita, com consequente falência biventricular.

A perfusão inadequada da porção inferior do corpo resulta em quadros graves de acidose metabólica, insuficiência renal e enterocolite necrotizante.

QUADRO CLÍNICO

Como se trata de uma cardiopatia canal-dependente, as manifestações clínicas ocorrem no período neonatal, logo que se inicia o fechamento do canal arterial, podendo ser de forma gradual ou abrupta.

Nos primeiros dias de vida, ainda com canal arterial patente, pode haver pulso em membros inferiores, entretanto, já podem ocorrer diferenças significativas na saturação de oxigênio ($SatO_2$) em relação aos membros superiores e inferiores. Observamos que a $SatO_2$ nos membros inferiores tem valores menores que os membros superiores em função do sangue da aorta descendente ser originário do tronco da artéria pulmonar, via canal arterial.

A evolução clínica com taquipneia, retração subcostal e diafragmática, palidez cutânea, cianose periférica e perfusão lentificada caracterizam sinais de insuficiência cardíaca e choque. Na ausculta cardíaca observa-se ritmo de galope e segunda bulha com desdobramento fixo.

ANOMALIAS ASSOCIADAS

Em 68% dos casos está associado a síndrome de DiGeorge, que é uma deleção do cromossomo 22q11. Essa microdeleção cursa com hipocalcemia, hipoparatireoidismo, anomalia do timo, déficit imunológico, anormalidades cardíacas, fenda palatina, fácies dismórfica e problemas na deglutição e na fala.

Entre os defeitos cardíacos mais observados estão: CIV de mau alinhamento, janela aortopulmonar, valva aórtica bicúspide, outras lesões obstrutivas da via de saída do VE, transposição das grandes artérias, tronco arterial comum e dupla via de saída do ventrículo direito.

A persistência do canal arterial está presente e é necessária para a sobrevida.

EXAMES COMPLEMENTARES

Radiografia de Tórax

É observado aumento da área cardíaca e da trama vascular pulmonar, com sinais de congestão venosa pulmonar (Fig. 10-2).

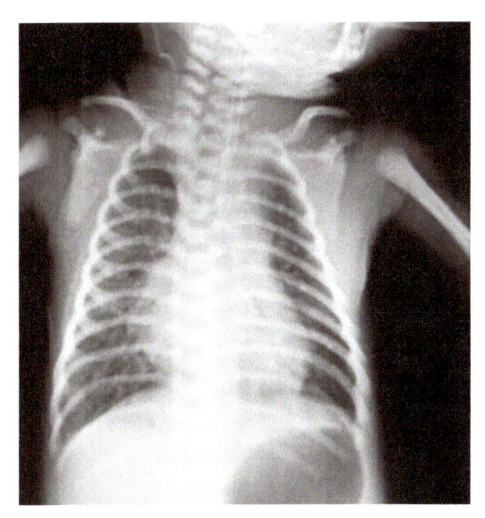

Fig. 10-2. Radiografia de tórax em RN com interrupção do arco aórtico. Observa-se aumento da área cardíaca e sinais de congestão pulmonar.

Na síndrome de DiGeorge também pode ser observada ausência de timo, onde há estreitamento na região do mediastino.

Eletrocardiograma
Pode haver sobrecarga de câmaras direitas.

O intervalo QT prolongado pode ser característica da síndrome de DiGeorge, proveniente de hipocalcemia secundária, comum nesta síndrome.

Ecocardiograma
Na análise sequencial de avaliação ecocardiográfica, os achados indiretos como dilatação das câmaras cardíacas direitas, sinais de hipertensão arterial pulmonar e fluxo bidirecional pelo canal arterial já podem chamar a atenção para uma possível obstrução aórtica significativa.

No plano supraesternal, não existe continuidade entre os segmentos ascendente e descendente da aorta torácica. A diferença de tamanho entre a aorta ascendente (mais fina e de aspecto alongado) em relação à aorta descendente (abaixo do canal arterial), com ausência de fluxo ao Doppler nesta região, caracteriza o diagnóstico de interrupção do arco aórtico.

Independente tipo anatômico, um achado importante é a retificação na aorta transversa terminando em bifurcação de vasos, dirigindo-se para região superior, criando um aspecto em formato de uma letra V. Deve estimar se a distância entre os segmentos aórticos distal e proximal é longa ou curta, para auxiliar na técnica cirúrgica.

Caso ocorra uma obliteração no lúmen, mas sem descontinuação total entre os dois segmentos da aorta, por distâncias variáveis, torna-se difícil a diferenciação entre interrupção e coarctação da aorta severa.

O plano paraesternal do eixo curto das grandes artérias possibilita a avaliação do canal arterial e do diâmetro do tronco da artéria pulmonar. O fluxo no canal arterial costuma ser bidirecional e há manutenção de imagem parecida ao arco ductal fetal, pois o canal origina-se do segmento proximal da artéria pulmonar, continuando-se com a aorta descendente. O fluxo na aorta abdominal é de baixa amplitude.

Defeitos associados devem ser investigados.

Angiotomografia e Ressonância Magnética
São métodos não invasivos que auxiliam no diagnóstico e no planejamento cirúrgico (Fig. 10-3).

Cateterismo Cardíaco
Semelhante à coarctação da aorta, o cateterismo cardíaco não é um método diagnóstico de escolha, sendo utilizado, em geral, para diagnóstico e terapêutica de lesões residuais após procedimento corretivo.

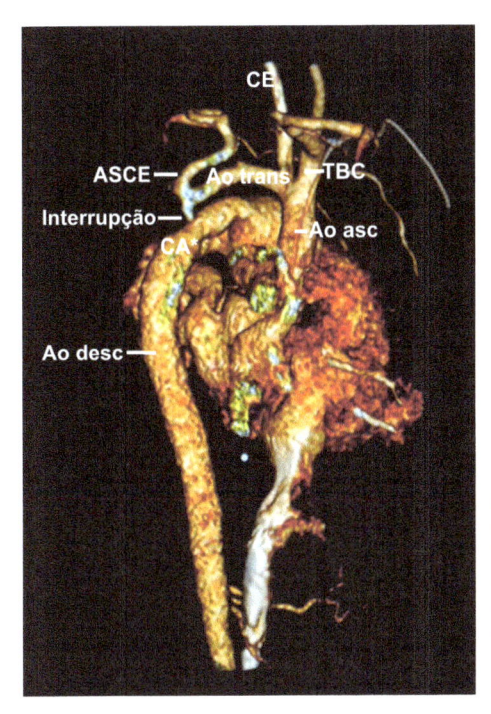

Fig. 10-3. Angiotomografia de tórax em paciente portador de interrupção do arco aórtico do tipo A. Visão posterior do coração. Observa-se interrupção localizada no istmo aórtico, distal à artéria subclávia esquerda. Ao asc: aorta ascendente; Ao desc: aorta descendente; Ao trans: aorta transversa; ASCE: artéria subclávia esquerda; CE: carótida esquerda; TBC: tronco braquiocefálico.

TRATAMENTO

O tratamento deve seguir, primeiramente, como meta de estabilização do recém-nascido:

- Uso de prostaglandina E1 para manter a permeabilidade do canal arterial, que manterá o fluxo sanguíneo na aorta descendente, melhorando a função renal e controlando a acidose metabólica;
- Uso de drogas vasoativas e inotrópicas. Sedação e analgesia adequadas;
- Controle dos níveis de cálcio e hormônios da tireoide na síndrome de DiGeorge, assim como análise cromossômica para confirmação sindrômica.

A cirurgia de correção geralmente é realizada por anastomose terminoterminal. Dependendo das cardiopatias associadas há possibilidade de correção cirúrgica de forma segmentada, com mais de um procedimento em tempos distintos. O cateterismo pode ser utilizado como tratamento (dilatação por cateter-balão/implante de *stent*) de lesões residuais pós-cirúrgicas (estenoses múltiplas no arco).

LEITURAS SUGERIDAS

Axt-Fliedner R, Kawecki A, Enzensberger C, et al. Fetal and neonatal diagnosis of interrupted aortic arch: associations and outcomes. Fetal Diagn Ther. 2011;30:299-305.

Farias CVB. Anomalias do arco aórtico. In: Bravo-Valenzuela NJM, Lucas E, Silva AEAE, Farias CVB. Atlas de Ecocardiografia Fetal. Rio de Janeiro: Thieme-Revinter; 2021. 1. p. 101-8.

Friedman K. Preoperative physiology, imaging, and management of interrupted aortic arch. Semin Cardiothorac Vasc Anesth. 2018;22(3):265-9.

Ho SY, Rigby ML, Anderson RH. Echocardiography in congenital heart disease made simple. Imperial College Press. 2005. c. 19.

Innocenzi AM. Tomografia e ressonância magnética cardíaca para pacientes com cardiopatia congênita. In: Loureiro TN, Silva AE. Cardiologia pediátrica. Série Pediatria Soperj. 2. ed. Barueri: Manole; 2019. p. 115-31.

Lopes L. Ecocardiografia pediátrica. Rio de Janeiro: Editora Revinter; 2014. c. 22.

Park MK, Salamat M. Pathophysiology of obstructive and valvular regurgitant lesions. In: Park's pediatric cardiology for practitioners. 7th ed. Philadelphia: Elsevier; 2021. p. 103-4.

TETRALOGIA DE FALLOT

CAPÍTULO 11

Gesmar Volga Haddad Herdy ■ Eliane Lucas
Aldalea Ribeiro de Sousa

ENTENDENDO

A tetralogia de Fallot (T4F) caracteriza-se por uma tétrade de defeitos (Fig. 11-1):

- Comunicação interventricular (CIV) de mau alinhamento subaórtico;
- Obstrução da via de saída do ventrículo direito (VSVD);
- Dextroposição aórtica;
- Hipertrofia do ventrículo direito (VD).

Todas as alterações cardíacas que ocorrem na T4F são secundárias ao desvio anterior do septo infundibular, levando assim ao desalinhamento em relação ao restante do septo interventricular (Fig. 11-2).

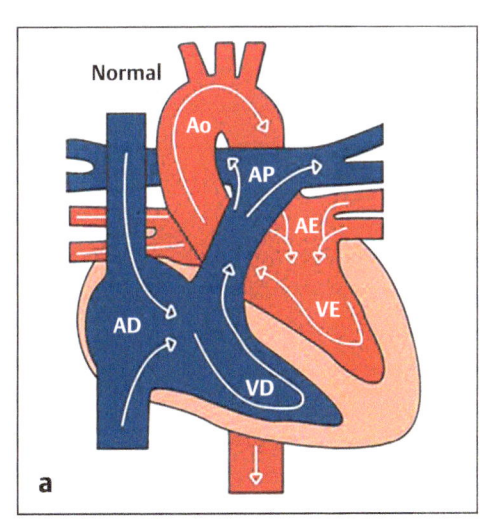

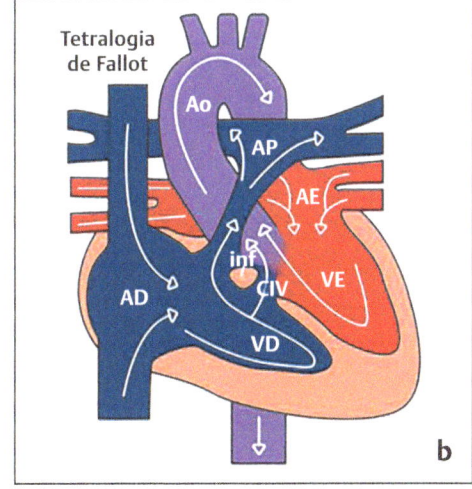

Fig. 11-1. Desenho esquemático de circulação pós-natal de um coração normal (**a**) e na tetralogia de Fallot (**b**). Observe a tétrade de defeitos que caracterizam a T4F: obstrução da via de saída do ventrículo direito (VSVD), comunicação interventricular (CIV) de mau alinhamento, dextroposição aórtica e hipertrofia do ventrículo direito. Ao: aorta; AP: artéria pulmonar; AD: átrio direito; AE: átrio esquerdo; inf: infundíbulo (hipertrofiado e com desvio anterior causando obstrução da VSVD); VD: ventrículo direito; VE: ventrículo esquerdo.

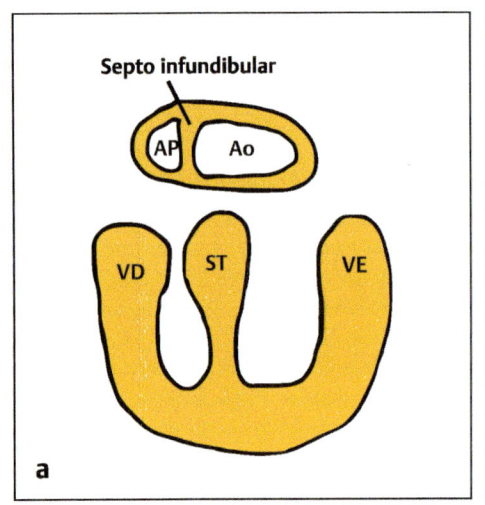

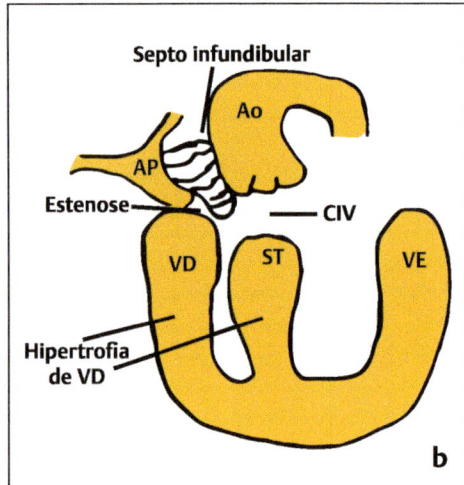

Fig. 11-2. Comparação da embriologia: (**a**) Coração normal. (**b**) T4F. O desvio anterior e para a direita do septo interventricular (SI), com o desalinhamento do SI assim permitindo a comunicação interventricular (CIV). Ao: aorta; AP: artéria pulmonar; VD: ventrículo direito; VD: ventrículo direito; VE: ventrículo esquerdo.

INCIDÊNCIA

É a cardiopatia congênita (CC) cianótica mais comum da infância, após o período neonatal, correspondendo a 10% do total das CC, e sendo discretamente mais prevalente em meninos. Quando a mãe apresenta T4F, o risco de recorrência da cardiopatia nos filhos é de cerca de 7% e quando apenas o pai é o afetado, esse risco é de 1,5%.

CLASSIFICAÇÃO

- T4F clássica (com estenose infundíbulo valvar pulmonar);
- T4F com agenesia da valva pulmonar;
- T4F com atresia da valva pulmonar (AP) também conhecida como atresia pulmonar com CIV (Capítulo 14).

MORFOLOGIA

A T4F é uma anomalia conotruncal que apresenta as seguintes características morfológicas:

- CIV de mau alinhamento, geralmente perimembranosa subaórtica ou, mais raramente, muscular de via de saída ou duplamente relacionada;
- Septo infundibular com desvio anterior e estenose pulmonar infundíbulo valvar;
- Dextroposição aórtica (aorta cavalga o septo interventricular, com sua origem biventricular da valva aórtica relacionando-se 50% ou menos com o VD).

Na T4F, o tronco e as artérias pulmonares (APs) podem apresentar dimensões variáveis. Na T4F de boa anatomia encontramos APs de dimensões normais, ao contrário na T4F de anatomia desfavorável, onde as APs são pequenas ou até hipoplásicas. Entretanto, mais raramente vemos a T4F com agenesia da valva pulmonar (VP) onde o VD pode estar aumentado e as artérias pulmonares são extremamente dilatadas. O canal arterial (*ductus*

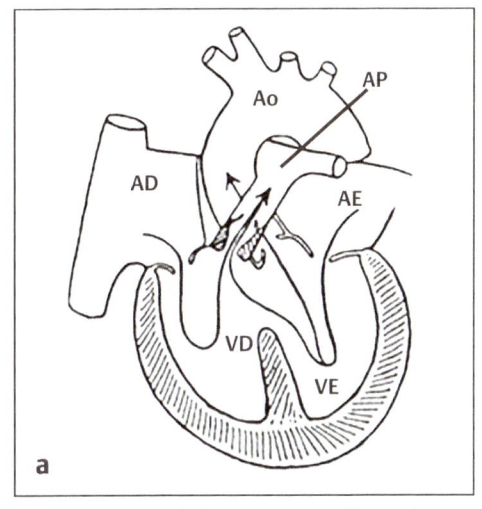

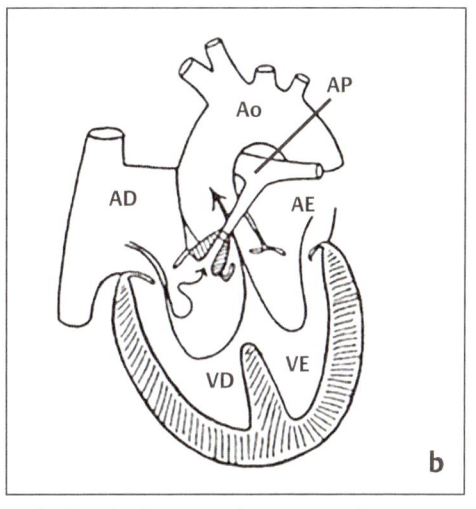

Fig. 11-3. (**a**) T4F de boa anatomia. (**b**) T4F de anatomia desfavorável. Mostrando as características da VSVD. Ao: aorta; AP: artéria pulmonar; AE: átrio esquerdo; VD: ventrículo direito; VE: ventrículo esquerdo.

arteriosus) é, em geral, pequeno e geralmente ausente na T4F com agenesia da VP. Na T4F clássica a válvula pulmonar pode ser tricúspide, bicúspide e unicúspide em forma de cúpula.

Em geral, a comunicação interventricular é ampla e não oferece resistência ao fluxo. As pressões sistólicas de ambos os ventrículos são iguais. A direção e a magnitude do fluxo através da CIV dependem diretamente da relação entre as resistências impostas pela estenose da via de saída do VD (infundíbulo, valva, tronco e ramos pulmonares) e pelos vasos sistêmicos. Dependendo do grau de obstrução da via de saída do VD (VSVD) descrevemos como T4F de boa anatomia ou *pink Fallot* (obstrução leve) ou T4F com anatomia desfavorável (T4F crítica) (Fig. 11-3).

Em 25% dos pacientes, o arco aórtico pode estar à direita da coluna e, assim, a saída dos vasos supra-aórticos mostra a imagem em espelho.

Estima-se que 5% dos casos de T4F, o ramo descendente anterior da artéria coronária (DA) tem origem anômala, ou seja, da artéria coronária direita e possui um trajeto anômalo cruzando a via de saída de VD. Nestes casos, durante a correção cirúrgica pode, acidentalmente, ocorrer a secção da DA, levando a dano miocárdico.

FISIOPATOLOGIA

As alterações fisiopatológicas presentes na T4F são causadas por diversos fatores sendo os principais, o grau de obstrução da via de saída do VD e a comunicação interventricular (CIV) não restritiva. Em geral, a CIV é ampla e não oferece resistência ao fluxo. As pressões sistólicas de ambos os ventrículos são iguais. A direção e a magnitude do fluxo através da CIV dependem diretamente da relação entre as resistências impostas pela estenose da via de saída do VD (infundíbulo, valva, tronco e ramos pulmonares) e pelos vasos sistêmicos. Isso significa dizer que pode haver desde EP grave com cianose importante e necessidade de canal arterial patente para garantir a sobrevida. Na T4F com EP leve o fluxo pulmonar ultrapassa o fluxo sistêmico, isto é predomínio do *shunt* E/D através da CIV e consequente pouca cianose e sinais de insuficiência cardíaca (*pink Fallot*). O tipo mais comum cursa com EP moderada e progressiva, o que faz com que, ao nascimento, essas crianças pareçam totalmente normais e se tornem sintomáticas com a progressão da obstrução da VSVD com piora crescente da cianose.

QUADRO CLÍNICO

As manifestações clínicas dependem, fundamentalmente, da relação do grau de obstrução da VSVD e a da resistência sistêmica. Ao nascer podem ser acianóticos ou com discreta cianose, nos casos de EP leve. Naqueles com EP severa ou crítica a cianose é intensa logo nos primeiros dias de nascimento. Nas crianças maiores, além da intolerância ao exercício, em função da hipoxemia crônica, temos o baqueteamento dos dedos e unhas em "vidro de relógio" (Fig. 11-4). Existem relatos frequentes de a criança assumir a posição de cócoras. Podemos identificar as crises de cianose geralmente a partir do 2º mes de vida e raramente após os 2 anos.

O exame cardiovascular da T4F clássica apresenta o precórdio calmo, e com impulsões ventricular direita, secundário do HVD. Os pulsos e a pressão arterial são normais. À ausculta cardíaca, a primeira bulha (B1) é normal, enquanto a segunda (B2) geralmente é única, de intensidade normal ou hipofonética, já que a obstrução ao fluxo pulmonar torna este componente (P2) mais baixo e praticamente inaudível. Em geral, há um sopro sistólico ejetivo, secundário à obstrução da VSVD e sua intensidade varia diretamente com o grau de obstrução do trato de saída do VD.

Uma forma mais rara é a T4F com agenesia de valva pulmonar, em que estão presentes todos os componentes da doença, porém, a valva pulmonar não é desenvolvida, existindo apenas tecidos remanescentes, permitindo graus diversos de regurgitação pulmonar. Esta sobrecarga de volume ao VD leva à dilatação do tronco e dos ramos da artéria pulmonar. As dilatações pulmonares acentuadas podem ocasionar, em alguns casos, importantes

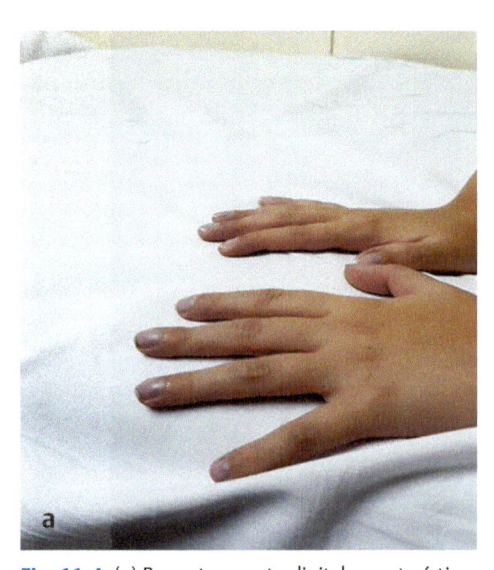

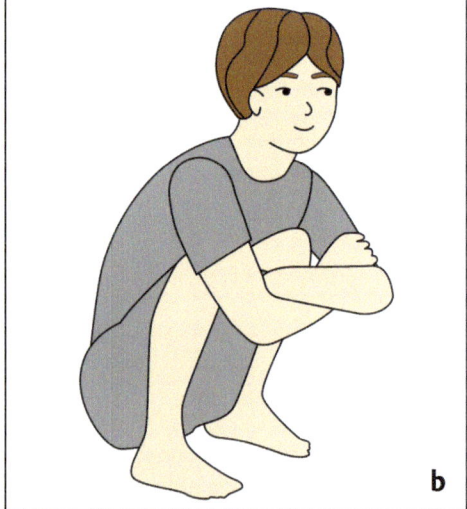

Fig. 11-4. (**a**) Baqueteamento digital característico nas CC cianóticas. (**b**) A posição de cócoras.

compressões da árvore brônquica. Na ausculta cardíaca identificamos um sopro clássico sistodiastólico em foco pulmonar.

ANOMALIAS ASSOCIADAS
Anomalias Cardíacas
- Arco aórtico à direita (13 a 25%);
- Comunicação interatrial;
- CIVs musculares adicionais;
- Defeito do septo atrioventricular;
- Artéria subclávia esquerda aberrante;
- Artérias pulmonares não confluentes.

Anomalias Extracardíacas
- Síndrome DiGeorge (deleção 22q11.2);
- Síndrome de CHARGE e de VATER;
- Pentalogia de Cantrell;
- Onfalocele;
- Ânus imperfurado.

EXAMES COMPLEMENTARES
Radiografia de Tórax
Na T4F clássica o tamanho do coração é normal em função da hipertrofia do VD, a ponta do coração é proeminente e elevada, associada ao arco médio escavado, que corresponde ao tronco da pulmonar geralmente pequeno em decorrência de hipofluxo. Esta forma típica é comumente descrita como "coração em bota" ou "tamanco holandês" (Fig. 11-5). A aorta ascendente é alargada e em 25% dos casos o arco aórtico está à direita. A circulação pulmonar é reduzida na T4F clássica em razão da presença de estenose infundíbulo valvar.

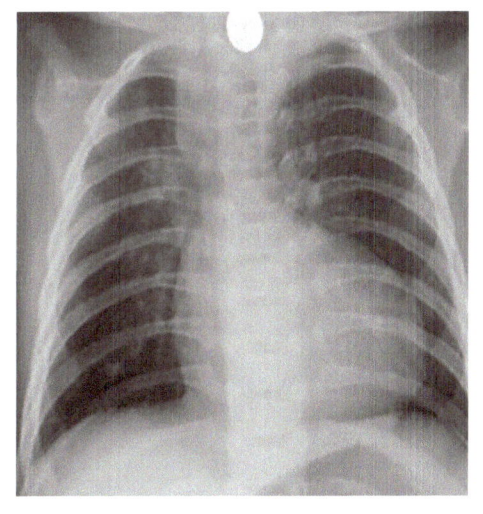

Fig. 11-5. Radiografia de tórax em PA demonstra área cardíaca normal com a característica de T4F clássica: "coração em bota" ou "tamanco holandês", ponta proeminente e elevada, arco médio escavado e padrão de fluxo pulmonar diminuído.

Eletrocardiograma

Mostra o eixo de QRS no plano frontal em torno de +120°. Os sinais de aumento do átrio direito ocorrem em 1/4 dos pacientes, por hipertrofia do átrio consequente à diminuição da complacência do VD. O padrão de hipertrofia ventricular direita são, em geral, ondas tipo rSR' ou Rs em V1. As ondas T em precordiais direitas podem ser positivas ou invertidas (Fig. 11-6).

Ecocardiografia

Os componentes anatômicos da T4F (comunicação interventricular ampla, obstrução da via de saída do VD, cavalgamento da aorta e hipertrofia ventricular direita) podem ser avaliados na ecocardiografia visando estabelecer o diagnóstico e orientar as condutas clínicas e cirúrgicas a serem utilizadas.

O exame ecocardiográfico deve descrever as alterações envolvidas com base no desalinhamento do septo infundibular, demonstrando a comunicação interventricular típica

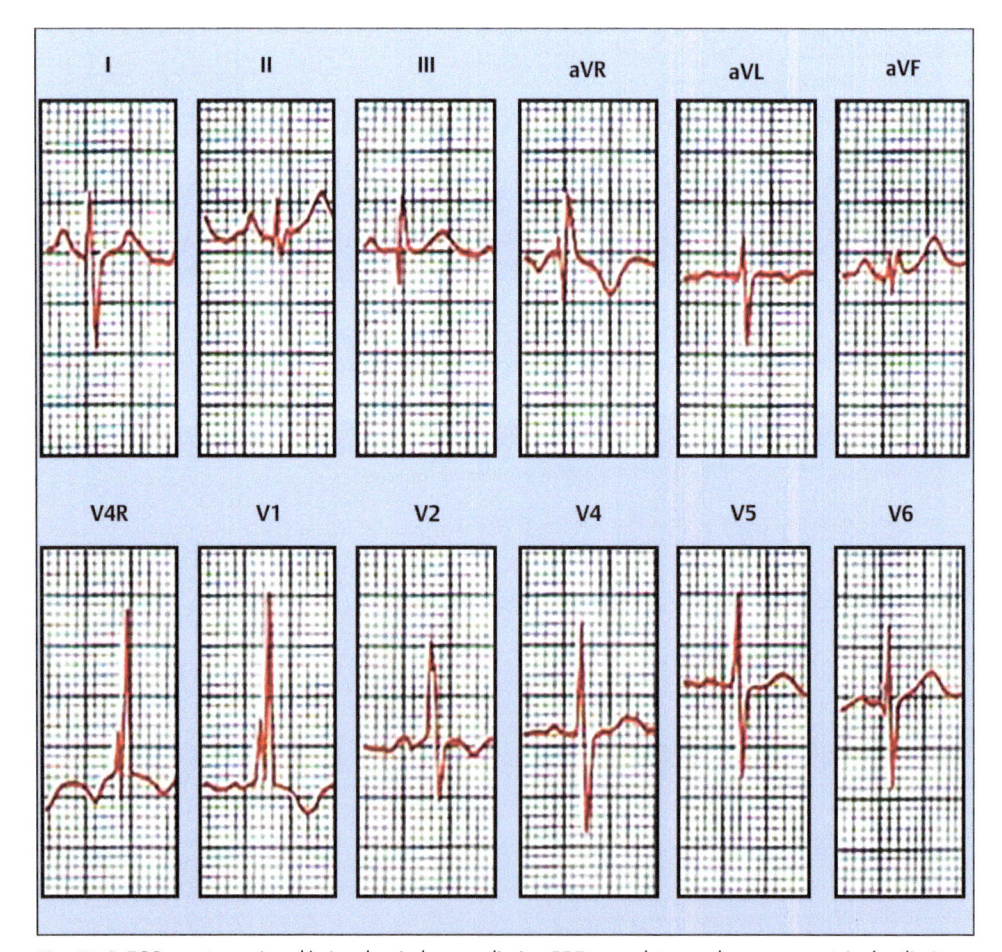

Fig. 11-6. ECG mostra o eixo elétrico desviado para direita, BRD completo e sobrecarga ventricular direita.

TETRALOGIA DE FALLOT

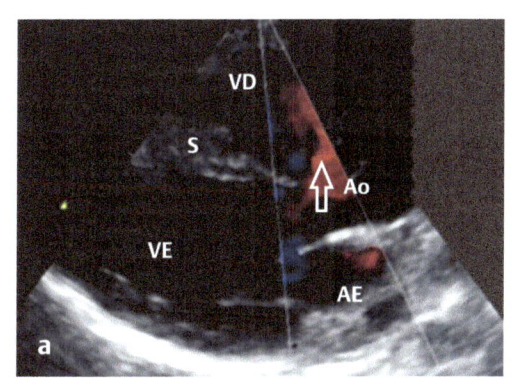

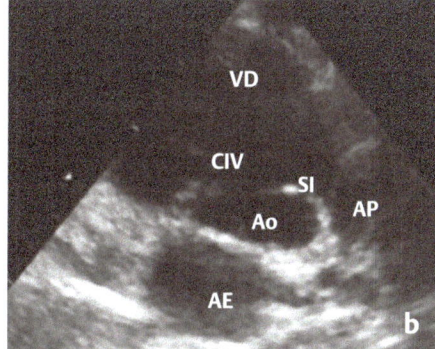

Fig. 11-7. Ecocardiograma de T4F. (**a**) Plano longitudinal do ventrículo esquerdo (VE) mostra ampla comunicação interventricular (CIV) subaórtica. (**b**) Plano transverso da VSVD confirma a CIV e mostra estenose infundibular valvar pulmonar. AE: átrio esquerdo; Ao: aorta; S: septo interventricular; SI: septo infundibular; VD: ventrículo direito.

com cavalgamento da aorta, que é dextroposta, visualizadas no corte paraesternal longitudinal, subcostal e nos cortes apical de 4 e 5 câmaras (Fig. 11-7). Há um espectro de variação desse cavalgamento, onde, se superior a 50%, pode ser considerado uma dupla via de saída do ventrículo direito.

Na abordagem ecocardiográfica da via de saída do ventrículo direito, o desvio anterior e proximal do septo infundibular provoca o estreitamento característico com obstrução muscular, que começa na crista supraventricular e estende-se até o anel da valva pulmonar. No corte do eixo curto se avalia muito bem o grau dessa obstrução com visualização dos feixes musculares obstrutivos, o Doppler colorido e o pulsado ajudam a mensurar os gradientes desse estreitamento, a localização dessa obstrução, que podem ocorrer nas regiões subvalvar, valvar ou supravalvar. Neste mesmo corte pode-se diferenciar a tetralogia de Fallot de outras cardiopatias como *truncus arteriosus* e atresia pulmonar com CIV (Fig. 11-8).

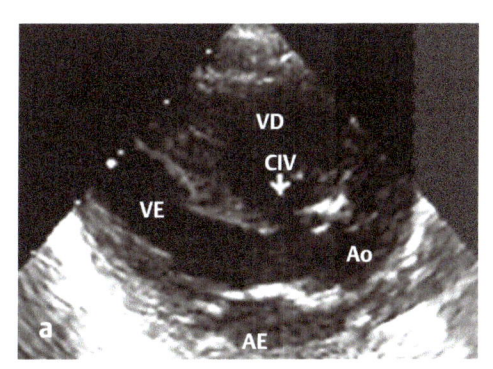

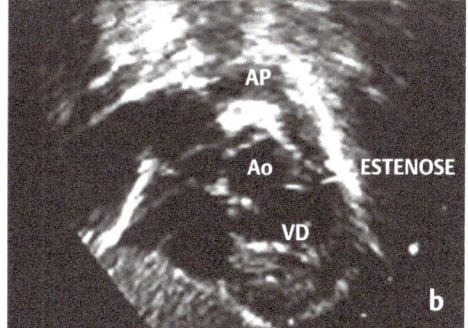

Fig. 11-8. Ecocardiograma da T4F. (**a**) Plano longitudinal do ventrículo esquerdo (VE) mostra ampla comunicação interventricular (CIV) subaórtica. (**b**) No plano transverso da VSVD confirma a CIV e mostra a estenose infundibular valvar pulmonar. AE: átrio esquerdo; Ao: aorta; S: septo interventricular; SI: septo infundibular; VD: ventrículo direito.

A avaliação dos ramos pulmonares, as características da valva pulmonar, a presença do canal arterial e os fluxos sanguíneos de irrigação de toda essa região são importantes para ajudar nos possíveis reparos cirúrgicos. Existem anomalias no trajeto e origens das coronárias que devem ser bem visualizadas e definidas.

A hipertrofia ventricular direita, associada a outros defeitos, como, por exemplo, a comunicação interatrial e, mais raramente, alterações do arco da aorta (arco aórtico à direita em 25% dos casos) completam a análise ecocardiográfica.

Cateterismo Cardíaco

Atualmente é reservado aos pacientes em que haja dúvidas diagnósticas como CIV adicional ou origem anômala da ACE, que não foram esclarecidas através dos métodos não invasivos. É realizado o cateterismo terapêutico nos casos de complicações tardias do pós-operatório como estenose de ramo pulmonar, como a realização da dilatação por balão (Fig. 11-9).

A angiotomografia de tórax (angio-TC) e a ressonância magnética (RM) também são métodos úteis principalmente no pós-operatório para avaliação de lesões residuais, como a regurgitação pulmonar.

TRATAMENTO

Na fase neonatal, a cianose intensa deve ser rapidamente tratada nos casos de T4F crítica. Deve-se administrar prostaglandina E1 para manter o canal arterial aberto, até a realização da cirurgia paliativa. A cirurgia paliativa (*shunt* sistêmico pulmonar) mais utilizada é

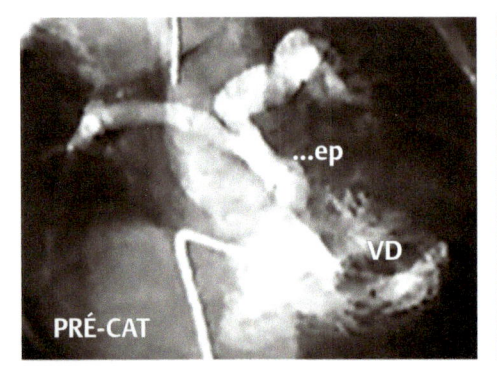

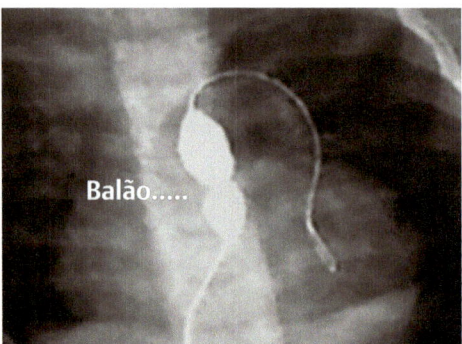

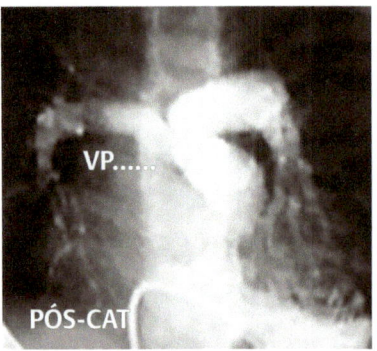

Fig. 11-9. Cateterismo cardíaco intervencionista para dilatação de estenose de ramos pulmonares residuais de pós-operatório de tetralogia de Fallot. (Cortesia do Prof Francisco Chamiè.)

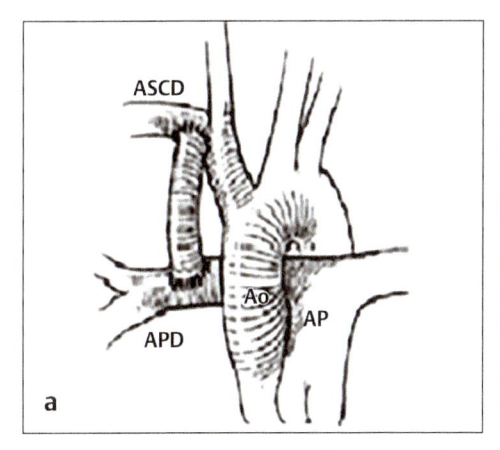

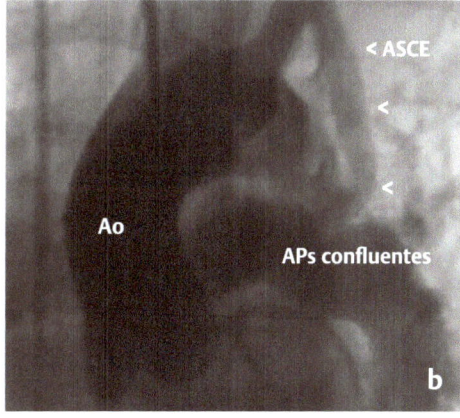

Fig. 11-10. (a) Desenho esquemático de cirurgia paliativa, a cirurgia de Blalock-Taussig (BT), onde é anastomosada a ASC na AP. (b) Cateterismo cardíaco mostra um BT à esquerda. Ao: aorta; AP: artéria pulmonar; ASCD: artéria subclávia esquerda; ASCE: artéria subclávia esquerda.

a cirurgia de Blalock-Taussig, onde a artéria subclávia é anastomosada a um dos ramos da artéria pulmonar, do lado oposto ao arco aórtico (Fig. 11-10). A dificuldade deste procedimento, em lactentes pequenos ou em recém-nascidos reside em conseguir anastomose de tamanho suficiente. A vantagem dela é que raramente leva à hipertensão pulmonar ou insuficiência cardíaca, pois o tamanho da comunicação é relativamente constante.

Outras técnicas cirúrgicas, como a cirurgia de Waterston, em que é feita uma comunicação entre a aorta ascendente e artéria pulmonar direita e a cirurgia de Pott, em que a artéria pulmonar esquerda é anastomosada à aorta descendente. Ambas tecnicamente fáceis de realizar, porém, dependendo dos tamanhos das comunicações, geram graves complicações como insuficiência cardíaca e doença vascular pulmonar.

O tratamento definitivo da T4F é cirúrgico, e atualmente a correção neonatal é factível com baixa mortalidade, porém, o acompanhamento em longo prazo mostra que correções antes dos 3 meses de idade ainda têm um índice de complicações significativo. O fechamento da CIV e a liberação da estenose infundibulovalvar por via atrial é a mais utilizada.

CRISE DE CIANOSE
Entendendo
A crise de cianose é o resultado do desequilíbrio da oferta e a demanda de oxigênio resultando em estado de acidose metabólica, que desencadeia ou perpetua um fenômeno cíclico. É uma emergência cardiológica importante em pediatria, ocorrendo, mais frequentemente, a partir dos 2 a 3 meses, e é rara acima dos 2 anos de idade. A crise de cianose pode estar presente em diversas cardiopatias cianóticas, em especial na tetralogia de Fallot (Fig. 11-11).

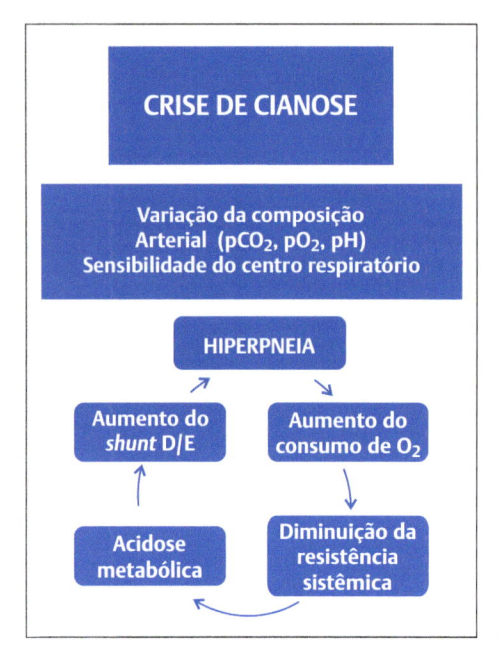

Fig. 11-11. O gráfico mostra o mecanismo da crise de cianose.

Fisiopatologia
Várias teorias já foram propostas para explicar a crise de cianose dentre elas a Teoria de Wood e de Morgan e Guntheroth.

Teoria de Wood
- Espasmo da via de saída do ventrículo direito (infundíbulo);
- Diminuição do fluxo sanguíneo pulmonar;
- Diminuição do retorno venoso pulmonar;
- Aumento do *shunt* direita-esquerda;
- Diminuição do pH e pO_2;
- Aumento do pCO_2.

Teoria de Morgan e Guntheroth
- Hiperpneia;
- Redução da pressão intracardíaca;
- Aumento do retorno venoso sistêmico;
- Aumento do *shunt* direita-esquerda;
- Diminuição do pO_2 e aumento do pCO_2.

Quadro Clínico
A crise de cianose geralmente ocorre no horário da manhã, sendo precipitada por algum esforço físico ou atividades como evacuação ou refeições. Situações como desidratação e infecções são facilitadores do evento. Observa-se no lactente a presença de irritabilidade, choro intenso com significativo aumento do grau de cianose. Nas crianças maiores há

taquipneia progressiva e, classicamente, adota a posição de cócoras. Esta posição proporciona o aumento da resistência vascular periférica e diminui o retorno venoso permitindo assim um fluxo pulmonar efetivo. As crises duram, em média, 15 minutos e podendo cessar espontaneamente ou, nos casos severos, podem evoluir a óbito.

Podemos observar as seguintes fases na crise de cianose:

- *1ª fase:* hiperpneia, aumento da cianose, agitação e perda da força;
- *2ª fase:* sofrimento cerebral, obnubilação e convulsões;
- *3ª fase:* coma, óbito.

Fatores Desencadeantes Principais
- Anemia;
- Aumento do consumo de O_2 (esforço físico, infecções);
- Desidratação (redução de volume);
- Alteração de temperatura ambiente, alta altitude;
- Febre (fator de vasodilatação sistêmica);
- Drogas: vasodilatadoras sistêmicas, inotrópicas, contrastes anestésicos.

Tratamento
O objetivo é interromper o ciclo da crise com as medidas gerais e terapêuticas medicamentosa e/ou cirúrgica.

Posição Genupeitoral ou de Cócoras
Nas crianças maiores e nos lactentes orientamos a flexão da perna sobre a coxa. Essa posição aumenta a resistência sistêmica, propiciando maior *shunt* E/D através da CIV para permitir maior fluxo pulmonar (Fig. 11-12).

Oxigênio
Na tentativa de aumentar a saturação arterial. Ressaltamos que devemos ter cautela principalmente nos casos de cardiopatias cianóticas ducto-dependente, pois o oxigênio pode ter efeito constritor do canal arterial.

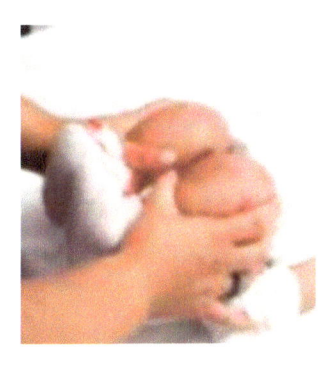

Fig. 11-12. A realização da manobra de flexão de membros inferiores nos lactentes permite o aumento da resistência sistêmica e leva a maior *shunt* E/D nos pacientes com T4F.

Morfina
Que possui efeito de sedação com pouca depressão centro respiratório e interrompendo, assim, o ciclo. Com a criança sedada a frequência respiratória se torna mais lenta, refletindo na redução da taquicardia e, assim, o enchimento diastólico ventricular torna-se mais efetivo.

Correção da Acidose Metabólica
Geralmente está presente, portanto, devemos administrar o bicarbonato de sódio. Dose empírica inicial de 0,1 mEq/kg e depois com o apoio da gasometria arterial.

Betabloqueador
Esmolol ou propranolol durante a crise, possuindo efeito inotrópico negativo, reduzindo a frequência cardíaca e melhorando o débito diastólico ventricular direito e o fluxo pulmonar. Este último medicamento pode ser usado como droga de manutenção para evitar novas crises. Cita-se, também, o efeito de redução do espasmo do infundíbulo na tetralogia de Fallot.

Prostaglandina
Pode ser um aliado nas cardiopatias ducto-dependentes no período neonatal.

Anestesia Geral
É uma abordagem heroica nos casos em que todas as medidas anteriores não respondem (Ver Anexo 1 do capítulo 35 – vias de administração, doses e apresentações das medicações).

Os quadros de crise de cianose sinalizam a necessidade precoce de tratamento cirúrgico paliativo ou definitivo nestes pacientes. Podemos citar também outros procedimentos como:

- *Dilatação da válvula pulmonar*: nos casos onde a estenose valvar pulmonar é importante;
- *Atriosseptostomia*: é indicada nas cardiopatias que necessitam de maior mistura a nível atrial, aumentando a saturação de O_2. A transposição das grandes artérias (TGA) é a cardiopatia que mais se beneficia deste procedimento paliativo;
- *Cirurgias paliativas (*shunt *sistêmico-pulmonar)*: como a cirurgia de Blalock-Taussig (BT) clássico ou BT modificado utilizando um tubo conectado, e em ambos os casos a artéria subclávia e a artéria pulmonar (AP). A cirurgia de Watterson (anastomose da aorta ascendente com AP e, mais raramente, a cirurgia de Pott (aorta descendente com AP). Todas as cirurgias de shunt sistêmico-pulmonar visam aumentar o fluxo pulmonar e a saturação de O_2 arterial.

Concluímos que a crise de cianose é uma verdadeira emergência clínica que necessita a sua identificação e a intervenção imediata para a redução das principais complicações e sequelas irreversíveis ou óbito.

LEITURAS SUGERIDAS
Allen HD. Shaddy RE, Penny DJ, et al. Moss and Adams' heart disease in infants, children, and adolescents including the fetus and young adult. 9th ed. Philadelphia: Wolters Kluwer Health/Lippincott Williams & Wilkins; 2016.

Anderson RH, Weinberg PM. The clinical anatomy of tetralogy of Fallot. Cardiol Young. 2005;15(S1):38.

Brandão LF, Queres JFM, Matoso LB, Lucas E. ECG nas cardiopatias congênitas mais frequentes. In: Mallet AR, Muxfeldt ES. Eletrocardiograma: da graduação à prática clínica. Rio de Janeiro: Thieme Revinter Publicações; 2019.

Horta MGC, Pereira RST. Sopro cardíaco na criança. In: Silva LR, Campos Jr D, Burn DAR, Vaz ES, Borges WG (Eds.). Tratado de pediatria: Sociedade Brasileira de Pediatria. 4. ed. Barueri: Manole; 2017.

Leite MFM, Silva AEA, Bergman F. Cardiopatias congênitas cianóticas com baixo fluxo pulmonar. In: Loureiro TN, Silva AE. Cardiologia pediátrica. Série Pediatria Soperj. 2. ed. Barueri: Manole; 2019.

Lopes L. Ecocardiografia pediátrica. Rio de Janeiro: Editora Revinter; 2014.

Miyague NI, Binotto CN, Mateus SMC. Reconhecimento e condutas nas cardiopatias congênitas. In: Silva LR, Campos Jr D, Burns DAR, Vaz ES, Borges WG (Eds.). Tratado de pediatria: Sociedade Brasileira de Pediatria. 4. ed. Barueri: Manole; 2017.

Pfeiffer MET, Herdy GVH, Andréa EM. Arritmias em crianças e adolescentes após reparo cirúrgico da Tetralogia de Fallot. Dissertação de mestrado em Pediatria da UFF; 2008.

ATRESIA PULMONAR COM COMUNICAÇÃO INTERVENTRICULAR

CAPÍTULO 12

Gesmar Volga Haddad Herdy
Nathalie J. M. Bravo-Valenzuela
Carla Verona Barreto Farias
Ana Flavia Malheiros Torbey

ENTENDENDO
Atresia pulmonar com comunicação interventricular (AP/CIV) é uma rara cardiopatia cianogênica do grupo conotruncal caracterizada pelo hipodesenvolvimento do trato de saída do ventrículo direito com presença de atresia da valva pulmonar (AVP), ampla comunicação interventricular (CIV) e cavalgamento da aorta.

EPIDEMIOLOGIA
AP/CIV constitui cerca de apenas 3% de todas as CC e é levemente mais prevalente em meninos.

MORFOLOGIA
Podemos descrever as seguintes características na AP/CIV:

- Atresia da valva pulmonar, podendo estar associada à atresia da artéria pulmonar e/ou ramos pulmonares;
- Comunicação interventricular ampla de mau alinhamento;
- Alterações na via de saída ventricular direito (hipodesenvolvimento de graus variáveis);
- Presença de colaterais aortopulmonares.

A classificação da AP/CIV depende do grau de desenvolvimento das artérias pulmonares e da suplência do fluxo sanguíneo pulmonar (Quadro 12-1 e Fig. 12-1).

Quadro 12-1. Classificação da AP/CIV

Tipo A	Fluxo pulmonar fornecido por APNs. É necessário canal arterial patente
Tipo B	Fluxo pulmonar fornecido por APN e colaterais aortopulmonares. As artérias pulmonares são supridas pelo canal arterial ou pelas colaterais aortopulmonares
Tipo C	Não há APN. Fluxo pulmonar fornecido por colaterais aortopulmonares

APNs: artérias pulmonares nativas.

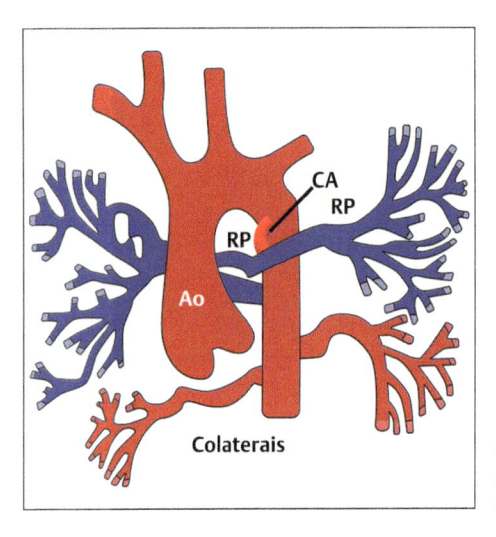

Fig. 12-1. Desenho esquemático mostra os tipos de suprimento sanguíneo pulmonar na AP/CIV. Ao: aorta; RP: ramo da artéria pulmonar; CA: canal arterial.

A anatomia do fluxo pulmonar possui amplo espectro de apresentações, desde tronco e ramos das artérias pulmonares (APS) de bom calibre até a completa ausência das APS e os pulmões supridos por rede de colaterais aortopulmonares. Quando presentes, as artérias pulmonares direita e esquerda podem ser confluentes ou não.

O fluxo sanguíneo pulmonar na AP/CIV só é possível através do canal arterial patente e/ou das artérias colaterais aortopulmonares. Estas colaterais geralmente se originam da aorta torácica, mas outros sítios também podem ser identificados como: artéria subclávia, artéria mamária ou artérias intercostais, que, posteriormente, drenam para as artérias pulmonares.

QUADRO CLÍNICO

Pacientes com artérias pulmonares confluentes e circulação pulmonar dependente do canal arterial patente apresentam cianose importante no período neonatal. Sopro cardíaco pode não ser audível nesses casos e a B2 é única e hiperfonética (pelo componente aórtico).

A cianose pode ser menos pronunciada nos casos em que existe intensa rede de colaterais. Sopro cardíaco contínuo pode ser audível, inclusive no dorso. Sinais de insuficiência cardíaca podem surgir mais tardiamente em razão do hiperfluxo pulmonar. Nessas situações é possível o desenvolvimento de hipertensão arterial pulmonar.

EXAMES COMPLEMENTARES

Radiologia

A radiografia de tórax geralmente mostra silhueta cardíaca de tamanho normal com a forma de coração em bota semelhante à tetralogia de Fallot. Arco aórtico à direita está presente em 35 a 40% dos casos. O padrão de fluxo dependerá da origem do fluxo pulmonar, podendo ser encontrado hipofluxo severo, assimetria da trama vascular ou até hiperfluxo, quando há extensa rede de colaterais (Fig. 12-2). Neste último caso observa-se cardiomegalia.

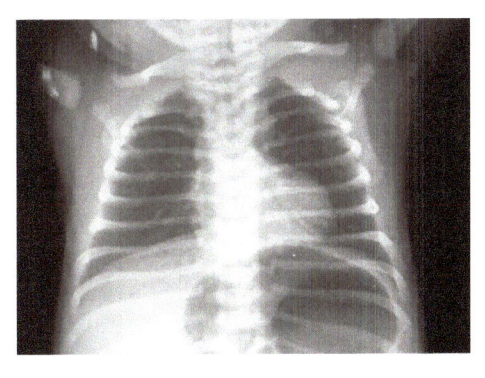

Fig. 12-2. Radiografia de tórax mostra coração em bota e hipofluxo pulmonar em recém-nascido com atresia pulmonar e comunicação interventricular.

Eletrocardiograma

Há presença de hipertrofia ventricular e atrial direita com acentuado desvio do eixo cardíaco para a direita, ondas R amplas nas derivações precordiais direitas e ondas S profundas nas precordiais esquerdas (Fig. 12-3).

Quando a circulação colateral é exuberante, observa-se sobrecarga de volume do ventrículo esquerdo e sinais de hipertrofia biventricular se desenvolvem.

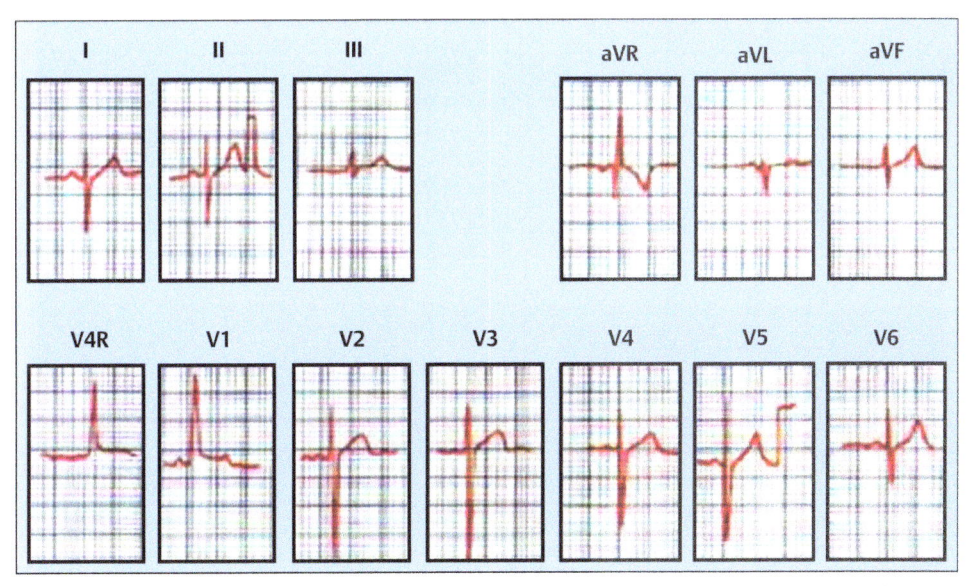

Fig. 12-3. Eletrocardiograma em portador de atresia pulmonar com CIV mostra desvio extremo do eixo do QRS para a direita (+180°) e ondas R amplas em V4R e V1.

Ecocardiografia

No plano de eixo longo visibiliza-se a ampla CIV de mau alinhamento com a aorta cavalgando o septo interventricular. No plano paraesternal eixo curto observa-se a ausência da valva pulmonar (Fig. 12-4).

A artéria pulmonar e seus ramos também podem ser avaliados por meio do ecocardiograma. O mapeamento com Doppler colorido permite verificar o fluxo retrógrado da artéria pulmonar vindo do canal arterial ou de colaterais. O ducto frequentemente tem aspecto típico com ângulo agudo e curso tortuoso (Fig. 12-5).

Cateterismo Cardíaco, Angiotomografia e Ressonância Magnética

Podem ser utilizados para auxiliar na definição dos ramos pulmonares e colaterais aortopulmonares, principalmente para o planejamento cirúrgico.

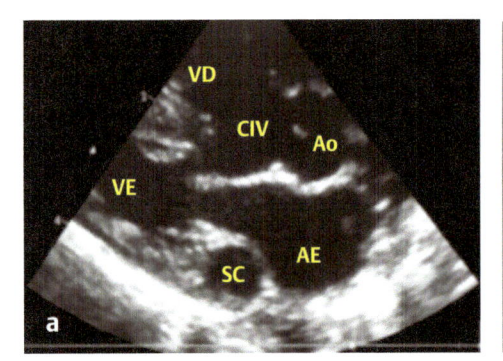

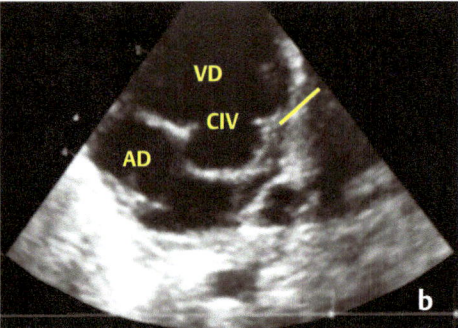

Fig. 12-4. Ecocardiograma bidimensional em atresia pulmonar com comunicação interventricular (CIV). (**a**) Plano paraesternal – eixo longo mostra CIV de mau alinhamento e aorta cavalgando o septo interventricular. (**b**) Plano paraesternal – eixo curto. Observa-se ausência da valva pulmonar (traço amarelo). AD: átrio direito; AE: átrio esquerdo; Ao: aorta; VD: ventrículo direito; VE: ventrículo esquerdo; SC: seio coronário.

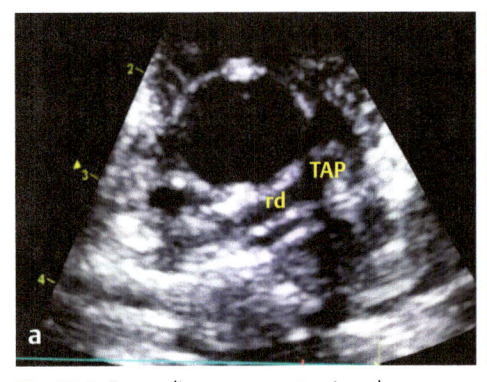

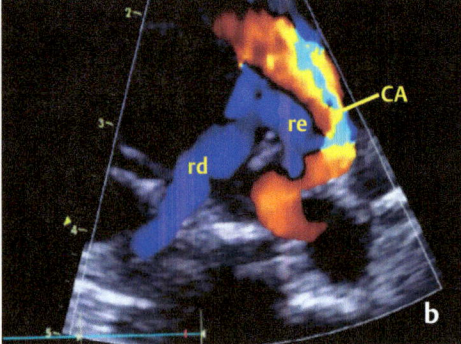

Fig. 12-5. Ecocardiograma em atresia pulmonar com comunicação interventricular (CIV) demonstrada. Plano paraesternal eixo curto. (**a**) Ramos pulmonares ao bidimensional. (**b**) Fluxo em ramos pulmonares sendo suprido pelo *shunt* esquerda-direita pelo canal arterial direito detectado com o Doppler colorido. CA: canal arterial; rd: ramo direito da artéria pulmonar; re: ramo esquerdo da artéria pulmonar; TAP: tronco da artéria pulmonar.

TRATAMENTO
Na fase neonatal, nos casos com fluxo sanguíneo pulmonar dependente do canal arterial, é indicada a administração da prostaglandina para manter o canal aberto, realizar outras avaliações necessárias e preparar para o procedimento cirúrgico.

Em pacientes com intensa rede de colaterais e presença de insuficiência cardíaca, terapia anticongestiva pode ser necessária.

Cirúrgico
A conexão entre o VD e a artéria pulmonar deve ser realizada nos primeiros meses de vida para que haja desenvolvimento da circulação pulmonar e das unidades alveolares. Algumas instituições realizam, inicialmente, um *shunt* central (aorta ascendente – tronco pulmonar) com posterior conexão do VD para a artéria pulmonar e fechamento da CIV. Outras preferem realizar o reparo em estágio único, sem a prévia colocação de um *shunt* central. Nesses casos, para que o procedimento tenha sucesso, é importante que as artérias pulmonares não sejam muito hipoplásicas. Para essa avaliação são utilizados índices como de *McGoon* e *Nakata*, que quantificam o grau de hipoplasia pulmonar.

Pacientes com colaterais aortopulmonares podem precisar de vários estágios cirúrgicos para retirar as colaterais aortopulmonares de sua origem aórtica e ligar à artéria pulmonar verdadeira ou conduto pulmonar. Esse procedimento é conhecido como unifocalização.

Cateterismo Intervencionista
Se houver fluxo sanguíneo pulmonar dependente de canal arterial, a perfusão pulmonar pode ser mantida através da colocação de um *stent* no canal, que é uma conduta paliativa, para permitir o crescimento dos vasos pulmonares antes da correção cirúrgica definitiva.

Se houver fluxo sanguíneo pulmonar excessivo através das múltiplas colaterais aortopulmonares, pode ser indicada a embolização dos vasos anômalos com a implantação de molas (*coils*), melhorando a congestão, ICC e o risco de possíveis sangramentos.

LEITURAS SUGERIDAS
Barbero-Marcial M, Jatene AD. Surgical management of the anomalies of the pulmonary arteries in the tetralogy of Fallot with pulmonary atresia. Semin Thorac Cardiovasc Surg. 1990;2:93-107.

Innocenzi A M. Tomografia e ressonância magnética cardíaca para pacientes com cardiopatia congênita. In: Loureiro TN, Silva AE. Cardiologia pediátrica. Série Pediatria Soperj. 2. ed. Barueri: Manole; 2019. p. 115-31.

Park MK, Salamat M. Cyanotic congenital heart defects. In: Park's pediatrics cardiology for practitioners. 7th ed. Philadelphia: Elsevier; 2021. p. 181-4.

Soquet J, Barron DJ, d'Udekem Y. A review of the management of pulmonary atresia, ventricular septal defect, and major aortopulmonary collateral arteries. Ann Thorac Surg. 2019;108(2):601-12.

ATRESIA PULMONAR COM SEPTO INTERVENTRICULAR ÍNTEGRO

Gesmar Volga Haddad Herdy
Nathalie J. M. Bravo-Valenzuela
Carla Verona Barreto Farias

ENTENDENDO

A atresia pulmonar com septo interventricular íntegro (AP/CIV) é uma cardiopatia cianogênica, que possui uma variação morfológica heterogênea. A característica morfológica principal é a ausência de conexão entre o ventrículo direito e a artéria pulmonar ocasionando interrupção total do fluxo de sangue entre o ventrículo direito (VD) e a artéria pulmonar principal, acompanhada de uma variabilidade de graus de hipoplasia da valva tricúspide e ventrículo direito, além de anormalidades da circulação coronariana.

Por ocorrer uma obstrução total ao débito que sai do VD para a artéria pulmonar, é uma cardiopatia cianogênica canal-dependente. Tanto na vida fetal quanto após o nascimento a circulação pulmonar é suprida pelo fluxo retrógrado da aorta pelo canal arterial.

INCIDÊNCIA

A atresia pulmonar com septo íntegro corresponde a cerca de 3% das cardiopatias congênitas cianóticas, e está presente em 4 a 8 por 100.000 nascidos vivos. É a 3ª cardiopatia congênita cianótica mais comum, acometendo mais o sexo masculino numa proporção de 1,5:1.

ANATOMIA

Em 80% dos casos a artéria pulmonar (AP) é atrésica e apresenta-se como uma membrana imperfurada. Em 20% dos pacientes, o infundíbulo encontra-se atrésico (atresia muscular da via de saída do VD). O anel valvar pulmonar e o tronco da artéria pulmonar são hipoplásicos, sendo rara a atresia da artéria pulmonar principal. As artérias pulmonares direita e esquerda usualmente são confluentes e, raramente, existem colaterais aortopulmonares. O septo interventricular (SIV) é íntegro.

O tamanho do VD é variável dependendo da presença ou ausência das suas porções:

A) De entrada;
B) Trabecular;
C) Infundibular.

O VD é considerado *tripartite* quando todas as porções estão presentes, e seu tamanho é próximo do normal. No VD *bipartite*: as porções de entrada e infundibular estão presentes, e no VD *monopartite* apenas a porção de entrada está presente, portanto, o VD é muito hipoplásico (Fig. 13-1).

Nos casos com VD hipoplásico, existe associação à importante estenose da valva tricúspide. Quando o *Z-score* da valva tricúspide é inferior a -2,5, é frequente encontrarmos anomalias nas artérias coronárias, como ausência de conexão entre as coronárias e a aorta; estenose ou interrupção de artéria coronária, e presença de grandes sinusoides coronario-cavitários. Esse tipo de circulação coronária geralmente é dependente do ventrículo direito. A presença de circulação coronariana dependente do VD é uma característica morfológica

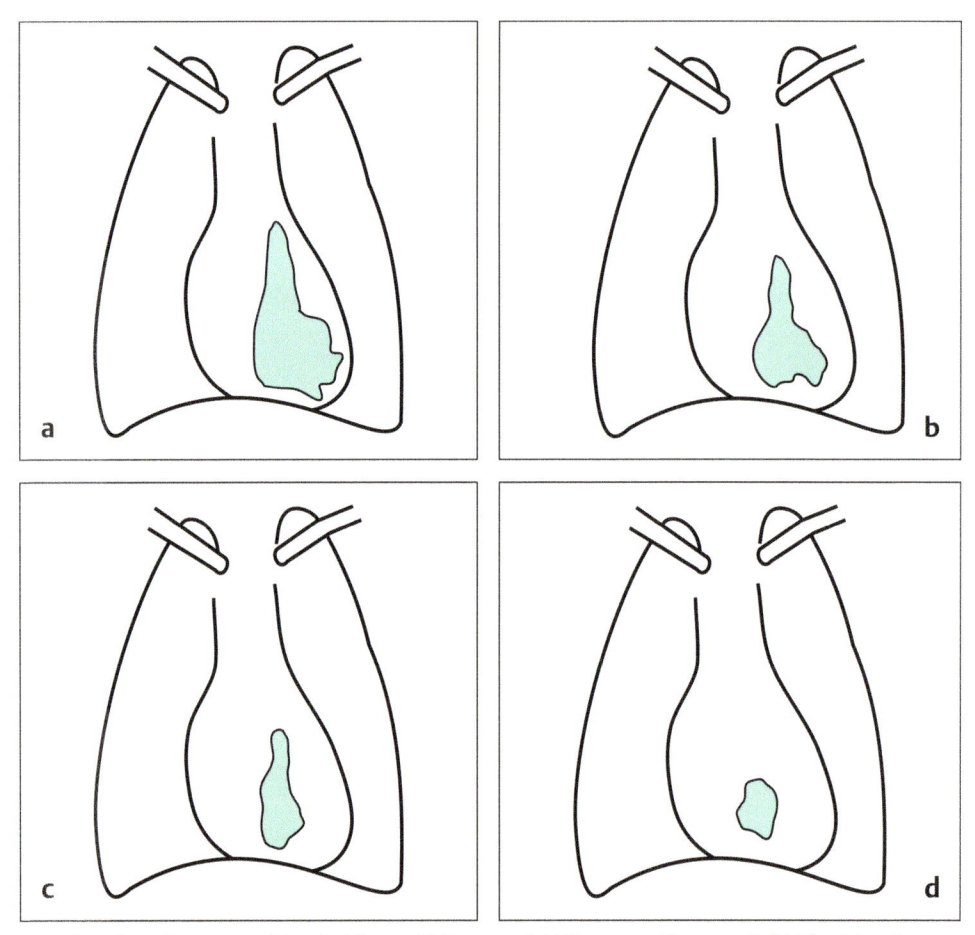

Fig. 13-1. Desenho esquemático da AP com SIV íntegro. (**a**) VD no coração normal. (**b**) Tipo tripartite (3 porções: entrada, trabecular e infundibular). (**c**) Bipartite (entrada e infundibular). (**d**) Monopartite (somente via de entrada).

importante na decisão do tratamento intervencionista (cirúrgico ou por cateterismo), visto que nestes casos a alta pressão dentro do VD mantém a adequada perfusão coronariana, não sendo, portanto, descompressão do VD.

A presença de insuficiência tricúspide severa em situações onde encontramos a valva tricúspide displásica ou com características da anomalia de Ebstein e, nesses casos, a cavidade ventricular e o átrio direito dilatados.

FISIOPATOLOGIA

O sangue com baixa oxigenação retorna do corpo pelas cavas para o átrio direito (AD) e, em seguida, para o VD. Da cavidade ventricular direita não há como o fluxo sanguíneo atingir a artéria pulmonar (AP). Nessa condição, o sangue das veias pulmonares retorna sem oxigenação para o AE, para o VE e aorta. É necessária a presença de canal arterial pérvio para manter o fluxo pulmonar e a sobrevivência do paciente (CC com fluxo pulmonar canal-dependente). A presença de comunicação interatrial (CIA) não restritiva é necessária para que o retorno venoso sistêmico alcance o ventrículo esquerdo.

E ainda, em alguns pacientes com VD muito hipoplásico, encontramos a circulação coronária dependente do VD, nestes pacientes procedimentos de descompressão do VD provocam um "roubo" de fluxo diastólico da aorta através das coronárias para a cavidade ventricular direita em detrimento do fluxo sanguíneo coronariano para o músculo cardíaco, resultando assim em isquemia miocárdica e infarto.

QUADRO CLÍNICO

A atresia pulmonar com septo íntegro pode apresentar sintomas já na vida intrauterina quando acompanhada de regurgitação tricúspide importante e aumento do AD. Os fetos podem apresentar insuficiência cardíaca, hidropisia, e até mesmo evoluir a óbito.

Pacientes com o VD hipoplásico, a característica mais marcante no período neonatal, é a cianose, que pode piorar progressivamente, à medida que o canal arterial vai se fechando. Na ausculta cardíaca encontramos uma segunda bulha única, e na presença de insuficiência tricúspide ausculta-se sopro sistólico em borda esternal esquerda baixa.

Os pacientes com insuficiência tricúspide significativa e VD dilatado, além da cianose, apresentam quadros de insuficiência cardíaca direita com hepatomegalia e sopro da insuficiência tricúspide.

É importante salientar que a hepatomegalia associada a sinais de baixo débito podem ser reflexos de forame oval ou comunicação interatrial restritivas, nos pacientes com VD hipoplásico.

EXAMES COMPLEMENTARES

Radiografia de Tórax

Nos casos com VD hipoplásico podemos ter área cardíaca global normal com sinais de aumento do átrio direito e do ventrículo esquerdo, e campos pulmonares com sinais de hipofluxo pulmonar.

Em pacientes com VD aumentado, teremos grande cardiomegalia por aumento de VD e AD, arco médio escavado por hipoplasia pulmonar e trama vascular pulmonar diminuída (Fig. 13-2).

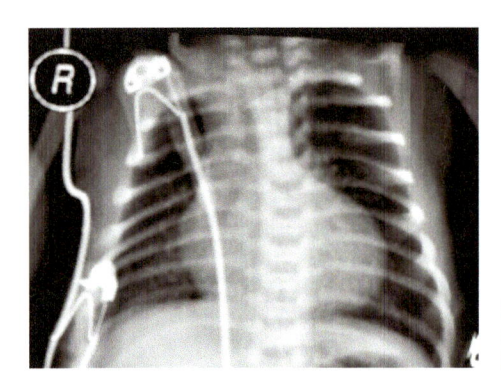

Fig. 13-2. Radiografia de tórax mostra área cardíaca aumentada e aumento do VD e AD associado a hipofluxo pulmonar.

Eletrocardiograma

Presença de sobrecarga ventricular esquerda e de átrio direito, com eixo normal do QRS (entre +60 e +140 graus), diferente da orientação superior do QRS encontrada na atresia tricúspide.

Em pacientes com insuficiência tricúspide importante e VD dilatado, encontra-se sobrecarga de ventricular e atrial direitas.

Ecocardiografia

Há presença de comunicação interatrial com fluxo do AD para o AE, sendo possível avaliar se o desvio de sangue é não restritivo. Observa-se aumento da cavidade atrial direita nos pacientes com insuficiência tricúspide importante. O tamanho da valva tricúspide pode ser avaliado e plotado no *Z-score*, sendo importante preditor de prognóstico. A ecocardiografia possibilita avaliar a disfunção valvar e quantificar a regurgitação e/ou estenose tricúspide. É possível estimar a função sistólica VD e o seu tamanho (uni, bi e tripartite) e identificar presença de conexões ventrículo coronarianas (Figs. 13-3 e 13-4).

É possível identificar o tipo de atresia pulmonar, se tipo muscular ou membranosa, que auxilia na decisão de manejo intervencionista ou cirúrgico. O Doppler colorido permite diferenciar a atresia pulmonar funcional (quando há regurgitação pulmonar) da atresia anatômica da valva pulmonar. A avaliação do tamanho e a confluência das artérias pulmonares, além do estudo do canal arterial, são pontos importantes na condução terapêutica, principalmente para pacientes que poderão ser submetidos a implante de *stent* no canal arterial.

Ecocardiografia Fetal

O diagnóstico pré-natal é possível pela ecocardiografia fetal. No plano de 4 câmaras identifica-se VD hipoplásico. No plano da via de saída do VD podemos encontrar a valva pulmonar, tronco e artérias pulmonares hipoplásicas, e ao Doppler colorido não se identifica fluxo anterógrado pela valva pulmonar com fluxo retrógrado pelo canal arterial. Nos planos de mediastino superior (plano dos 3 vasos e 3 vasos com traqueia) o tronco da artéria pulmonar terá calibre menor que a aorta.

ATRESIA PULMONAR COM SEPTO INTERVENTRICULAR ÍNTEGRO

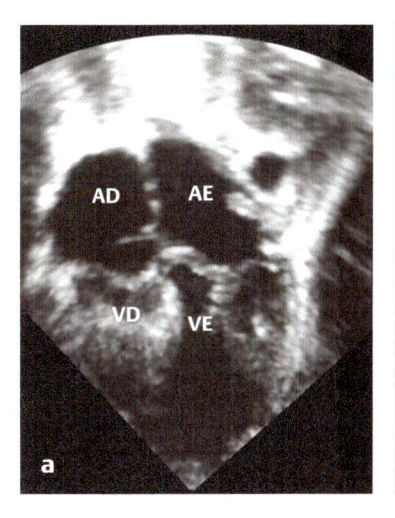

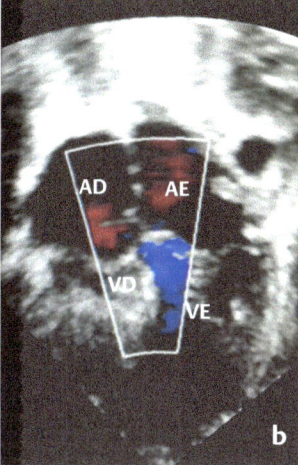

Fig. 13-3. O ecocardiograma no plano de 4 câmaras: (a) Demonstra VD hipoplásico e hipertrofiado. (b) Com o auxílio do mapeamento a cores confirmamos os achados anteriores. AD: átrio direito; AE: átrio esquerdo; VD: ventrículo direito; VE: ventrículo esquerdo.

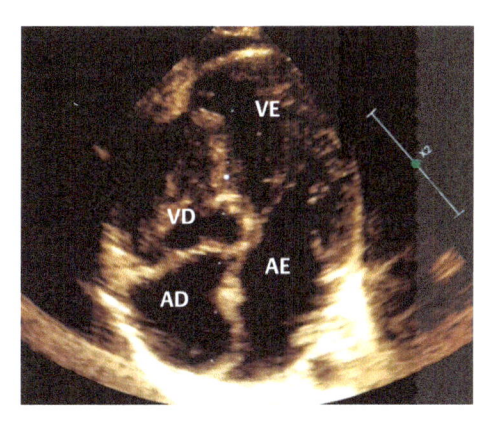

Fig. 13-4. No plano de 4 câmaras evidenciamos a atresia da valva tricúspide e a significativa hipoplasia do VD. AD: átrio direito; AE: átrio esquerdo; VD: ventrículo direito; VE: ventrículo esquerdo.

Cateterismo

Indicado para o estudo das anomalias coronarianas e identificação da circulação coronariana dependente do VD. Alguns centros definem que a circulação coronariana é dependente de VD na presença de conexões ventriculocoronárias com obstrução angiográfica severa em no mínimo duas coronárias principais; atresia aortocoronária completa; ou situações nas quais uma porção significativa do miocárdio de VE seja suprido pelo VD.

- Atriosseptostomia por cateter-balão em caso de comunicação interatrial restritiva.
- Colocação de *stent* no canal arterial.
- Perfuração da valva pulmonar por radiofrequência e dilatação por balão, é bem indicada nos pacientes com VD bem desenvolvido, com anel valvar pulmonar de bom tamanho, valva imperfurada tipo membranosa, e com tronco e artérias pulmonares bem desenvolvidos. Este procedimento é contraindicado na presença de atresia muscular do trato de saída do VD, regurgitação tricúspide severa por displasia valvar ou anomalia de Ebstein e, também, quando a circulação coronária é dependente do VD.

TRATAMENTO
Clínico
Por se tratar de cardiopatia congênita cianótica ducto-dependente, logo após o nascimento o paciente deve ser encaminhado à UTI neonatal para monitoramento da saturação de oxigênio e iniciar prostaglandina para manutenção do canal arterial pérvio.

Invasivo (Cirurgia e/ou Hemodinâmica)
O tratamento por cateterismo foi especificado no tópico anterior: atriosseptostomia por cateter-balão; *stent* no canal arterial; e na valvotomia pulmonar por radiofrequência (Fig. 13-5 e Quadro 13-1).

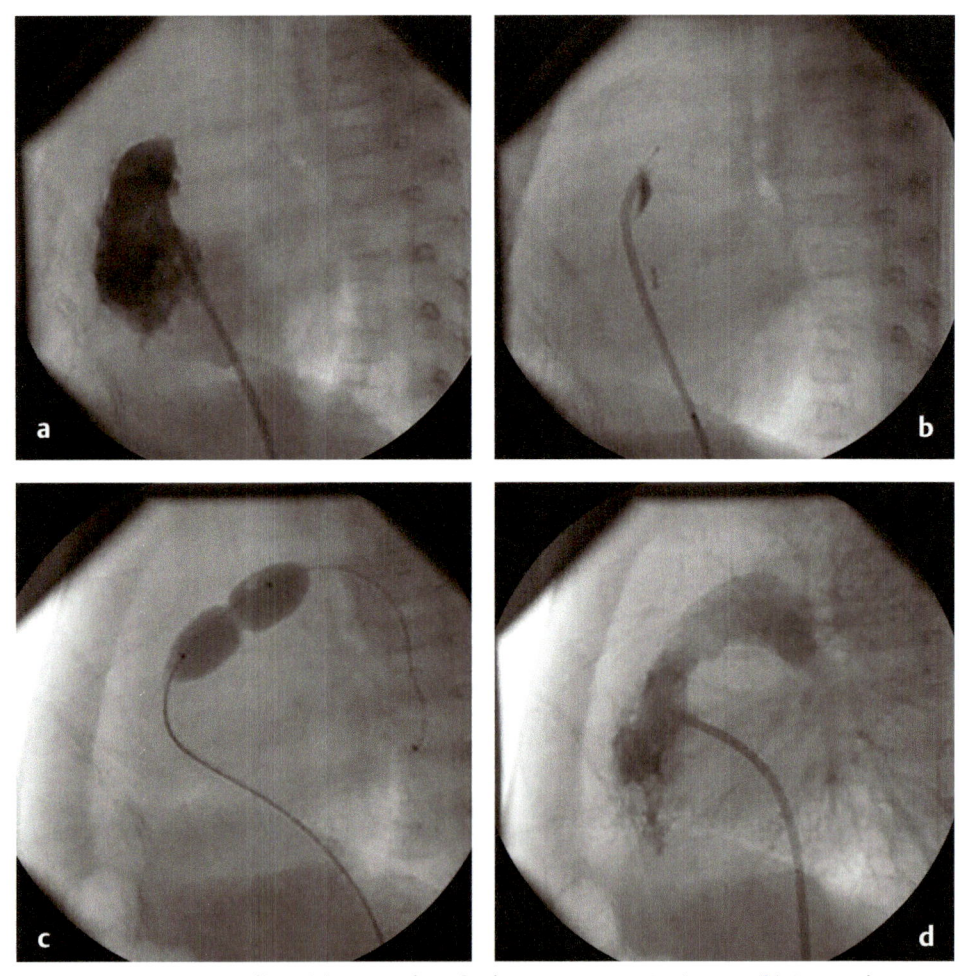

Fig. 13-5. Cateterismo cardíaco. (**a**) Ventriculografia do VD na AP com SIV íntegro. (**b**) Cateter de radiofrequência perfurando a válvula pulmonar. (**c**) Dilatação da válvula pulmonar por balão. (**d**) Ventriculografia direita mostrando fluxo anterógrado do VD para artéria pulmonar. (Cortesia do prof. Francisco Chamié.)

Quadro 13-1. Abordagem Terapêutica Percutânea e/ou Operatória em Pacientes com Atresia Pulmonar e Septo Interventricular Íntegro Divididos em 4 Grupos Conforme as Características Anatômicas da Cardiopatia (Grau de Hipoplasia do VD e Circulação Coronariana)

Grupo 1 – VD com tamanho adequado	Grupo 2 – anatomia intermediária
• VT: *Z-escore* > -2,5, IT leve a moderada • VD: tripartite • AP: membranosa • Coronárias: normais	• VT: *Z-escore* -2,5 a -4,5, IT mod/severa • VD: bipartide • EP: subvalvar; VP pequena • Coronárias: não dependente VD
Tratamento: • Valvuloplastia (radiofrequência + balão) ou valvotomia pulmonar • Reconstrução da VSVD	**Tratamento:** • Valvuloplastia pulmonar (radiofrequência+ balão) ou valvotomia pulmonar + *shunt* sistêmico pulmonar • Reconstrução da VSVD + *shunt* sistêmico pulmonar
Grupo 3 – VD com hipoplasia severa	**Grupo 4 – Isquemia miocárdica e/ou atresia de óstio coronariano**
• VT: *Z-escore* < -5 • VD: unipartite • Coronárias: circulação dependente do VD	• VT e VD: muito hipoplásicos • Coronárias: circulação dependente do VD
Tratamento: • *Stent* no canal arterial ou *shunt* sistêmico pulmonar • Cirurgias posteriores: Glenn e Fontan	**Tratamento:** • *Stent* no canal arterial ou *shunt* sistêmico-pulmonar como ponte para TX cardíaco • TX cardíaco ou cuidados paliativos

VT: valva tricúspide; VD: ventrículo direito; AP: atresia pulmonar; VSVD: via de saída do ventrículo direito; EP: estenose pulmonar; TX: transplante cardíaco; IT: insuficiência tricúspide.

As opções de tratamento cirúrgico podem ser adotadas conforme características anatômicas da cardiopatia, principalmente, características do infundíbulo, tamanho da valva tricúspide pelo *Z-escore*, presença ou ausência das porções do VD, e característica das anormalidades coronarianas.

Novas intervenções podem ser indicadas, sendo pouco frequentes no grupo 1.

- *Grupo 1:* a redilatação da valva com balão se ocorrer nova restrição ao fluxo; nova reconstrução da VSVD, se estenose fixa, e plastia da valva tricúspide caso haja insuficiência valvar progressiva.
- *Grupo 2:* Glenn bidirecional ou reparo cirúrgico de 'um ventrículo e meio' se o crescimento do VD for insuficiente; plastia da valva tricúspide se IT severa ou, ainda, uma nova reconstrução da via de saída do VD pode ser necessária.

LEITURAS SUGERIDAS

Alwi M, Ahmad Z. Pulmonary atresia and intact ventricular septum. In: Butera G, Chessa M, Eicken A, Thomson JD (Eds.). Atlas of cardiac catheterization for congenital heart disease. Springer; 2019.

Bravo-Valenzuela NJM. Lesões obstrutivas das vias de saída dos ventrículos direito e esquerdo. In: Bravo-Valenzuela NJM, Lucas E, Silva AEA, Farias CVB. Atlas de ecocardiografia fetal. Rio de Janeiro: Thieme Revinter Publicações; 2021. p. 93-9.

Chikka Bhyrappa SM, Loomba RS, Tretter JT. Pulmonary atresia with an intact ventricular septum: preoperative physiology, imaging, and management. Semin Cardiothorac Vasc Anesth. 2018;22(3):245-55.

Freedom RM, Anderson RH, Perrin D. The significance of ventriculo-coronary arterial connections in the setting of pulmonary atresia with an intact ventricular septum. Cardiol Young. 2005;15(5):447-68.

Gorla SR, Singh AP. Pulmonary atresia with intact ventricular septum. 2020 Aug 15. In: StatPearls [Internet]. Treasure Island (FL): StatPearls Publishing; 2021.

Park MK, Salamat M. Cyanotic congenital heart defects. In: Park's pediatrics cardiology for practitioners, 7th ed. Philadelphia: Elsevier; 2021. p. 196-200.

Silva CMC, Maluf MA. Atresia pulmonar com septo interventricular íntegro. In: Croti UA, Mattos SS, Pinto Jr. VC, Aiello VD, Moreira VM. Cardiologia e cirurgia cardiovascular pediátrica. 2. ed. São Paulo: Roca; 2012. p. 493-512.

TRANSPOSIÇÃO DAS GRANDES ARTÉRIAS

CAPÍTULO 14

Gesmar Volga Haddad Herdy
Nathalie J. M. Bravo-Valenzuela
Anna Esther Araujo e Silva ▪ Ana Flavia Malheiros Torbey

ENTENDENDO

Na transposição das grandes artérias (TGA), a artéria aorta (Ao) emerge do ventrículo anterior que é o ventrículo morfologicamente direito (VD) e a artéria pulmonar (AP) origina-se do ventrículo posterior, que é o esquerdo (VE). A TGA caracteriza-se por: conexão atrioventricular (AV) concordante com conexão ventriculoarterial (VA) discordante e, portanto, não inclui corações com isomerismo atrial (Fig. 14-1).

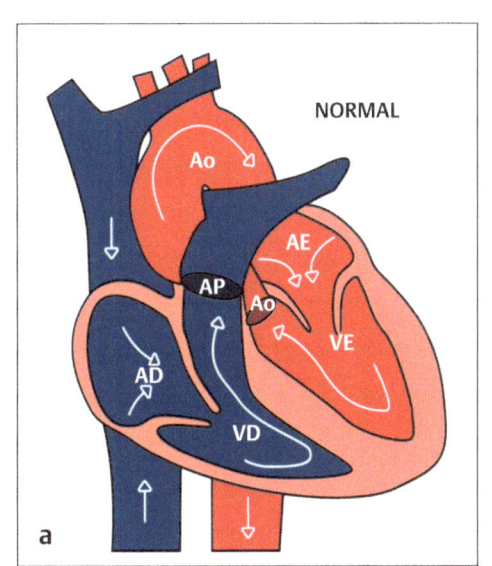

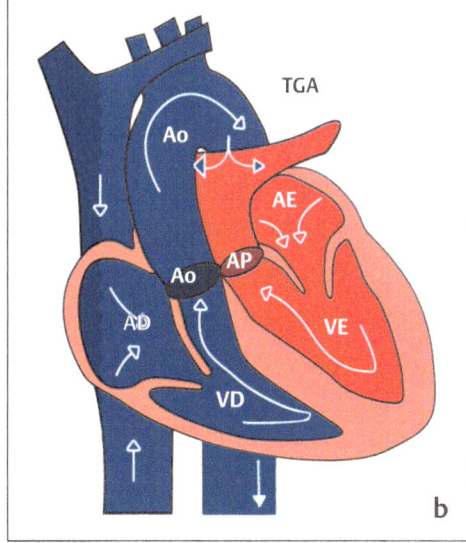

Fig. 14-1. O desenho esquematiza a circulação normal (a) e na TGA (b). AE: átrio esquerdo; AD: átrio direito; VE: ventrículo esquerdo; VD: ventrículo direito; AO: aorta; AP: artéria pulmonar.

INCIDÊNCIA
- A TGA é a cardiopatia congênita (CC) cianogênica mais frequente (5-7% das CC) no período neonatal;
- A prevalência de TGA é maior no sexo masculino (2:1) e em conceptos de grávidas com diabetes pré-gestacional.

MORFOLOGIA
Na TGA os átrios se conectam aos seus respectivos ventrículos (concordância AV) com discordância das artérias em relação aos ventrículos (discordância VA). O septo interventricular não apresenta a curvatura habitual do coração normal, refletindo nos tratos de via de saída ventriculares com o arranjo "em paralelo" das grandes artérias. Em geral, a valva aórtica (Vao) posiciona-se anteriormente em relação à valva pulmonar (VP) e, mais frequentemente, à direita (dextro-TGA) (Fig. 14-2). Entretanto, foi descrito raro tipo de TGA com aorta posterior originando-se do ventrículo anterior e morfologicamente direito.

CLASSIFICAÇÃO
Quanto à Fisiopatologia e Clínica
- I-TGA com fluxo pulmonar aumentado e pequena mistura circulatória (septo interventricular íntegro ou CIV pequena);
- II-TGA com fluxo pulmonar aumentado e grande mistura circulatória (com CIV grande);
- III-TGA com fluxo pulmonar reduzido (CIV com obstrução ao fluxo pulmonar);
- IV-TGA com fluxo pulmonar reduzido (CIV com doença vascular pulmonar).

Quanto à Relação Espacial entre as Grandes Artérias
- Dextro-TGA (d-TGA) - Vao anterior e à direita da VP;
- Levo-TGA (l-TGA) - Vao anterior e à esquerda da VP.

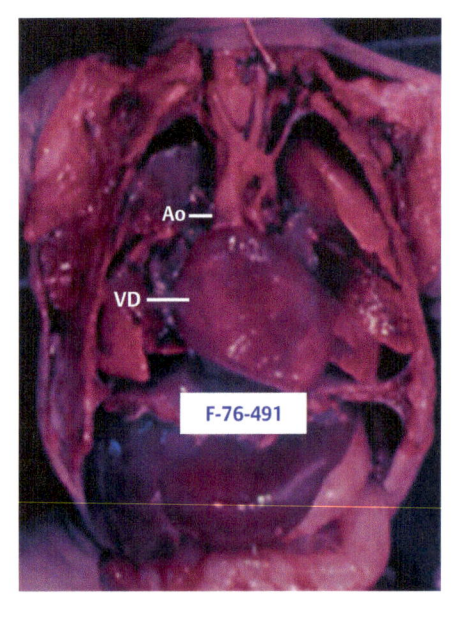

Fig. 14-2. Anatomia patológica de caso de TGA. Observe a aorta (Ao) emergindo do ventrículo anterior (VD). (Imagem cedida pelo serviço de anatomia patológica da Universidade Federal Fluminense – UFF.)

A maior parte dos casos (80%) se apresenta como TGA simples. Na TGA simples o septo interventricular é íntegro ou apresenta uma CIV mínima. Na TGA complexa existem lesões cardíacas significativas associadas. O canal arterial patente (PCA) pequeno ou moderado não é considerado lesão associada, mas um *shunt* indispensável para manter a sobrevivência antes do procedimento cirúrgico.

MANIFESTAÇÕES CLÍNICAS

Quando a mistura é inadequada (como na TGA simples), a cianose e a taquipneia aparecem nos primeiros dias de vida. A cianose persiste mesmo com a oxigenoterapia. Estes sintomas podem progredir rapidamente para acidose metabólica e morte se o tratamento adequado não for feito.

Ao exame físico, os pulsos periféricos e o precórdio geralmente são normais. A segunda bulha é hiperfonética e única (representa o fechamento da válvula aórtica diretamente atrás do esterno). Pode não ocorrer sopro e, quando ocorre, está relacionado com as lesões associadas. Quando há insuficiência cardíaca (TGA com CIV), os sintomas surgem mais tardiamente no período neonatal. No exame físico observam-se ritmo de galope, hepatomegalia e taquicardia.

EXAMES COMPLEMENTARES
Radiografia de Tórax

Nos casos típicos ocorre cardiomegalia, coração em forma de ovo deitado e aumento da circulação pulmonar. O mediastino é estreito na incidência posteroanterior em razão da posição da aorta em frente à pulmonar e alargado na posição de perfil (Fig. 14-3).

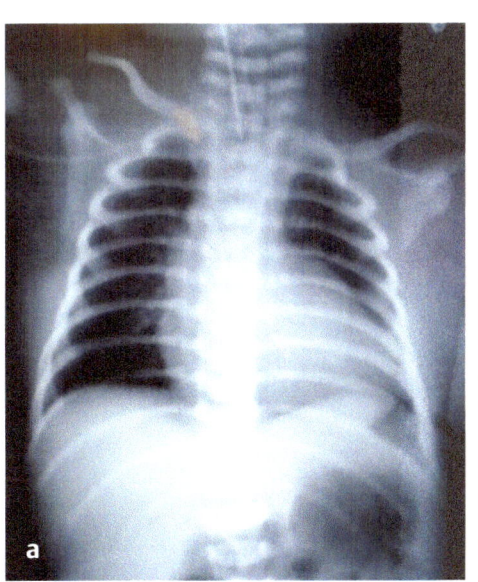

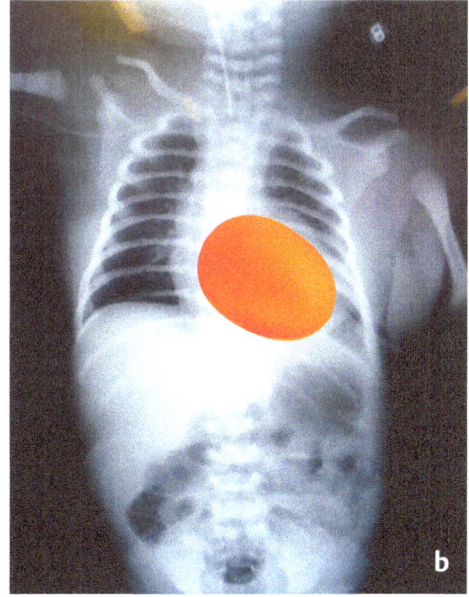

Fig. 14-3. Radiografia de tórax de TGA. (**a**) Hilo estreito, congestão pulmonar moderada, aumento de área cardíaca. (**b**) Coração em formato de ovo deitado.

Eletrocardiograma (ECG)

Nos casos típicos, mostra desvio de eixo do QRS para a direita e hipertrofia ventricular direita (Fig. 14-4). Em crianças com septo ventricular intacto há onda R em V_1 e RS em V_6, presumivelmente em decorrência de hipertrofia ventricular direita e pressão baixa em ventrículo esquerdo. Quando há CIV, em geral há R em V6 e pode ocorrer hipertrofia biventricular.

Ecocardiografia

O diagnóstico fetal da TGA contribui para diminuir a morbimortalidade, possibilitando o planejamento do parto em hospital com os recursos de UTI neonatal, hemodinâmica, cardiologia e cirurgia cardíaca pediátrica. Entretanto, na TGA simples, o diagnóstico pré-natal ainda é baixo (< 50%) e constitui um desafio (Fig. 14-5).

A ecocardiografia transtorácica possibilita o diagnóstico da TGA pela visualização simultânea da origem de cada grande artéria do seu respectivo ventrículo, com aorta e pulmonar paralelas. Possibilita, também, analisar se existem lesões cardíacas associadas (Fig. 14-6).

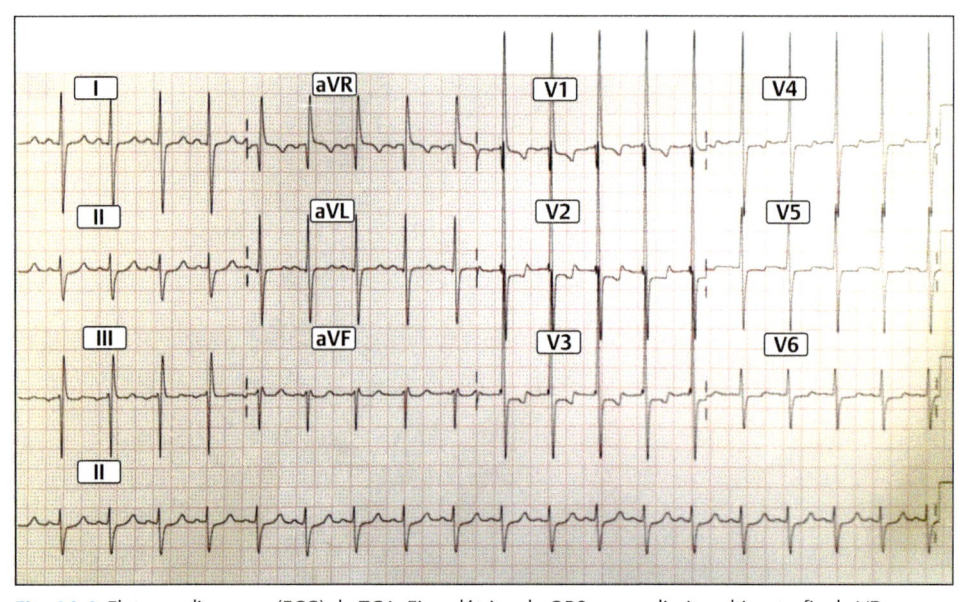

Fig. 14-4. Eletrocardiograma (ECG) de TGA. Eixo elétrico do QRS para a direita e hipertrofia de VD.

TRANSPOSIÇÃO DAS GRANDES ARTÉRIAS

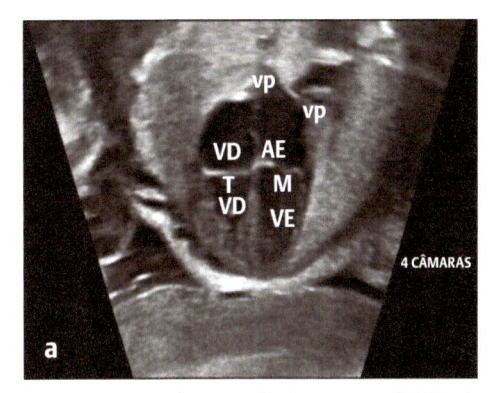

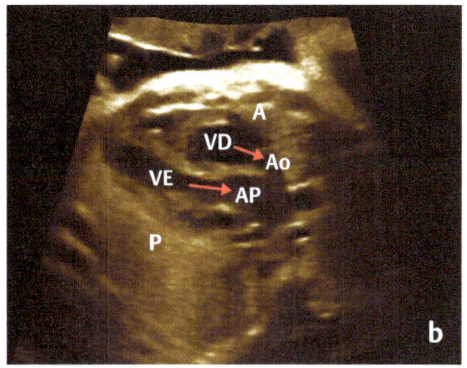

Fig. 14-5. Ecocardiograma fetal num caso de TGA simples. (**a**) Observe que a imagem do coração fetal no plano de 4 câmaras é normal. (**b**) Os planos de via de saída ventriculares permitem identificar a discordância AV com grandes artérias em paralelo. AE: átrio esquerdo; VE: ventrículo esquerdo; AD: átrio direito; VD: ventrículo direito; M; valva mitral; T: valva tricúspide; Ao: aorta; vp: veia pulmonar; A: anterior; P: posterior.

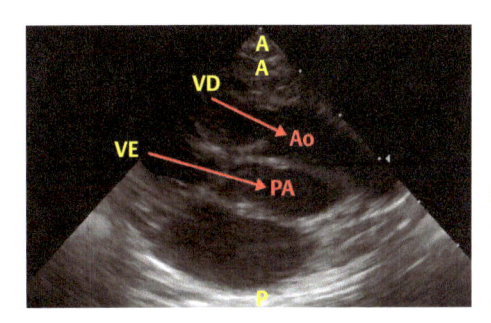

Fig. 14-6. TGA. Ecocardiografia transtorácica, paraesternal eixo longo demonstrando discordância VA e as grandes artérias em paralelo. VD: ventrículo direito; VE: ventrículo esquerdo; PA: artéria pulmonar; Ao: aorta.

Cateterismo Cardíaco (CAT)

O CAT cardíaco pode ser utilizado nas formas complexas de TGA para detalhamento da anatomia e avaliação da pressão na artéria pulmonar nos casos com suspeita de HP. A atriosseptostomia por cateter-balão ou cateter de Rashkind é um procedimento importante realizado nos neonatos com pouca mistura circulatória e cianose importante. No período fetal e nas primeiras 48-72 horas de vida, o acesso do cateter percutâneo pode ser pela veia umbilical. No neonato, após os primeiros 2-3 dias, o acesso em geral é pela veia femoral. O cateter penetra no átrio esquerdo através do *foramen ovale*, o balão é insuflado com 2-3 mL de contraste e o cateter puxado vigorosamente através do septo interatrial, dilacerando o tecido do mesmo. O procedimento é repetido várias vezes até não se encontrar resistência na retirada do cateter ao nível do septo interatrial (Fig. 14-7).

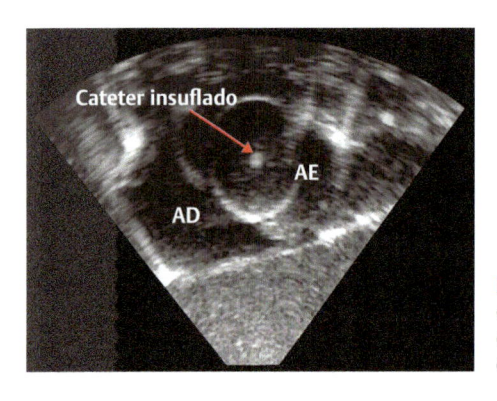

Fig. 14-7. Atriosseptostomia por cateter-balão ou cateter de Rashkind num caso de TGA. Observe o cateter inflado no átrio esquerdo. AE: átrio esquerdo; AD: átrio direito.

HISTÓRIA NATURAL
Sem tratamento, cerca de 30% dos pacientes morrem na primeira semana de vida, 50% no primeiro mês e 90% no primeiro ano de vida.

COMPLICAÇÕES
Portadores de TGA com CIV, se não tratados, evoluem com hipertensão pulmonar precocemente.

DIAGNÓSTICO DIFERENCIAL
Dupla via de saída do VD com TGA, atresia tricúspide, atresia pulmonar, *truncus arteriosus*, drenagem anômala total de veias pulmonares.

ANOMALIAS ASSOCIADAS
Comunicação interventricular, obstrução ao trato de saída do VE, anomalias das valvas tricúspide e mitral, anomalias coronarianas de trajeto e origem.

TRATAMENTO
Uma vez realizado o diagnóstico de TGA, deve-se iniciar infusão contínua de prostaglandina (0,05 mcg/kg/minuto) para manter o canal arterial aberto e, assim, manter a mistura entre as circulações. A dose pode ser aumentada até 0,1 mcg/kg/minuto. Quanto maiores as doses, maior o risco de apneia.

A atriosseptostomia com balão geralmente melhora a saturação de oxigênio em 15-25% e está indicada nos casos com pouca mistura intracardíaca e hipoxemia grave ou quando a cirurgia cardíaca não for realizada imediatamente. Esse procedimento pode ser realizado à beira leito, com o ecocardiograma, ou no laboratório de hemodinâmica. Se a mistura a nível atrial estiver adequada, pode-se descontinuar a prostaglandina. Nos casos em que o septo interatrial está rígido, pode ser realizada a atriosseptostomia cirúrgica (cirurgia de Blalock-Hanlon).

A cirurgia definitiva pode ser feita com **correção fisiológica**, ou com **correção anatômica**. A fisiológica é realizada a nível atrial (*switch* atrial), com as cirurgias de Mustard ou Senning. A correção anatômica é feita em nível arterial (*switch* arterial), com a **cirurgia de Jatene**.

A **cirurgia de Jatene** é o procedimento atualmente indicado para o tratamento de recém-nascidos com TGA simples, que não tenham lesões obstrutivas importantes do VE, ou seja, obstruções pulmonares. A aorta e a artéria pulmonar são seccionadas transversalmente. Segue-se, então, à sutura do coto distal da aorta ao proximal da artéria pulmonar, e vice-versa, criando, assim, concordância ventriculoarterial. As artérias coronárias também são implantadas na nova aorta. As complicações mais comuns após esta cirurgia são estenose pulmonar, insuficiência da neoaorta e estenose dos óstios coronarianos.

O *switch* atrial não corrige a discordância ventriculoarterial e as conexões da aorta com o VD e da artéria pulmonar com o VE são mantidas. A técnica cirúrgica consiste, basicamente, na utilização de pericárdio ou *Dacron* para criar desvios intra-atriais, de forma que o sangue das veias pulmonares seja direcionado para a valva tricúspide, VD e aorta, e o retorno venoso sistêmico seja direcionado para a valva mitral, VE e artéria pulmonar. Apesar de ter sido o primeiro procedimento cirúrgico definitivo indicado para correção de TGA, atualmente a cirurgia de *switch* atrial raramente é indicada.

A **cirurgia de Rastelli** é o procedimento indicado para os casos de TGA com ampla CIV e obstrução ao trato de saída do VE. Consiste no fechamento da CIV com pericárdio ou *Dacron*, de forma que o fluxo do VE seja direcionado à aorta, e na colocação de um tubo para direcionar o fluxo do VD para a artéria pulmonar.

LEITURAS SUGERIDAS

Brandão LF, Queres JFM, Matoso LB, Lucas E. ECG nas cardiopatias congênitas mais frequentes. In: Mallet AR, Muxfeldt ES. Eletrocardiograma: da graduação à prática clínica. Rio de Janeiro: Thieme Revinter Publicações; 2019.

Bravo-Valenzuela NJM, Peixoto AB, Araujo Júnior E. Prenatal diagnosis of transposition of the great arteries: an updated review. Ultrasonography. 2020;39(4):331-9.

Bravo-Valenzuela NJM. Transposição das grandes artérias. In: Bravo-Valenzuela NJM, Lucas E, Silva AEA, Farias CVB. Atlas de ecocardiografia fetal. Rio de Janeiro: Thieme Revinter; 2021. p. 137-44.

Leite MFM, Silva AE. Cardiopatias cianóticas com fluxo pulmonar normal ou aumentado. In: Loureiro TN, Silva AE. Cardiologia pediátrica. Série Pediatria Soperj. 2. ed. Barueri: Manole; 2019. p. 227-37.

Machado MVL. Conotruncal anomalies. In: Júnior Araújo E, Bravo-Valenzuela NJM, Peixoto AB. (Eds.). Perinatal Cardiology-Part 2. Cingapura: Bentham Science Publishers; 2020. 1. p. 284-9.

Ravi P, Mills L, Fruitman D, Savard W, et al. Population trends in prenatal detection of transposition of great arteries: impact of obstetric screening ultrasound guidelines. Ultrasound Obstet Gynecol. 2018;51(5):659-64.

Respondek-Liberska M, Płużańska J, Słodki M, Czichos E, et al. Early neonatal surgery for heart defects after prenatal diagnosis of restricted foramen ovale as the priority procedure? Prenat Cardio. 2015;5(3):24-9.

Słodki M, Axt-Fliedner R, Zych-Krekora K, et al. New method to predict need for Rashkind procedure in fetuses with dextro-transposition of the great arteries. Ultrasound Obstet Gynecol. 2018;51(4):531-6.

DUPLA VIA DE SAÍDA DO VENTRÍCULO DIREITO

CAPÍTULO 15

Gesmar Volga Haddad Herdy
Carla Verona Barreto Farias ■ Eliane Lucas

ENTENDENDO
A dupla via de saída do ventrículo direito (DVSVD) é um defeito conotruncal caracterizado pela origem de ambas as grandes artérias, predominantemente, do ventrículo direito (VD). A DVSVD possui amplo e complexo espectro de apresentações clínicas, morfológicas e terapêuticas, dependendo da localização da comunicação interventricular (CIV) e das lesões associadas.

INCIDÊNCIA
A frequência varia ao redor de 0,1 por 1.000 nascidos vivos, representando menos de 1% das cardiopatias congênitas.

TIPOS MORFOLÓGICOS MAIS COMUNS
A DVSVD com conexão atrioventricular biventricular é classificada pela localização da CIV em relação às válvulas semilunares (Fig. 15-1):

- CIV subaórtica (40-50%);
- CIV subpulmonar (20-30%);
- CIV duplamente relacionada (10%);
- CIV não relacionada (< 10%).

Além da relação da CIV com as grandes artérias, devemos verificar a posição espacial dessas artérias entre si e a presença de defeitos adicionais para a definição completa do tipo morfológico.

Uma nova classificação que vem sendo utilizada pela Society of Thoracic Surgery European Association of Cardiothoracic Surgery define 4 tipos de DVSVD com base na apresentação clínica e no tratamento (Quadro 15-1):

- *Tipo Comunicação interventricular (CIV):* DVSVD com CIV subaórtica ou duplamente relacionada;
- *Tipo Fallot:* DVSVD com CIV subaórtica ou duplamente relacionada e estenose pulmonar;
- *Tipo transposição das grandes artérias (Taussig-Bing):* DVSVD com CIV subpulmonar;
- *Tipo CIV não relacionada:* DVSVD com CIV não relacionada com ou sem estenose pulmonar (EP).

Em todos os tipos de DVSVD podemos encontrar a associação à comunicação interatrial (CIA), e em 10% com anomalias de origem das artérias coronárias.

a	CIV SUBAÓRTICA		b	CIV SUBPULMONAR
c	CIV DUPLAMENTE RELACIONADA		d	CIV RELACIONADA

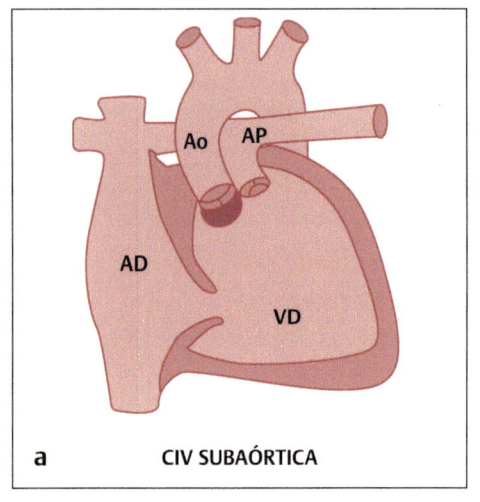

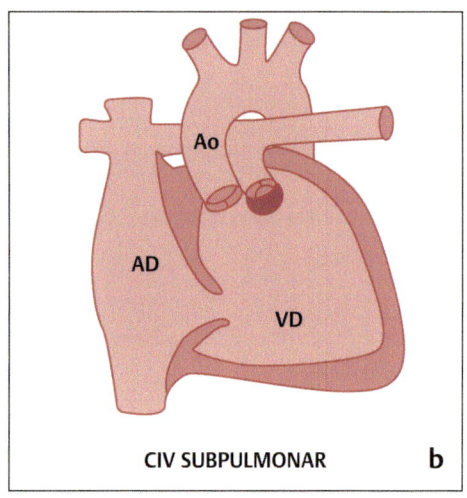

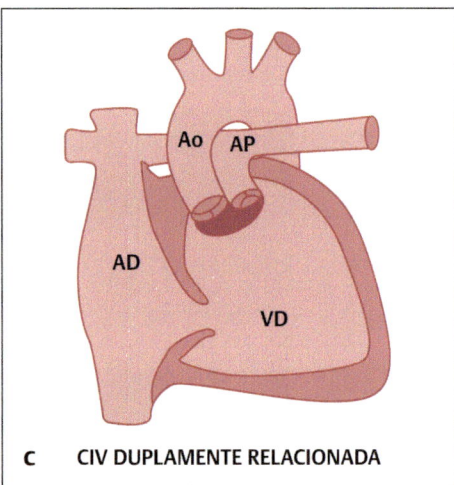

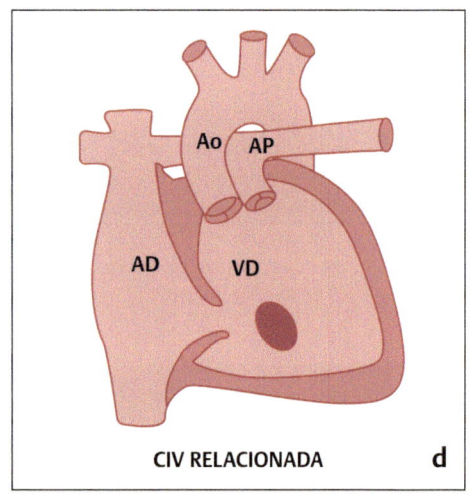

Fig. 15-1. Classificação da DVSVD segundo a localização da CIV em relação às válvulas semilunares.
AD: átrio direito; Ao: aorta; AP: artéria pulmonar; CIV: comunicação interventricular; VD: ventrículo direito.

Quadro 15-1. Nova Classificação de DVSVD que Vem Sendo Utilizada pela Society of Thoracic Surgery European Association of Cardiothoracic Surgery

Tipo de DVSVD	Lesões associadas
CIV subaórtica	EP em 40 a 70%
CIV subpulmonar	CoAo, ESAo e IAAo
CIV duplamente relacionada	EP
CIV não relacionada	DSAV e anomalias da VM

CoAo: coarctação da aorta; DSAV: defeito atrioventricular: EP: estenose pulmonar; ESAo: estenose subaórtica; IAAo: interrupção do arco aórtico; VM: válvula mitral.

QUADRO CLÍNICO

O quadro clínico da DVSVD é variável e depende de vários fatores:

- Relação da CIV com as grandes artérias;
- Presença de obstrução nas vias de saída pulmonar ou sistêmica;
- Resistência vascular pulmonar;
- Presença de defeitos associados.

A **cianose central** é uma manifestação predominante dos pacientes com EP e sua intensidade está diretamente relacionada com a gravidade da obstrução. Esta é a apresentação clássica da DVSVD com EP (tipo Fallot), em que além da cianose é evidente sopro sistólico de intensidade moderada no foco pulmonar, em função da estenose do trato de saída do VD. A EP pode estar presente com todos os tipos de DVSVD, mas o tipo mais prevalente é com CIV subaórtica.

Os sinais e sintomas de **insuficiência cardíaca (IC)** são típicos dos casos com hiperfluxo pulmonar, portanto, sem EP, independentemente da posição da CIV. A IC geralmente ocorre após a queda da pressão pulmonar (em geral, no final do primeiro mês de vida). Nos pacientes com CIV subpulmonar, o aparecimento da descompensação cardíaca pode ser mais precoce, principalmente se houver associação à interrupção do arco aórtico ou à coarctação da aorta. A DVSVD com CIV subpulmonar é conhecida como anomalia de Taussig-Bing, em que a CIV é ampla e o quadro clínico é de IC com cianose central, semelhante aos pacientes com TGA com CIV. A cianose se acentua com o desenvolvimento progressivo da hipertensão pulmonar. Nestes casos encontramos a 2ª bulha palpável e hiperfonética e um sopro sistólico na borda esternal esquerda alta e um sopro diastólico em ponta decorrente do hiperfluxo pulmonar. Na presença de coarctação da aorta, ouve-se um sopro sistólico em fúrcula que se irradia para o dorso.

EXAMES COMPLEMENTARES

Radiografia de Tórax

Os aspectos radiológicos da DVSVD refletem o tipo e, principalmente, suas repercussões hemodinâmicas. Na DVSVD sem obstrução do trato de saída do VD observamos cardiomegalia, tronco pulmonar dilatado e hiperfluxo pulmonar (Fig. 15-2). Na DVSVD com EP (tipo Fallot), a área cardíaca é normal associada ao hipofluxo pulmonar. Nos casos de DVSVD

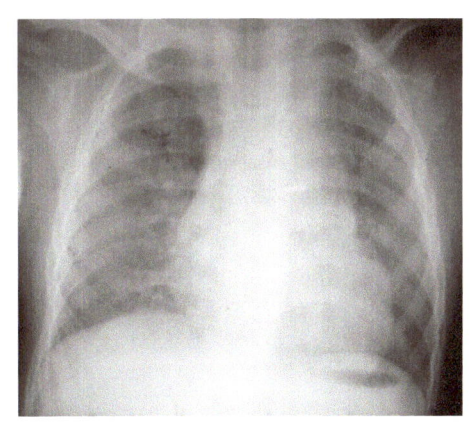

Fig. 15-2. Radiografia de tórax num lactente com DVSVD sem obstrução ao fluxo pulmonar demonstrando cardiomegalia e hiperfluxo pulmonar.

com CIV subpulmonar (tipo Taussig-Bing) teremos o aspecto semelhante da TGA, coração com a forma de "ovo deitado".

Eletrocardiograma (ECG)

Na DVSVD com EP (tipo Fallot) o ECG mostra eixo médio do QRS com desvio para a direita e sobrecargas atrial e ventricular direita (Fig. 15-3).

Nas DVSVD sem EP, ou seja, com sinais de IC e possível evolução para hipertensão pulmonar, observamos no ECG a diminuição da sobrecarga das cavidades esquerdas e predomínio das cavidades direitas.

Ecocardiografia

Os planos paraesternal longitudinal, apical de 5 câmaras e subcostal permitem identificar a aorta e artéria pulmonar, originando em mais de 50% do VD (Fig. 15-4). Esses planos também demonstram o grau de cavalgamento da aorta, que, por definição na dupla via de saída, deve ser maior que 50%. Os planos subcostais transverso e paraesternal de eixo curto permitem a visualização da CIV, a anteriorização do septo infundibular e a estenose subvalvar pulmonar são visualizados nesses planos. Podemos mostrar que a relação espacial das grandes artérias pode ser: a usual com artéria pulmonar anterior e a esquerda da aorta; mal posicionadas com grandes artérias lado a lado, ou aorta anterior.

É importante identificar a presença ou ausência de obstrução ao fluxo nas grandes artérias: quando a CIV é subaórtica – grandes artérias com relação espacial normal – (Fig. 15-5). Nos casos com estenose subvalvar pulmonar teremos a DVSVD com fisiopatologia da

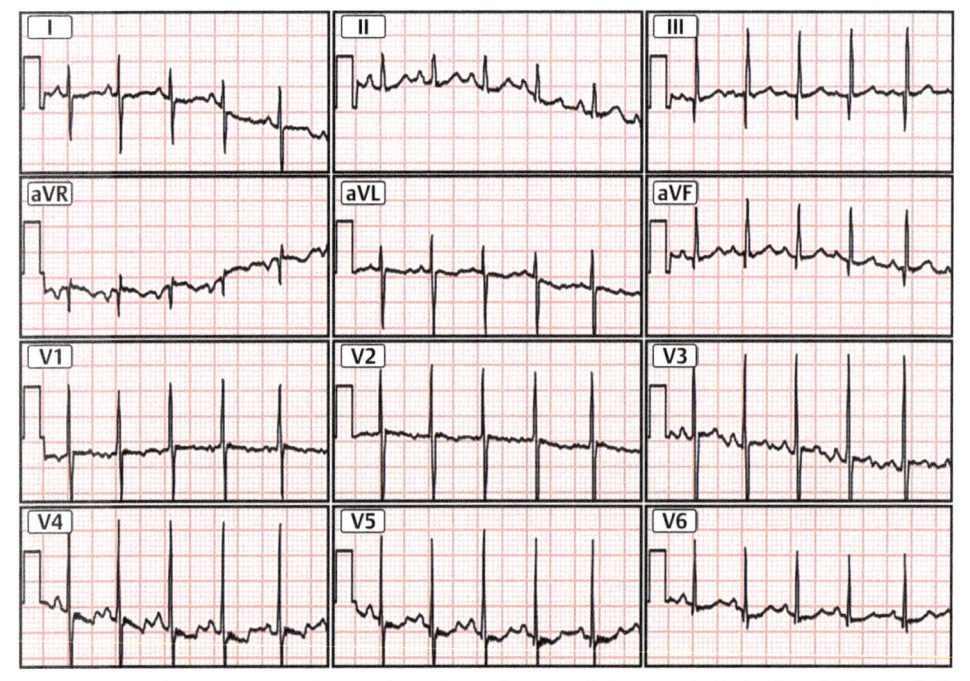

Fig. 15-3. ECG de DVSVD tipo Fallot com leve EP num lactente de 3 meses de idade. Eixo elétrico do QRS para direita e leve sobrecarga de VD.

DUPLA VIA DE SAÍDA DO VENTRÍCULO DIREITO

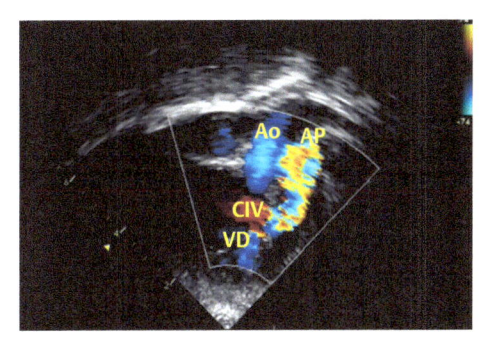

Fig. 15-4. Ecocardiograma transtorácico (plano apical de 5 câmaras) num caso de DVSVD com EP (tipo Fallot) demonstrando que as grandes artérias originam-se do ventrículo direito (VD) e o fluxo turbilhonar ao Doppler colorido pela obstrução ao fluxo na artéria pulmonar (EP associada).
Ao: aorta; AP: artéria pulmonar; CIV: comunicação interventricular.

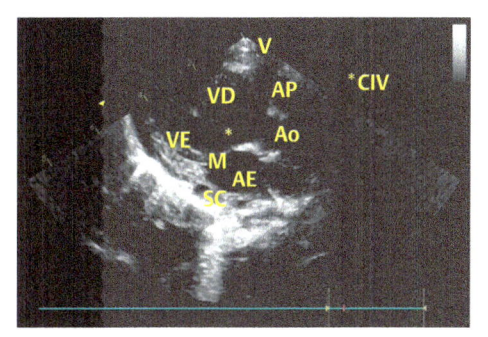

Fig. 15-5. No plano longitudinal do ventrículo esquerdo (VE) observamos a aorta (Ao) posterior e a artéria pulmonar anterior, ambos emergindo do ventrículo direito (VD) (vasos normorrelacionados). AE: átrio esquerdo; AP: artéria pulmonar; CIV: comunicação interventricular; SC: seio coronário.

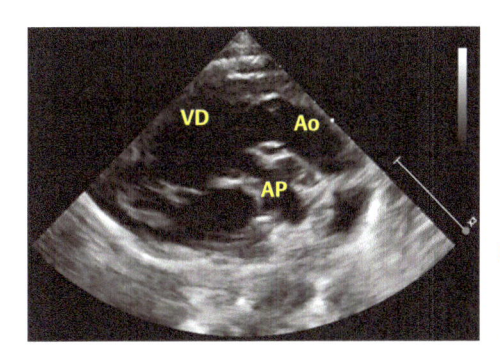

Fig. 15-6. No plano longitudinal do ventrículo direito (VD) observamos a aorta (Ao) anterior e a artéria pulmonar (AP) posterior, ambos emergindo do VD (vasos transpostos).

tetralogia de Fallot; e quando a CIV é subpulmonar (aorta anterior) podemos ter hipoplasia aórtica, coarctação da aorta ou interrupção do arco aórtico (Fig. 15-6).

A avaliação do canal arterial nos casos DVSVD com restrição ao fluxo pulmonar (ducto-dependente) orientará a conduta terapêutica. O plano supraesternal longitudinal é de grande importância nos casos de DVSVD com CIV subpulmonar (tipo Taussig-Bing) para análise do arco aórtico, possibilitando afastar interrupção ou hipoplasia aórtica.

Cateterismo Cardíaco

Na DVSVD do tipo Taussig-Bing é importante a avaliação do *shunt* atrial satisfatório, portanto, em caso de *shunt* restritivo indicamos o cateterismo e a realização de uma atriosseptostomia com balão de Rashkind. Após este procedimento ocorre melhora hemodinâmica com a estabilização do quadro clínico para a posterior cirurgia. O cateterismo também pode ser realizado em casos em que haja indicação de valvuloplastia pulmonar em decorrência de estenose valvar.

TRATAMENTO

Nos casos de DVSVD com IC devem ser instituídas medidas anticongestivas até a correção cirúrgica. Entretanto, na DVSVD com estenose pulmonar crítica, atresia pulmonar, ou coarctação aórtica grave deve ser administrada a prostaglandina E1 para garantir a perfusão sistêmica ou pulmonar.

Cirúrgico

Em decorrência do amplo espectro de apresentações das DVSVD dividimos em cirurgias paliativas e definitivas. Muitas vezes as cirurgias paliativas são necessárias, precedendo as definitivas, por diversas razões como: peso, anatomia pouco favorável e a presença de lesões associadas (Quadro 15-2).

Quadro 15-2. Principais Cirurgias na DVSVD

Paliativas	**Bandagem da artéria pulmonar** nos casos de hiperfluxo pulmonar ***Shunt* sistêmico-pulmonar** nos casos de fluxo pulmonar insuficiente, sendo a **cirurgia de Blalock-Taussig** a mais utilizada
Definitivas	**DVSVD com CIV subaórtica;** a cirurgia é semelhante à da tetralogia de Fallot (ampliação da via de saída do VD e fechamento da CIV) **DVSVD com CIV subpulmonar** (Tipo Taussig-Bing); a cirurgia é semelhante à da TGA: ***switch* arterial** (operação de **Jatene**) e fechamento da CIV ou operação **de Mustard ou Senning,** onde um túnel com o fluxo sanguíneo das veias pulmonares é direcionado para o VD e outro túnel das veias sistêmicas (veias cavas) é conectado ao VE, além do fechamento da CIV com ***patch*** (= retalho cirúrgico) Cirurgias complexas também são utilizadas como a **operação de Damus-Kaye-Stansel** (DKS) quando a DVSVD está associada à estenose subaórtica. **DKS**: uma neoaorta é criada, isto é, o tronco da artéria pulmonar principal é anastomosado com a raiz da aorta (anastomose DKS) e um conduto é implantado entre o VD e a artéria pulmonar principal. Além disso, a CIV é fechada dirigindo o sangue do VE ventrículo esquerdo para a neoaorta (antiga valva pulmonar) **DVSVD com CIV não relacionado** (raro); encontramos, nestas situações, uma grande distância da CIV e os grandes vasos impossibilitando, muitas vezes, a realização de correção biventricular, então, a anastomose cavo-pulmonar como Glenn e Fontan são as opções de terapêutica (correção fisiológica univentricular) **DVSVD com CIV duplamente relacionada;** é criado um túnel do VE desviando o sangue através da aorta e o fechamento da CIV.

CIV: comunicação interventricular; VD: ventrículo direito; VE: ventrículo esquerdo.

LEITURAS SUGERIDAS

Allen HD. Shaddy RE, Penny DJ, et al. Moss and Adams' heart disease in infants, children, and adolescents including the fetus and young adult. 9th ed. Philadelphia: Wolters Kluwer Health/ Lippincott Williams & Wilkins; 2016.

Brandão LF, Queres JFM, Matoso LB, Lucas E. ECG nas cardiopatias congênitas mais frequentes. In: Mallet AR, Muxfeldt ES. Eletrocardiograma: da graduação à prática clínica. Rio de Janeiro: Thieme Revinter Publicações; 2019.

Ebadi A, Spicer DE, Backer CL, et al. Double-outlet right ventricle revisited. J Thorac Cardiovasc Surg. 2017;154(2):598-604.

Park MK. Cyanotic Congenital Heart Defects. In: Park MK, Salamat M. Park's Pediatrics Cardiology for Practitioners. 7. ed. Philadelphia: Elsevier; 2021. p. 214-7.

Sbaffi F, Serra Jr. A, Chamié F, et al. Dupla via de saída do ventrículo direito: estado atual da investigação ecocardiográfica. Rev Bras Ecocardio 1996;25:27-36.

Web GB, Smallhorn JF, Therrien J, Redington AN. Congenital heart disease.In: Bonow: Braunwald's Heart Disease- A Textbook of Cardiovascular Medicine, 9th ed.2011 Sounders; 65: 1435-1451.

DRENAGEM ANÔMALA DAS VEIAS PULMONARES

Gesmar Volga Haddad Herdy ▪ Anna Esther Araujo e Silva
Nathalie J. M. Bravo-Valenzuela
Ana Flavia Malheiros Torbey

ENTENDENDO
Define-se conexão ou drenagem anômala venosa pulmonar (DAVP) quando uma ou mais veias pulmonares conectam-se em local que não seja o átrio morfologicamente esquerdo. Essas anomalias podem ocorrer de forma isolada ou associadas a outras alterações intracardíacas.

INCIDÊNCIA
A incidência tanto da forma parcial quanto da forma total é difícil de ser definida, porém, estima-se que representem menos de 1% de todas as cardiopatias congênitas (CC). Estudos de incidência em CC demonstram a ocorrência da forma total em 0,091 de cada 1.000 nascidos vivos.

CLASSIFICAÇÃO
Forma Parcial
Uma ou mais veias pulmonares, mas não todas, drenam no átrio morfologicamente direito ou numa veia sistêmica (Fig. 16-1). Na associação à comunicação interatrial do tipo seio venoso de veia cava superior (VCS), a veia pulmonar superior direita drena em átrio direito ou veia cava superior em 80% dos casos. Na síndrome de Cimitarra (dextrocardia + hipoplasia do pulmão direito por sequestro pulmonar), a veia pulmonar inferior direita drena para a veia cava inferior (VCI). A veia inominada esquerda é o local usual da drenagem das veias pulmonares esquerdas.

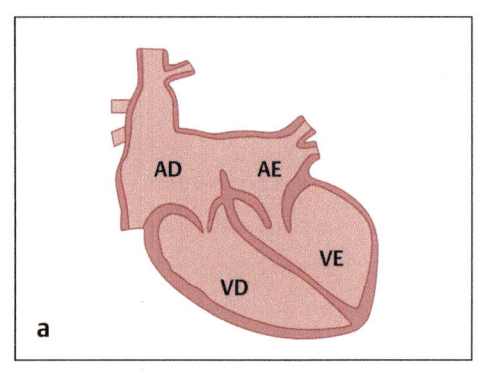

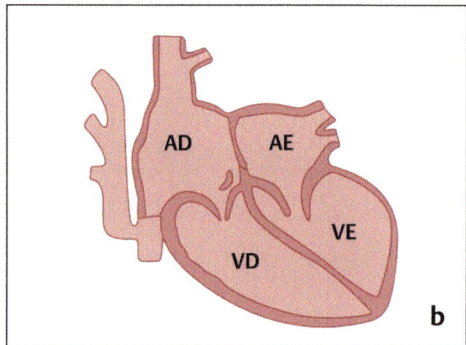

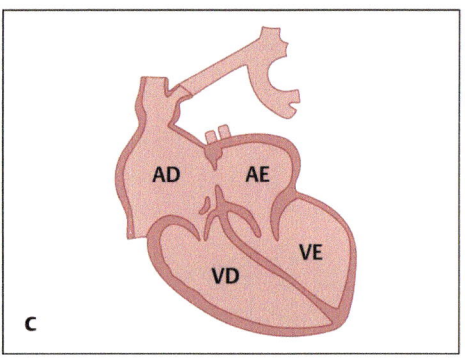

Fig. 16-1. Locais de drenagem de veias pulmonares na forma parcial de conexão anômala. (a) Veias pulmonares direitas drenam em VCS. (b) Veias pulmonares direitas drenam em VCI – síndrome de Cimitarra. (c) Veias pulmonares esquerdas drenam na veia inominada esquerda. AE: átrio esquerdo; AD: átrio direito; VE: ventrículo esquerdo; VD: ventrículo direito.

Forma Total

Todas as veias pulmonares conectam-se diretamente ao átrio direito ou a uma veia sistêmica (Fig. 16-2).

A forma total pode ser classificada em quatro tipos:

1. *Conexão anômala supracardíaca*: as veias pulmonares se unem em uma confluência e através de uma veia vertical drenam na veia inominada esquerda ou veia cava superior (Fig. 16-3a);
2. *Conexão anômala cardíaca*: as veias pulmonares drenam diretamente no átrio direito ou drenam para uma confluência que segue para a veia cava superior esquerda, seio coronário e, enfim, átrio direito (Fig. 16-3b);
3. *Conexão anômala infracardíaca*: as veias pulmonares drenam em uma confluência que se conecta a uma veia vertical que desce ao lado do esôfago, passa através do diafragma e drena na veia porta. O local da passagem da veia vertical pelo diafragma é um ponto de estenose nesse trajeto. Formas obstrutivas são consideradas cardiopatias críticas (Fig. 16-3c);
4. *Conexão mista*: há presença de drenagem supracardíaca e infracardíaca.

DRENAGEM ANÔMALA DAS VEIAS PULMONARES

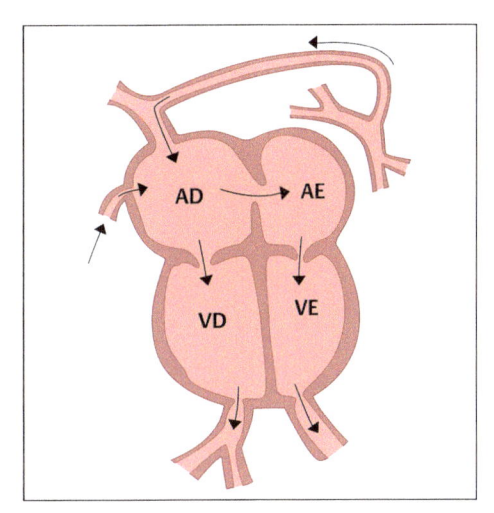

Fig. 16-2. Drenagem venosa anômala total de veias pulmonares: todas as quatro veias pulmonares conectam-se diretamente ao átrio direito por uma veia sistêmica (veias pulmonares ⇒ veia vertical ⇒ veia cava superior ⇒ átrio direito).

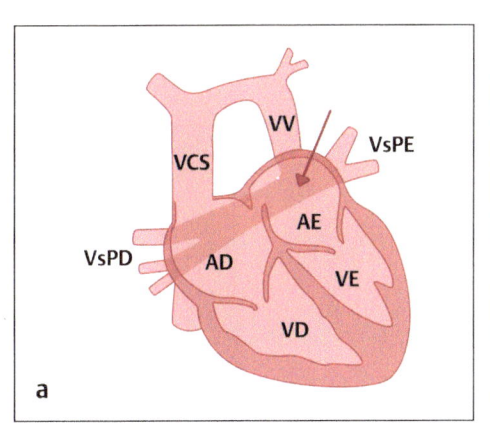

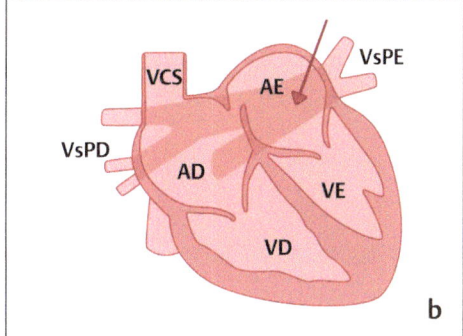

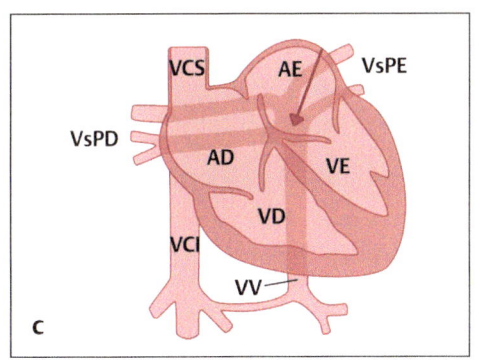

Fig. 16-3. Locais mais comuns de drenagem de veias pulmonares na forma total de conexão anômala. Observe que todas as veias pulmonares drenam no átrio direito, por uma câmara coletora (veia coletora) ou por veia vertical posterior ao átrio esquerdo. (**a**) Drenagem supracardíaca. (**b**) Drenagem cardíaca. (**c**) Drenagem infracardíaca. AE: átrio esquerdo; AD: átrio direito; VE: ventrículo esquerdo; VD: ventrículo direito; VCS: veia cava superior; VCI: veia cava inferior; VV: veia vertical; VsPD: veias pulmonares direitas; VsPE: veias pulmonares esquerdas; seta vermelha: confluência venosa.

MORFOLOGIA
Na drenagem ou conexão anômala de veias pulmonares (DAVP), uma ou mais veias pulmonares estão conectadas ou retornam em um local diferente do átrio morfologicamente esquerdo. Consequentemente, a conexão anômala de veias pulmonares ocorre por definição naqueles corações com dois átrios morfologicamente direitos (isomerismo direito), mesmo que as veias pulmonares estejam conectadas ao átrio localizado à esquerda.

ANOMALIAS ASSOCIADAS
Anomalias Cardíacas
Forma Parcial
Comunicação interatrial (principalmente tipo seio venoso), tetralogia de Fallot.

Forma Total
Cerca de um terço dos casos tem outras cardiopatias congênitas associadas à comunicação interventricular, estenose pulmonar, coarctação da aorta, interrupção do arco aórtico, estenose aórtica, tetralogia de Fallot, atresia pulmonar, síndrome da hipoplasia do coração esquerdo e outras conexões atrioventriculares do tipo univentricular, transposição das grandes artérias, isomerismos atriais.

Anomalias Extracardíacas
Forma Parcial
Síndrome de Turner, síndrome de Cimitarra.

Forma Total
Síndrome do olho de gato, síndrome de VACTERL.

QUADRO CLÍNICO
Drenagem Anômala Total (DATVP)
As manifestações clínicas dependem de fatores como a presença ou não de obstrução das veias pulmonares, idade e grau de hiper-resistência pulmonar. Quando não ocorre obstrução das veias pulmonares, o paciente pode, inicialmente, ser assintomático ou oligossintomático. A cianose está presente logo após o nascimento (porém, pode não ser observada na avaliação clínica), sendo detectada no teste da oximetria (teste do coraçãozinho). Com a queda da resistência pulmonar, após as primeiras 2 semanas de vida, surgem sinais de insuficiência cardíaca (ICC) na maioria dos casos.

A ausculta cardíaca geralmente não é característica. Pode haver sopro de estenose pulmonar funcional ou sopro de regurgitação tricúspide.

O quadro clínico é mais dramático na DATVP com obstrução venosa pulmonar. Cianose acentuada e ICC se desenvolvem nas primeiras horas de vida. Associada à descompensação cardíaca e acidose metabólica, observa-se na radiografia de tórax importante congestão venosa pulmonar.

Drenagem Anômala Parcial (DAPVP)

Em muitos pacientes há associação à CIA e o quadro clínico é semelhante àquele encontrado em pacientes com CIA isolada (impulsão sistólica de VD à palpação, sopro sistólico em foco pulmonar, 2ª bulha desdobrada). Na ausência de CIA associada, indivíduos com drenagem anômala de mais de uma veia pulmonar terão sinais e sintomas dependentes da magnitude do hiperfluxo pulmonar.

Indivíduos com drenagem de uma única veia pulmonar geralmente são assintomáticos.

EXAMES COMPLEMENTARES
Radiografia
Forma Total
O índice cardiotorácico é aumentado à custa do átrio e ventrículo direitos. Se houver obstrução venosa pulmonar haverá sinais de congestão pulmonar.

Nas crianças maiores com DATVP do tipo supracardíaca, a silhueta cardíaca pode mostrar o característico "boneco de neve" pela presença da dilatação das veias vertical e veia cava superior direita (Fig. 16-4).

Forma Parcial
Pode ser observada cardiomegalia por aumento do VD e sinais de hiperfluxo pulmonar.

Eletrocardiograma
Em ambos os tipos de DAVP o eixo médio do QRS pode ser normal ou desviado para a direita. Pode existir sobrecarga atrial direita (P *pulmonale*) e ventricular direita (p. ex.: do tipo de sobrecarga de volume com configuração rsR' em V1 e onda T positiva em V1 além dos primeiros dias de vida) (Fig. 16-5).

Quando há associação de DAVP à CIA do tipo seio venoso, o eixo de QRS pode estar desviado à esquerda.

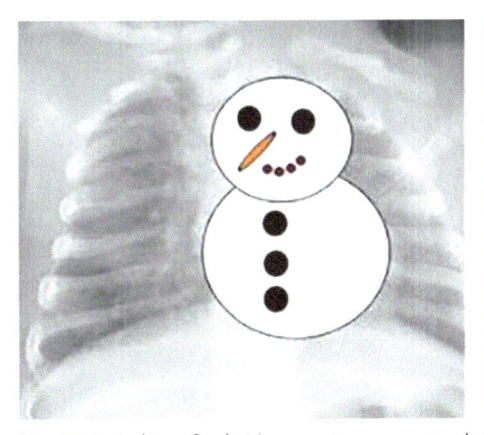

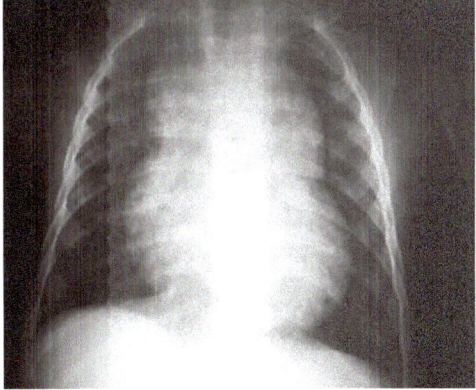

Fig. 16-4. Radiografia de tórax mostra o aspecto de "boneco de neve" em paciente portador de DATVP supracardíaca.

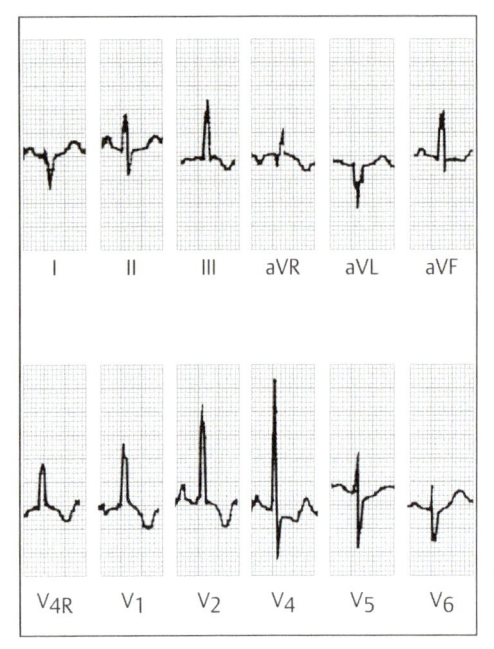

Fig. 16-5. O ECG mostra eixo do QRS desviado para a direita e sobrecarga ventricular direita com padrão rsR1' em V1.

Ecocardiografia

É o método mais frequentemente utilizado para o diagnóstico inicial de DAVP. A utilização do Doppler colorido auxilia na identificação das veias pulmonares e local de sua drenagem, tanto na forma total quanto parcial.

Na forma total é possível observar a presença de uma câmara coletora das veias pulmonares, posterior ao átrio esquerdo (Fig. 16-6).

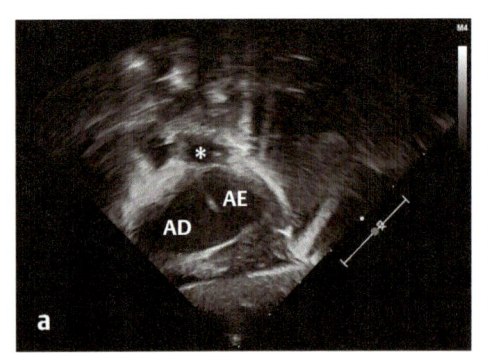

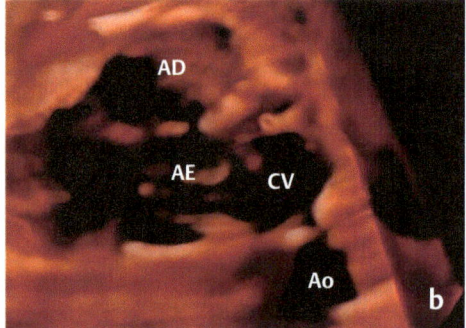

Fig. 16-6. Ecocardiograma pediátrico 2D (**a**) e 3D/4D fetal (**b**). com drenagem anômala total de veias pulmonares, forma cardíaca, mostra câmara coletora de veias pulmonares posterior ao átrio esquerdo. AD: átrio direito; AE: átrio esquerdo; CV: confluência venosa; *: câmara coletora; Ao: aorta.

Cateterismo Cardíaco, Angiotomografia e Ressonância Magnética
Podem ser utilizados para fornecer detalhes adicionais, quando o ecocardiograma não for suficiente para fornecer todas as informações.

TRATAMENTO
Forma Total
Tratamento clínico com diuréticos pode ser necessário em pacientes que desenvolvem quadro de insuficiência cardíaca, porém, o tratamento cirúrgico está indicado em todos os casos, assim que realizado o diagnóstico. A atriosseptostomia por cateterismo cardíaco pode ser realizada para aumentar a mistura ao nível atrial e melhorar a oxigenação, deixando o paciente mais estável para a cirurgia de correção.

O objetivo da cirurgia é restabelecer a conexão das veias pulmonares ao átrio esquerdo, evitando obstruções.

Pacientes com a forma obstrutiva apresentam quadro clínico crítico ao nascimento, necessitando de internação em unidade de tratamento intensivo para estabilização e correção cirúrgica.

Forma Parcial
Pacientes assintomáticos com pequeno *shunt* esquerda-direita não necessitam de cirurgia.

Shunt esquerda-direita significativo (Qp/Qs maior que 2:1) e sobrecarga de volume do ventrículo direito indicam necessidade de cirurgia.

LEITURAS SUGERIDAS
Brandão LF, Queres JFM, Matoso LB, Lucas E. ECG nas cardiopatias congênitas mais frequentes. In: Mallet AR, Muxfeldt ES. Eletrocardiograma: da graduação à prática clínica. Rio de Janeiro: Thieme Revinter Publicações; 2019.

Geva T, Van Praagh S. Anomalies of the pulmonary veins. In: Moss and Adams' Heart Disease in infants, children, and adolescents: including the fetus and young adult. 7th ed. Philadelphia, PA: Lippincott Williams and Wilkins; 2008.

Júnior Araújo E, Bravo-Valenzuela NJM. Peixoto AB. Perinatal Cardiology-Part 2. Cingapura: Bentham Science Publishers; 2020. v. 1.

Park MK. Cyanotic congenital heart defects. In: Park MK, Salamat M. Park's pediatrics cardiology for practitioners. 7. ed. Philadelphia: Elsevier; 2021. p. 186-9.

TRUNCUS ARTERIOSUS

Gesmar Volga Haddad Herdy ▪ Eliane Lucas
Aldalea Ribeiro de Sousa
Aurea Lucia Alves de Azevedo Grippa de Souza

ENTENDENDO

Truncus arteriosus (TA), também chamado de tronco arterial comum, é uma cardiopatia caracterizada por uma única saída dos ventrículos que dá origem às artérias coronárias, artérias pulmonares e à aorta ascendente. Em quase todos os casos existe ampla comunicação interventricular que se localiza logo abaixo da valva truncal.

INCIDÊNCIA

O TA é uma patologia conotruncal rara e representa 1 a 1,5% de todas as cardiopatias congênitas. O diabetes *mellitus*, fenilcetonúria, tabagismo no primeiro trimestre e a carência de ácido fólico são condições pré-natais associadas à maior incidência do TA.

MORFOLOGIA

O espectro morfológico do TA é amplo, principalmente relacionado com a origem dos ramos pulmonares. O TA é composto por uma via de saída ventricular única através de um vaso arterial, chamado de vaso truncal, de onde se originam as artérias coronárias, pulmonares e sistêmicas. O vaso truncal possui uma válvula truncal (VT) em continuidade fibrosa com a valva mitral, e a VT pode ser tri, bi ou quadricúspide em 60%, 30% e 10% dos casos, respectivamente. Os folhetos da valva truncal são bastante espessados e displásicos, podendo gerar graus variáveis de disfunção, porém, mais frequentemente, a insuficiência valvar. Podemos encontrar o vaso truncal com origem biventricular ou mais relacionado com o ventrículo direito por cavalgamento do septo interventricular. Habitualmente a comunicação interventricular (CIV) é ampla e de mau alinhamento. A origem do tronco e ramos pulmonares pode ter ampla variação, e assim temos a classificação de Collett e Edwards que mostram os tipos de TA:

- *Tipo I*: O tronco pulmonar se origina do vaso truncal e se divide em artéria pulmonar direita e esquerda;
- *Tipo II*: ramos pulmonares originam-se separadamente no vaso truncal;
- *Tipo III*: ausência dos ramos pulmonares e suprimento por meio de colaterais sistêmicas;
- *Tipo IV*: *truncus arteriosus* associado à interrupção do arco aórtico (Figs. 17-1 e 17-2).

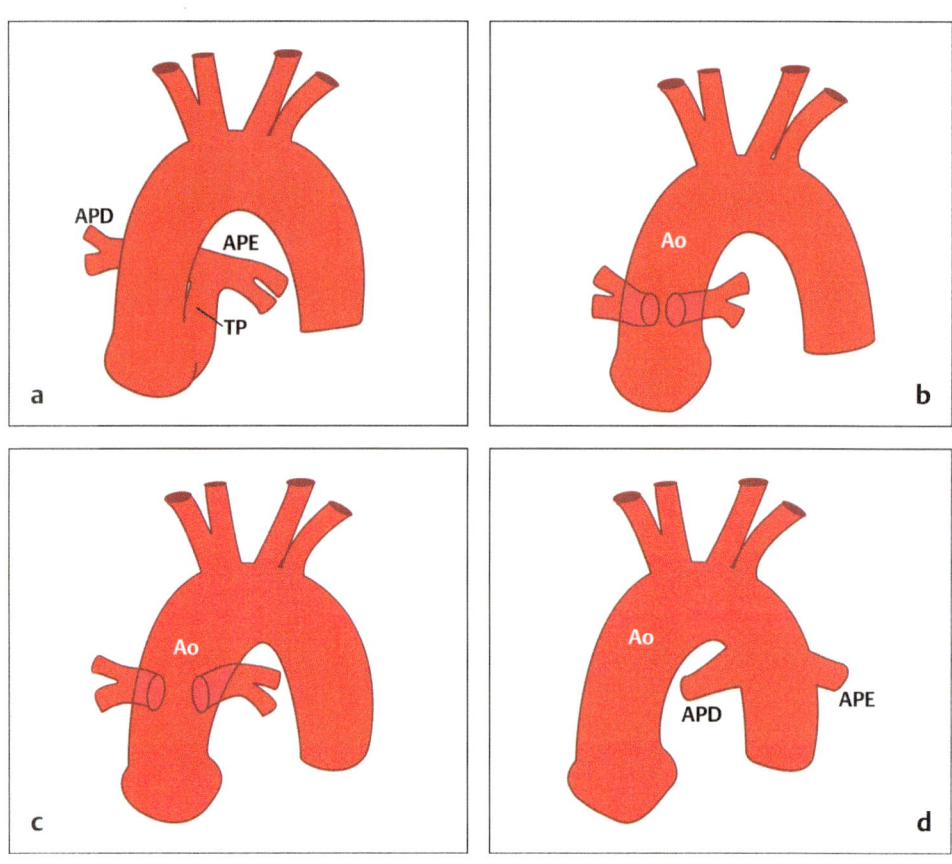

Fig. 17-1. Tipos de *truncus arteriosus*. (**a**) Tipo I: tronco pulmonar comum se origina do vaso truncal e se divide em artéria pulmonar direita e esquerda. (**b**) Tipo II: ramos pulmonares originam-se separadamente no vaso truncal. (**c**) Tipo III: um dos ramos pulmonares está ausente, com presença de colaterais sistêmicas. (**d**) Tipo IV: atualmente classificado como atresia pulmonar com CIV, se associa à interrupção do arco aórtico. Ao: aorta; APD: artéria pulmonar direita; APE: artéria pulmonar esquerda; TP: tronco pulmonar.

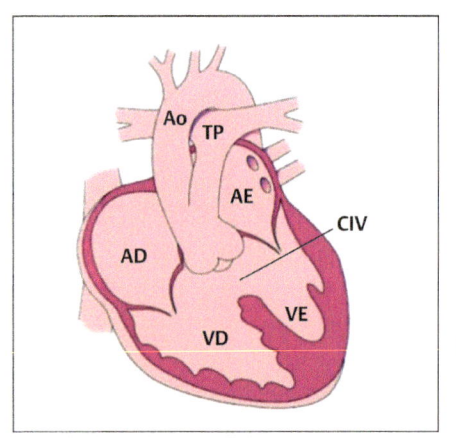

Fig. 17-2. *Truncus arteriosus* Tipo I. AD: átrio direito; AE: átrio esquerdo; Ao: aorta; CIV: comunicação interventricular; VD: ventrículo direito; VE: ventrículo esquerdo.

QUADRO CLÍNICO
Na fase intrauterina o TA permanece estável, na maioria dos casos, até o nascimento, porém, pode apresentar ICC intraútero ou hidropisia, nos raros casos de regurgitação severa da valva truncal. A principal manifestação clínica após o nascimento é a **cianose** que ocorre nas primeiras semanas de vida, em função da mistura sanguínea entre os ventrículos e a resistência vascular pulmonar (RVP) ainda elevada. Após a queda da RVP ocorre aumento significativo do fluxo pulmonar e assim surgem os sinais de **ICC e congestão pulmonar**. O exame cardiovascular mostra pulsos periféricos amplos, e raramente pulsos ausentes em membros inferiores, exceto quando TA associado à coartação da aorta ou interrupção do arco aórtico. O precórdio hiperdinâmico com sopro sistólico audível no foco pulmonar associado a sopro diastólico de grau variável, em função da regurgitação da valva truncal. Observa-se a 2ª bulha única pela inexistência do componente pulmonar.

EXAMES COMPLEMENTARES
Radiologia
A radiografia de tórax demonstra aumento da área cardíaca e hiperfluxo pulmonar. O mediastino superior se apresenta alargado, em função da disposição do vaso truncal. Raramente podemos ter o TA associado à estenose dos ramos pulmonares e, assim, o padrão do fluxo pulmonar é reduzido (Fig. 17-3).

Eletrocardiograma
No TA com hiperfluxo pulmonar teremos a presença de aumento biatrial com predomínio do átrio esquerdo e sobrecarga biventricular. Na TA com hipofluxo pulmonar os achados do ECG são similares à tetralogia de Fallot: eixo elétrico desviado para a direita e sobrecarga do ventrículo direito.

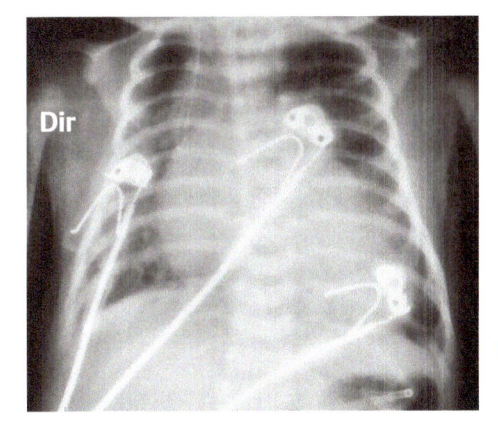

Fig. 17-3. Radiografia de tórax mostra cardiomegalia, mediastino superior alargado e padrão de hiperfluxo pulmonar.

Ecocardiografia

A ecocardiografia é um excelente método diagnóstico de TA e, atualmente, com o avanço tecnológico podemos suspeitar de TA ainda na vida intrauterina.

No plano longitudinal do ventrículo esquerdo (VE) identificamos um vaso único dilatado (vaso truncal) com ampla comunicação interventricular (CIV) com extensão para a via de saída. Este vaso único cavalga o septo interventricular. As artérias coronárias e pulmonares originam-se desse vaso.

No eixo curto paraesternal caracterizamos a valva truncal normalmente possuindo três ou quatro folhetos. Através do Doppler colorido podemos verificar se a válvula truncal apresenta insuficiência ou estenose. O átrio esquerdo e o ventrículo estão dilatados com sinais de sobrecarga de volume. A identificação das origens das artérias pulmonares permite separar os 3 tipos de TA como mostra na classificação. Podemos encontrar variações anatômicas do arco aórtico (AA): AA à direita, interrupção do AA ou coarctação da aorta (Figs. 17-4 e 17-5).

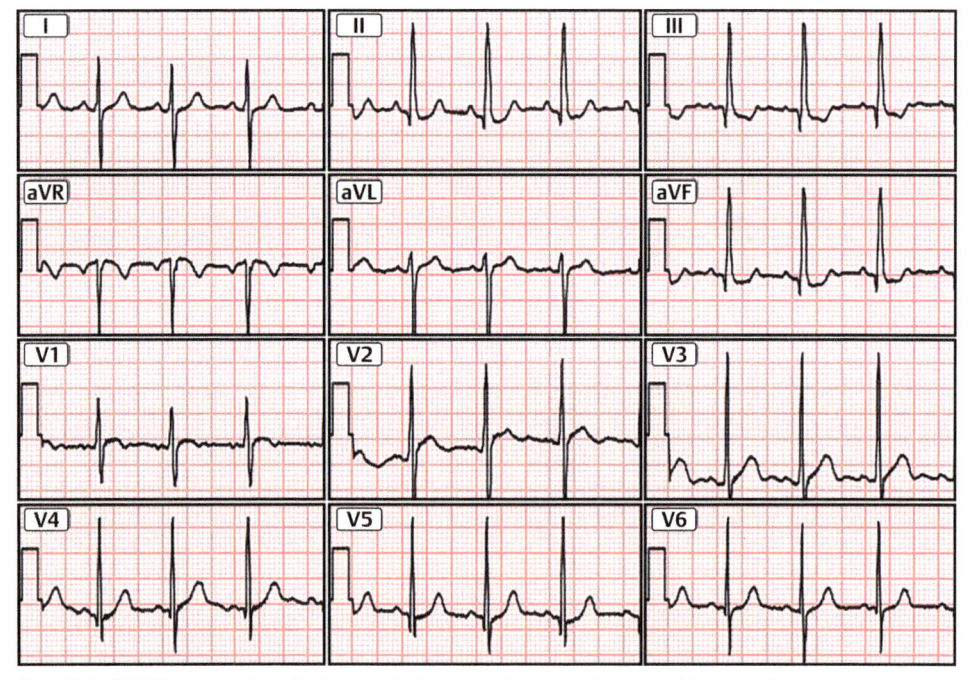

Fig. 17-4. O ECG mostra eixo elétrico desviado para a direita e sobrecarga biventricular.

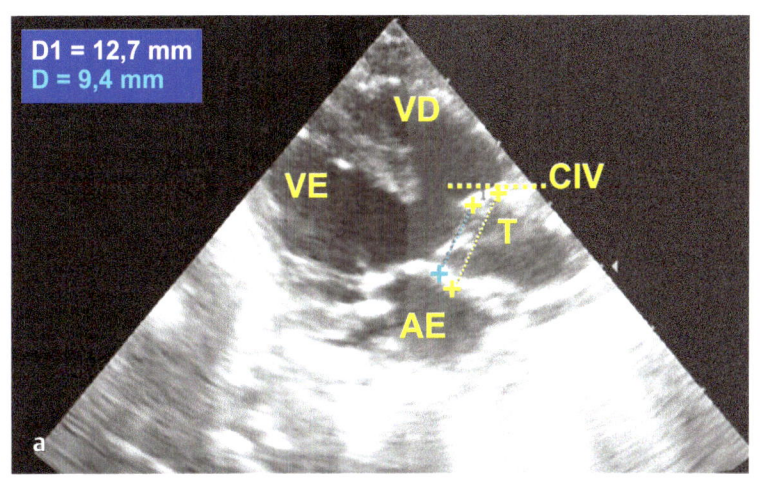

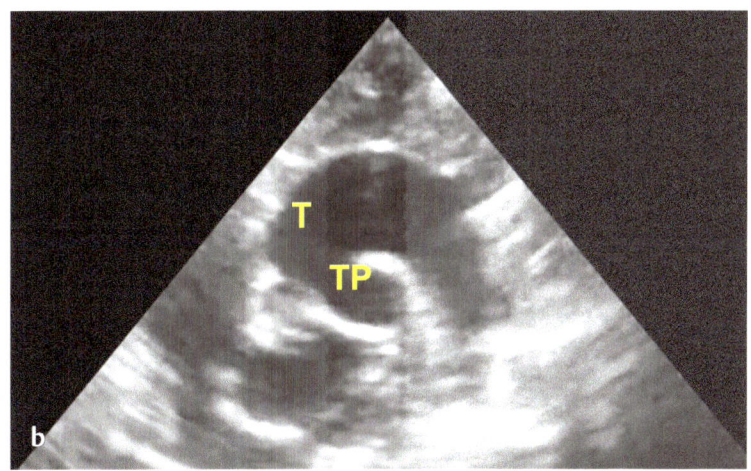

Fig. 17-5. (a,b) No plano supraesternal longitudinal observamos o tronco pulmonar (TP) conectado diretamente do vaso truncal (T), característica ecocardiográfica do *truncus arteriosus* Tipo I. AE: átrio esquerdo; VD: ventrículo direito; VE: ventrículo esquerdo; CIV: comunicação interventricular.

Ressonância Magnética e Angiotomografia

São exames de excelência para análise de detalhes anatômicos de TA, porém, devemos avaliar os riscos do procedimento, pois muitas vezes temos a necessidade de sedação/anestesia nos pacientes pequenos.

ANOMALIAS ASSOCIADAS

Anomalias Cardíacas

- Arco aórtico à direita (30%);
- Interrupção do arco aórtico (continuidade ductal com aorta descendente);
- Ausência de uma das artérias pulmonares, em geral no lado do arco aórtico;
- Defeito do septo atrioventricular;
- Atresia tricúspide ou mitral.

Associações Extracardíacas
- Síndrome de DiGeorge;
- Anomalias renais (hidroureter);
- Má rotação intestinal;
- Malformações esqueléticas;
- Fenda labial;
- Dolicocefalia;
- Ausência de baço.

TRATAMENTO

O tratamento do TA é a correção cirúrgica nos dois primeiros meses de vida em decorrência de insuficiência cardíaca e, principalmente, a evolução rápida para hipertensão pulmonar. A cirurgia utiliza a técnica de Rastelli, isto é, a conexão do ventrículo direito ao tronco pulmonar ou ramos, através de tubo valvulado. A CIV é fechada, permitindo que o ventrículo direito fique conectado ao tronco da artéria pulmonar ou aos ramos, e o ventrículo esquerdo à neoaorta, antigo vaso truncal. Na presença de grave insuficiência da valva truncal pode ser feita a substituição da válvula por prótese. Outras lesões associadas podem necessitar de correção simultânea principalmente envolvendo o arco aórtico (coarctação da aorta, interrupção do arco aórtico). Nos casos de hipertensão pulmonar severa (síndrome de Eisenmenger) é contraindicada a correção cirúrgica.

LEITURAS SUGERIDAS

Araújo Jr. E, Bravo-Valenzuela NJM, Peixoto AB (Ed.). Perinatal Cardiology - Part 1 and 2. Singapura: Bentham Science Publishers; 2020.

Brandão LF, Queres JFM, Matoso LB, Lucas E. ECG nas cardiopatias congênitas mais frequentes. In: Mallet AR, Muxfeldt ES. Eletrocardiograma: da graduação à prática clínica. Rio de Janeiro: Thieme Revinter Publicações; 2019. p. 295-307.

Correia P. Genetics and congenital heart disease. In: Araujo Júnior E, Bravo-Valenzuela NJ, Peixoto AB (Eds.). Perinatal Cardiology - Part 1. Singapore: Bentham Science Publishers; 2020. p. 459-77.

Innocenzi AM. Tomografia e ressonância magnética cardíaca para pacientes com cardiopatia congênita. In: Loureiro TN, Silva AE. Cardiologia pediátrica. Série Pediatria Soperj. 2. ed. Barueri: Manole; 2019. p. 115-31.

Leite MFM, Silva AEA, Bergman F. Cardiopatias congênitas cianóticas com baixo fluxo pulmonar. In: Loureiro TN, Silva AE. Cardiologia pediátrica. Série Pediatria Soperj. 2. ed. Barueri: Manole; 2019.

Miyague NI, Binotto CN, Mateus SMC. Reconhecimento e condutas nas cardiopatias congênitas. In: Silva LR, Campos Jr D, Burns DAR, Vaz ES, Borges WG (Eds.). Tratado de pediatria: Sociedade Brasileira de Pediatria. 4. ed. Barueri: Manole; 2017.

Park MK. Cyanotic congenital heart defects. In: Park MK, Salamat M. Park's pediatrics cardiology for practitioners. 7. ed. Philadelphia: Elsevier; 2021. p. 208-11.

DUPLA VIA DE ENTRADA NA CONEXÃO ATRIOVENTRICULAR UNIVENTRICULAR

Gesmar Volga Haddad Herdy
Nathalie J. M. Bravo-Valenzuela
Carla Verona Barreto Farias
Aurea Lucia Alves de Azevedo Grippa de Souza

ENTENDENDO

Caracteriza-se por ser uma condição em que um dos ventrículos é a câmara ventricular dominante e funcional e o outro ventrículo é rudimentar e não funcional. A câmara ventricular principal ou dominante é responsável por manter as circulações sistêmica e pulmonar. Essa condição é tradicionalmente chamada de ventrículo único. Entretanto, como na maioria dos corações com fisiologia univentricular é possível identificar os dois ventrículos (rudimentar e dominante), os termos conexão atrioventricular univentricular ou, ainda, ventrículo único funcional tornam-se mais apropriados.

A dupla via de entrada na conexão atrioventricular (AV) univentricular ocorre quando ambos os átrios conectam-se ao ventrículo dominante por meio de duas valvas AV, sendo o tipo mais frequente quando a massa ventricular dominante é morfologicamente do tipo esquerdo (VE).

INCIDÊNCIA

Trata-se de cardiopatia congênita (CC) rara e complexa, ocorrendo em 0,2% dos nascidos vivos com CC. A forma mais comum de conexão AV univentricular é a dupla via de entrada para VE (ventrículo dominante com morfologia de VE) com discordância ventriculoarterial (VA). Entretanto, a dupla via de entrada para câmara principal tipo VE (DVEVE) com concordância ventriculoarterial, chamada de coração de Holmes, é uma forma rara de DVEVE. Outras associações comuns na DVEVE são: obstrução subaórtica, obstrução ao fluxo da artéria pulmonar e anormalidades da condução AV.

MORFOLOGIA

Caracteriza-se, morfologicamente, por um ventrículo dominante e outro ventrículo rudimentar ou hipoplásico. O septo interventricular é rudimentar (forame bulboventricular) ou ausente.

Ventrículo Hipoplásico
Aquele que não apresenta um ou mais dos três componentes que constituem um ventrículo normal:

1. Via de entrada;
2. Via de saída;
3. Porção trabecular.

CLASSIFICAÇÃO
Quanto à Morfologia da Câmara Ventricular Dominante
- *Tipo VE:* câmara dominante com morfologia de VE (Fig. 18-1a);
- *Tipo VD:* câmara dominante com morfologia de VD (Fig. 18-1b);
- *Tipo indeterminado*: câmara dominante com morfologia indeterminada (Fig. 18-1c).

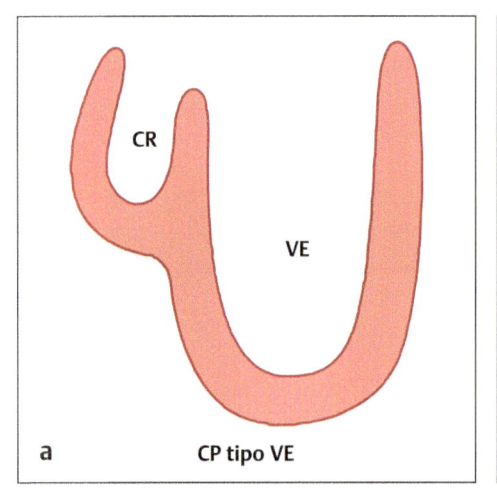

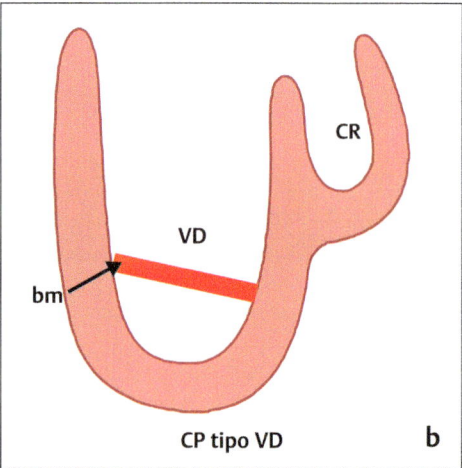

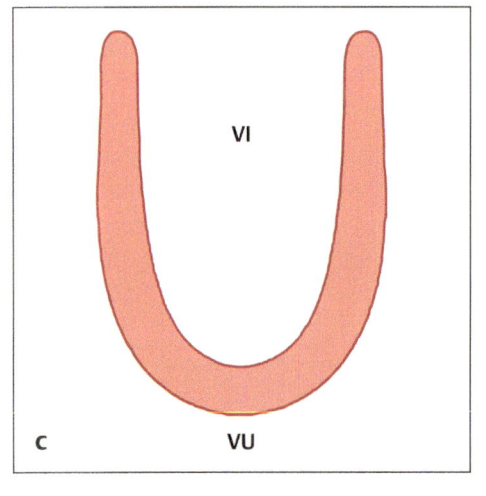

Fig. 18-1. Desenhos esquemáticos demonstrando os tipos de conexão AV univentricular quanto à morfologia da massa ventricular dominante ou principal. (**a**) Câmara principal (CP) com morfologia de ventrículo esquerdo (VE) (posterior e menos trabeculada). (**b**) Câmara principal com morfologia de ventrículo direito (VD) (anterior e com banda moderadora). (**c**) Morfologia da massa ventricular indeterminada ou clássico ventrículo único (VU) com câmara rudimentar não identificada.
CR: Câmara rudimentar; VI: ventrículo indeterminado.

Quanto à Conexão Atrioventricular
- *Dupla via de entrada:* ambas as valvas atrioventriculares conectam-se ao ventrículo principal ou dominante (Fig. 18-2a).
- *Ausência de conexão AV:* completa obstrução de via de entrada ventricular à D ou à E (atresia tricúspide ou mitral) (Fig. 18-2b).
- *Conexão AV comum:* valva AV comum ou única (Fig. 18-2c).

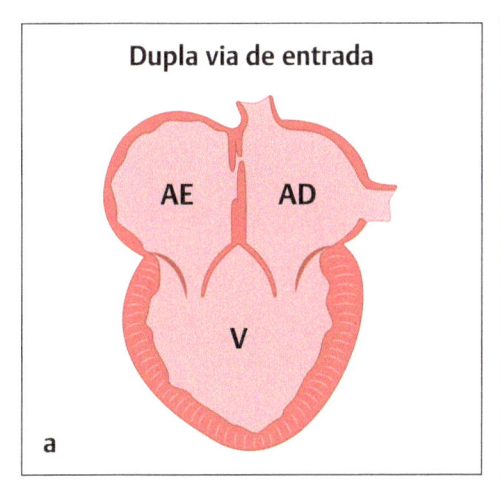

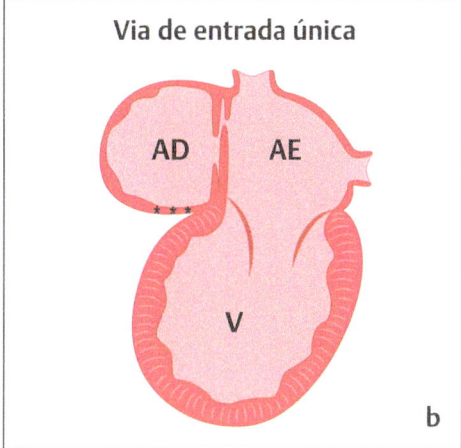

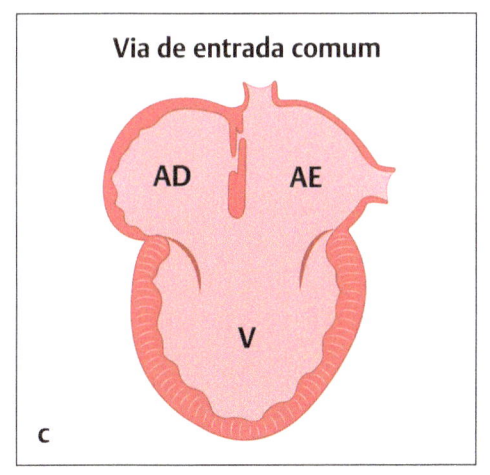

Fig. 18-2. Desenhos esquemáticos demonstrando os tipos de conexão AV univentricular.
(a) Dupla via de entrada para a câmara principal ou dominante. (b) Ausência de conexão AV à direita ou à esquerda. (c) Conexão AV comum (valva AV única ou comum).

Quanto à Conexão Ventriculoarterial (VA)

Os tipos de conexão VA (concordante, discordante, dupla via de saída da câmara dominante, dupla via de saída da câmara rudimentar e via de saída única) estão ilustrados na Figura 18-3. A via de saída única ventricular ocorrer pode ocorrer por presença de um tronco arterial comum (*truncus arteriosus*) ou por atresia valvar (aórtica ou pulmonar).

QUADRO CLÍNICO

Depende da presença ou não de obstrução ao fluxo de via de saída ventricular.

Quando não há obstrução ao fluxo pulmonar, a cianose é discreta e ocorrem sintomas de IC como taquipneia, taquicardia, sudorese e déficit do ganho ponderal. Os sintomas em geral iniciam-se durante os primeiros 3 meses de vida e quando ocorrem no período neonatal precoce frequentemente estão relacionados com lesões cardíacas associadas, como: estenose subaórtica, coarctação da aorta e anormalidades da(s) valva(s) AV.

Quando há obstrução ao fluxo pulmonar, a cianose é mais evidente e poderá ser acentuada quando a obstrução for importante na ausência de canal arterial patente ou de circulação pulmonar colateral ausente.

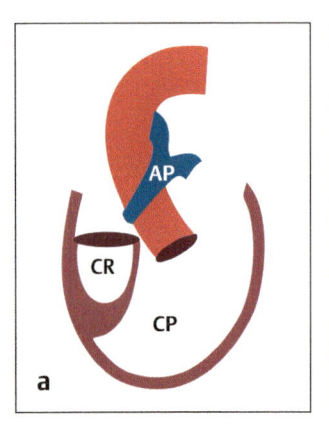

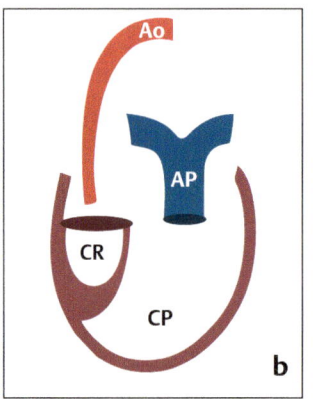

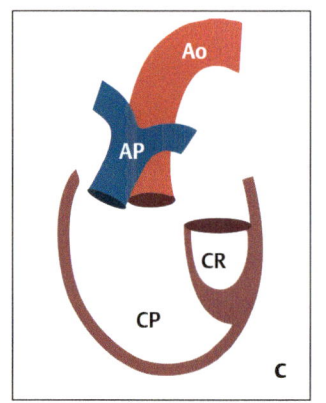

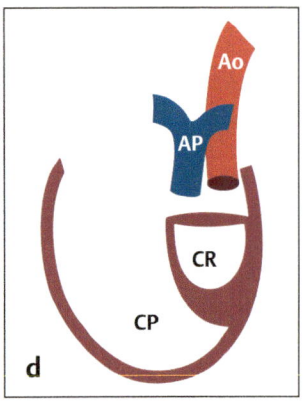

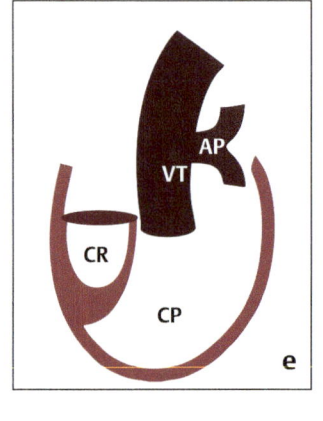

Fig. 18-3. Desenhos esquemáticos demonstrando os tipos de conexão VA nos corações com fisiologia univentricular: (**a**) Concordante. (**b**) Discordante. (**c**) Dupla via de saída da câmara principal (CP). (**d**) Dupla via de saída da câmara rudimentar (CR). (**e**) Via de saída única. Ao: aorta; VT: vaso truncal; AP: artéria pulmonar.

Na ausculta cardíaca, o sopro pode ser sistólico ejetivo, quando há obstrução ao fluxo de via de saída ventricular e diastólico do tipo ruflar diastólico quando não há obstrução e existe uma grande comunicação entre o ventrículo dominante e rudimentar. Nos casos com HP: a segunda bulha pode ser única e hiperfonética.

EXAMES COMPLEMENTARES
Radiografia de Tórax
Quando não há obstrução ao fluxo pulmonar: a área cardíaca pode estar aumentada com aumento do fluxo pulmonar, quando estão associadas lesões aórticas obstrutivas, podem estar presentes congestão venosa pulmonar e pneumonia.

Quando há obstrução ao fluxo pulmonar importante: redução do fluxo pulmonar. Nos casos com evolução para hipertensão arterial pulmonar (HP): inversão da trama vascular pulmonar (pobreza de fluxo pulmonar na periferia pulmonar).

Eletrocardiograma
No ECG observamos os complexos QRS semelhantes na maioria das derivações precordiais, achado incomum em outras CC. Pode haver um bloqueio AV de primeiro a segundo graus. Além disso, pode causar arritmias como taquicardias supraventriculares (Fig. 18-4).

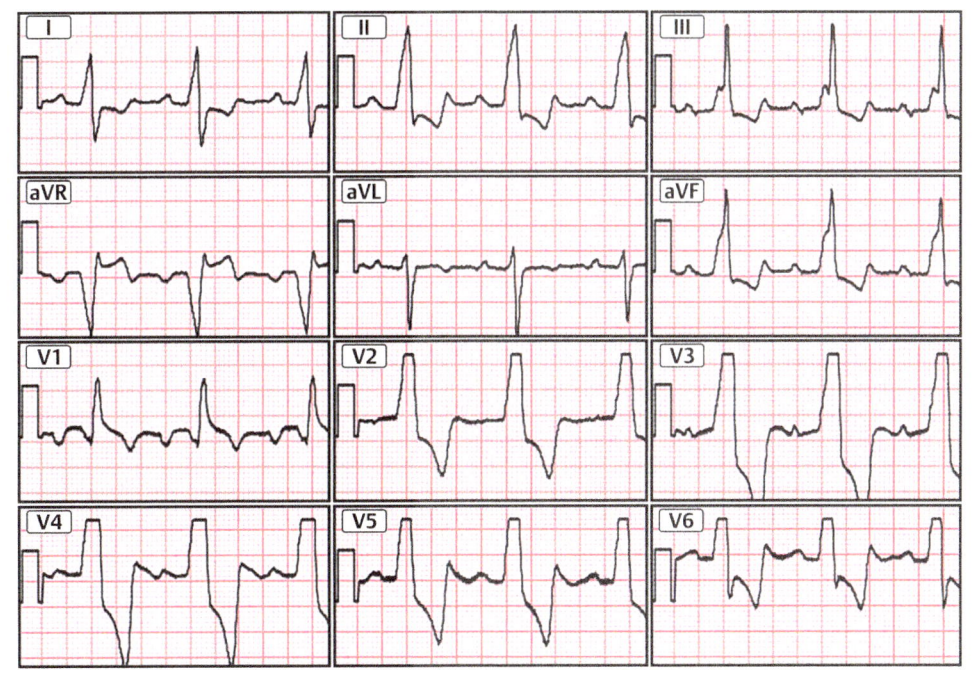

Fig. 18-4. ECG de um paciente com dupla via de entrada com câmara dominante tipo VD e atresia pulmonar. Observe o predomínio do VD com R amplo em precordiais direitas (V1 e V2), distúrbio de condução do ramo direito e PR longo (BAV 1º grau).

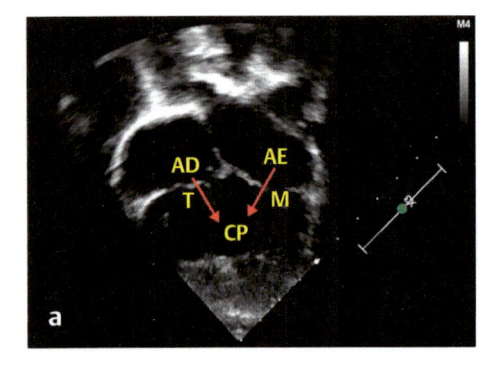

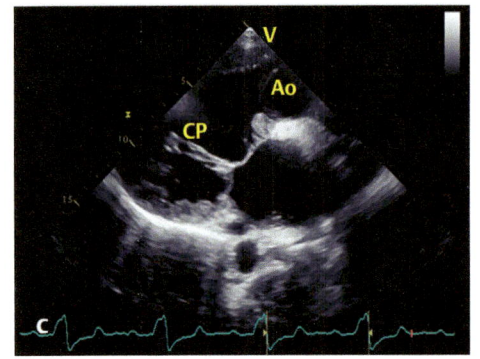

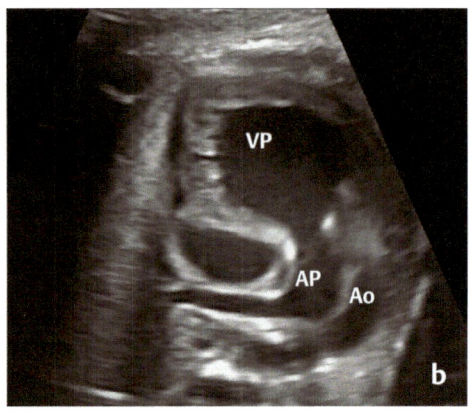

Fig. 18-5. (a) Ecocardiograma transtorácico, plano de 4 câmaras, em paciente com dupla via de entrada ventricular. **(b)** Ecocardiograma transtorácico mostrando dupla via de saída da câmara principal. **(c)** Ecocardiograma de portador de via de saída única da câmara principal (via de saída pela aorta, pois a artéria pulmonar está atrésica). AD: átrio direito; AE: átrio esquerdo; Ao: aorta; AP: artéria pulmonar; CP: câmara principal; M: valva mitral; T: valva tricúspide.

Ecocardiografia

A ecocardiografia possibilita o diagnóstico da conexão AV univentricular, a análise morfofuncional da(s) valva(s) AV, o tipo de conexão VA e identificar lesões cardíacas associadas. O plano paraesternal apical de 4 câmaras é importante para a avaliação do tipo e modo de conexão AV e a desproporção entre as cavidades ventriculares (dominante e rudimentar) ou, mais raramente, a presença de apenas um ventrículo. Os planos paraesternal eixo curto dos ventrículos e subcostal auxiliam na identificação da morfologia da câmara dominante. O plano paraesternal de eixo longo e curto possibilita a análise dos tratos de via de saída ventricular. O Doppler permite a avaliação de lesões obstrutivas, disfunção valvar e lesões de *shunt* associadas, como, por exemplo, a CIA e o PCA (Fig. 18-5).

Ressonância Magnética
Cateterismo Cardíaco

A RM e o cateterismo cardíaco (CAT) podem ser utilizados para detalhamento diagnóstico de avaliação dos casos com anatomia complexa e anomalias do arco aórtico. A RM possibilita, também, estimar com acurácia os volumes ventriculares e cálculos de débito cardíaco e função do ventrículo dominante. O CAT é uma ferramenta útil para identificar colaterais sistêmico-pulmonares e para cálculos de resistência e pressão pulmonar, sendo os últimos necessários em casos com suspeita de HP e, em geral, antes da anastomose cirúrgica cavopulmonar total. O cateterismo terapêutico permite o implante de *stent* no canal arterial em casos com circulação sistêmica ou pulmonar dependente de canal arterial, assim como dilatação de valvas VA e vasos.

Anomalias Associadas

Anomalias associadas ocorrem na grande maioria dos ventrículos únicos e a apresentação clínica difere segundo as repercussões hemodinâmicas. Podemos citar:

- Transposição das grandes artérias (85% dos casos);
- Estenose pulmonar subvalvular ou valvular ou atresia pulmonar;
- Comunicação interatrial;
- Defeito atrioventricular;
- Estenose subaórtica;
- Anomalias do arco aórtico;
- Anomalias da posição cardíaca (dextrocardia ou mesocardia).

Rararamente associa-se a anomalias extracardíacas e alterações cromossômicas.

DIAGNÓSTICO DIFERENCIAL – TRATAMENTO

No período neonatal, depende do trato de via de saída ventricular:

A) Bandagem da artéria pulmonar (Fig. 18-6a);
B) *Shunt* sistêmico-pulmonar (Blalock-Taussig) (Fig. 18-6b);
C) Aortoplastia.

Em geral, entre 3 e 6 meses de vida realiza-se anastomose entre a veia cava superior e a artéria pulmonar – operação de Glenn: anastomose cavopulmonar parcial – (Fig. 18-7). Por volta de 2 a 4 anos de idade, é completada a anastomose cavopulmonar com o fluxo da veia cava inferior direcionada à circulação pulmonar – operação de Fontan: anastomose cavopulmonar total (Fig. 18-8).

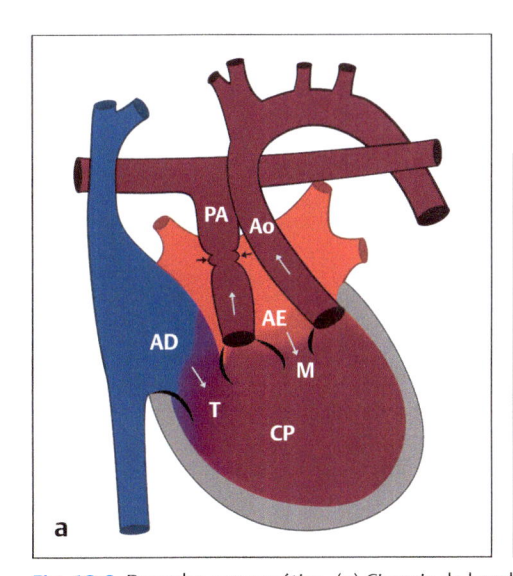

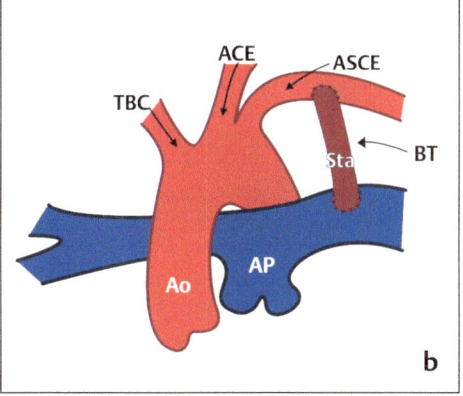

Fig. 18-6. Desenho esquemático. (**a**) Cirurgia de bandagem da artéria pulmonar. (**b**) Cirurgia de Blalock-Taussig. BT: Blalock Taussig. AE: átrio esquerdo; AD: átrio direito; Ao: aorta; AP: artéria pulmonar; M: valva mitral; T: valva tricúspide; CP: câmara principal; TBC: tronco braquiocefálico; ACE: artéria carótida esquerda; ASCE: artéria subclávia esquerda; Sta: tubo goretex.

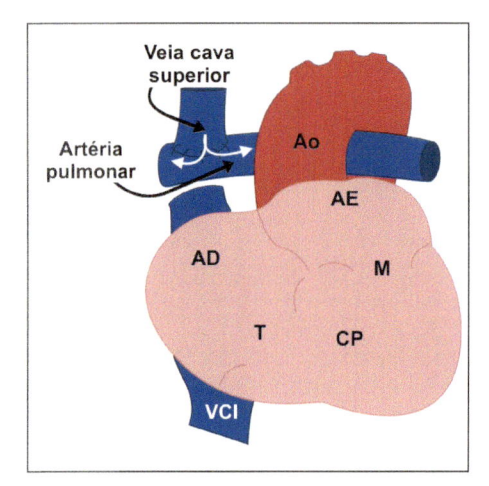

Fig. 18-7. Cirurgia de Glenn bidirecional.
AD: átrio direito; AO: aorta; M: valva mitral;
T: valva tricúspide; CP: câmara principal; VCI: veia cava inferior.

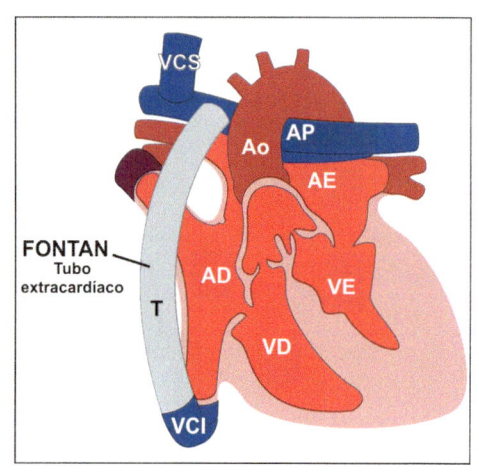

Fig. 18-8. Cirurgia de Fontan (anastomose cavopulmonar total). T: tubo externo (extracardíaco) que conecta a VCI à artéria pulmonar; AD: átrio direito; AE: átrio esquerdo; AP: artéria pulmonar; VD: ventrículo direito; VE: ventrículo esquerdo; VCS: veia cava superior; VCI: veia cava inferior.

LEITURAS SUGERIDAS

Anderson RH, Cook AC. Morphology of the functionally univentricular heart. Cardiol Young. 2004;16(S1):3-8.

Anderson RH, Macartney FJ, Stark JF, et al. Classification and nomenclature of congenital heart defects. In: Surgery for congenital heart defects. 3rd ed. John Wiley & Sons; 2006. p. 3-11.

Bravo-Valenzuela NJM, Lucas E, Silva AEAE, Farias CVB. Atlas De Ecocardiografia Fetal. Rio de Janeiro: Thieme-Revinter; 2021. 1. p. 276.

Innocenzi AM. Tomografia e ressonância magnética cardíaca para pacientes com cardiopatia congênita. In: Loureiro TN, Silva AE. Cardiologia pediátrica. Série Pediatria Soperj. 2. ed. Barueri: Manole; 2019. p. 115-31.

Muñoz-Castellanos L, Espinola-Zavaleta N, Keirns C. Anatomy Echocardiographic correlation double inlet left ventricle. J Am Soc Echocardiogr. 2005;18:237-43.

Shiraishi H, Silverman NH. Echocardiographic spectrum of double inlet ventricle: evaluation of the interventricular communication. J Am Coll Cardiol. 1990;15(6):1401-8.

Wilkinson JL, Anderson RH. Anatomy of functionally single ventricle. World Journal of Pediatric and Congenital Heart Surgery. 2015; 3(2):159-64.

ATRESIA TRICÚSPIDE

Gesmar Volga Haddad Herdy ■ Aldalea Ribeiro de Sousa
Nathalie J. M. Bravo-Valenzuela

ENTENDENDO
Atresia tricúspide (AT) é caracterizada pela agenesia ou apenas pelo desenvolvimento rudimentar da válvula tricúspide e da via de entrada do ventrículo direito, de modo que não haja conexão direta entre o átrio direito (AD) e o ventrículo direito (VD). Na região da válvula tricúspide geralmente existe um diafragma fibromuscular e, menos frequentemente, uma membrana fibrosa.

INCIDÊNCIA
A AT constitui aproximadamente 1 a 4% de todas as cardiopatias congênitas (CC), com prevalência de 0,08 em cada 1.000 nascimentos. É a terceira CC cianogênica mais comum, após a tetralogia de Fallot e a transposição dos grandes vasos da base (TGA).

MORFOLOGIA
Na maioria dos casos de AT existe um espessamento fibromuscular característico na junção atrioventricular direita e ausência das cúspides valvares. O retorno venoso sistêmico segue para o átrio esquerdo (AE) através de uma comunicação interatrial ou um forame oval patente. A AT apresenta um "leque" de apresentações dependendo das lesões associadas como, por exemplo, a comunicação interventricular e as obstruções das vias de saída ventriculares. A CIV é, em geral, muscular de via de entrada. Pode-se encontrar obstrução da via de saída do VD a nível subpulmonar e valvar. Outro aspecto importante na AT é a conexão ventriculoarterial que pode ser normorrelacionada, discordante ou tipo dupla via de saída. Estes aspectos morfológicos servem de base para a classificação de Edwards (Quadro 19-1 e Fig. 19-1).

O tipo mais frequente é o tipo IB (atresia tricúspide com posição normal dos grandes vasos e estenose/hipoplasia pulmonar) em 2/3 dos casos; o segundo mais comum (20%) é o tipo IIC (atresia tricúspide com d-TGA e artérias pulmonares normais).

Quadro 19-1. Classificação de Edwards

Lesões associadas	
Tipo I	
Conexão ventriculoarterial concordante	I A – AP sem CIV I B – EP e CIV restritiva I C – CIV sem EP
Tipo II	
Conexão ventriculoarterial discordante com grandes artérias com relação tipo D-transposição	II A – AP e CIV II B – EP e CIV II C – CIV sem EP
Tipo III	
Conexão ventriculoarterial discordante com grandes artérias com relação tipo L-transposição	Conexão da Ao com o ventrículo morfologicamente direito posicionado à esquerda

AO: aorta; AP: atresia pulmonar; CIV: comunicação interventricular; EP: estenose pulmonar; D: dextro; L: levo.

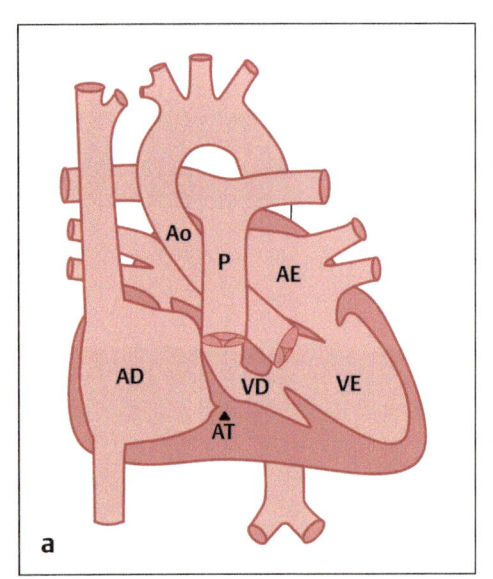

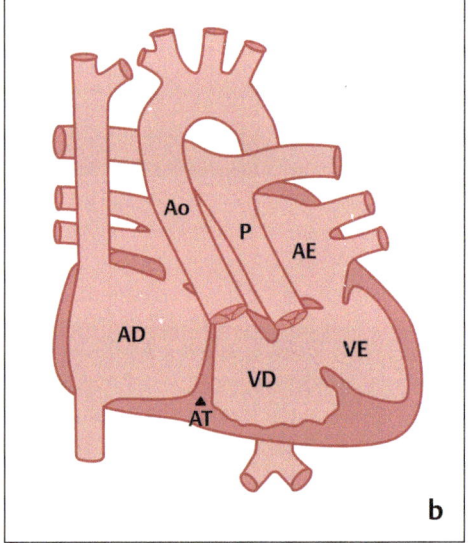

Fig. 19-1. Diagrama dos tipos de AT. (**a**) AT tipo I (conexão ventriculoarterial concordante). (**b**) AT tipo II (conexão ventriculoarterial discordante/D- transposição). AD: átrio direito; AE: átrio esquerdo; Ao: aorta; AT: atresia tricúspide; P: pulmonar; VD: ventrículo direito; VE: ventrículo esquerdo.

FISIOPATOLOGIA

Na atresia tricúspide, o sangue venoso flui do AD para o AE por meio de uma comunicação atrial, necessária para a sobrevivência. O átrio direito está dilatado e hipertrófico. Do átrio esquerdo, o sangue chega ao ventrículo esquerdo.

Podem ocorrer crises cianóticas se o tamanho da via de saída do VD (VSD) diminuir ou se a estenose subpulmonar evoluir. Nos casos de atresia pulmonar, a constrição do canal arterial leva ao agravamento da cianose.

QUADRO CLÍNICO E EXAME FÍSICO

O quadro clínico depende da gravidade das lesões e das anomalias associadas.

O grau de cianose é determinado pela magnitude do fluxo pulmonar e pela saturação venosa sistêmica.

Quando há obstrução importante ao fluxo sanguíneo pulmonar, com dependência do canal arterial, a cianose aparece precocemente no período neonatal, associada à restrição funcional e/ou anatômica do mesmo. Para os bebês com atresia tricúspide e transposição das grandes artérias (TGA), a cianose pode ser relativamente discreta, refletindo o hiperfluxo pulmonar. Em bebês com lesões extremas associadas à coarctação e/ou interrupção do arco aórtico podem evoluir para colapso cardiovascular, assim como nos casos de comunicação interatrial (CIA) muito restritiva e fluxo sistêmico inadequado.

Habitualmente os pacientes com atresia tricúspide evoluem com obstrução pulmonar progressiva, com cianose e crises hipoxêmicas que vão indicar má evolução das lesões.

Na avaliação clínica a cianose é, em geral, o sinal mais aparente, dependendo dos fluxos em via de saída dos ventrículos e do tamanho da CIA.

Os pulsos periféricos apresentam-se normais, aumentados ou diminuídos. Quando aumentados podem estar associados a um canal arterial amplo. Com diferenças de amplitudes nos membros superiores e inferiores é indicativo de associação a CoAo. Se a amplitude estiver diminuída em todos os membros, pode haver TGA e CIV restritiva, o que produz estenose subaórtica com obstrução ao fluxo sistêmico.

O *ictus cordis* é propulsivo, decorrente da sobrecarga do ventrículo esquerdo. Frêmitos podem ser palpáveis em borda esternal esquerda nos casos de estenose pulmonar e/ou CIV restritivas.

A primeira bulha cardíaca geralmente é única e proeminente e a segunda suave ou totalmente ausente na presença de estenose ou atresia pulmonar. Se houver fluxo sanguíneo pulmonar excessivo, a segunda bulha cardíaca pode ser amplamente dividida.

Um sopro sistólico rude (regurgitação) no 3º a 4º espaço intercostal (EIC) paraesternal esquerdo é um sinal da presença de CIV. Se houver estenose pulmonar ou obstrução da via de saída do ventrículo direito, um sopro sistólico de ejeção também pode ser auscultado no 2º EIC paraesternal esquerdo. Pacientes com atresia pulmonar e obstrução importante ao fluxo sistêmico não apresentam sopro ou apenas o sopro contínuo referente ao fluxo pelo canal arterial.

EXAMES COMPLEMENTARES
Radiografia de Tórax

Ampla variação das apresentações dependendo do tipo de AT. Quando o fluxo pulmonar é reduzido, encontramos uma área cardíaca normal com diminuição da vascularização pulmonar. Na AT com fluxo pulmonar aumentado temos aumento da área cardíaca e também da vasculatura pulmonar.

Um sinal bastante característico na AT é o aumento do bordo cardíaco direito como um sinal de aumento do átrio direito, principalmente quando houver um *shunt* atrial restritivo. Se houver transposição dos grandes vasos temos a característica de coração na forma de "ovo deitado" e com pedículo vascular estreito, há congestão pulmonar e cardiomegalia. O arco médio escavado está presente na AT com estenose ou atresia pulmonar (Fig. 19-2).

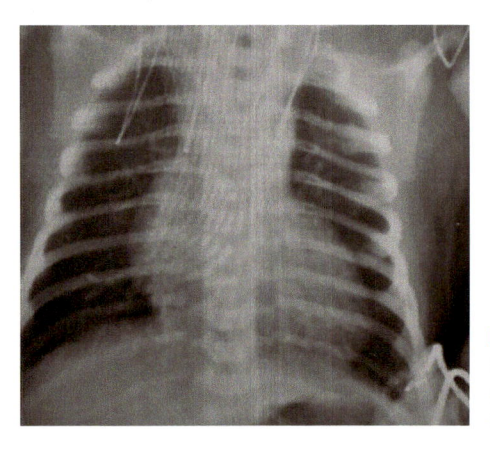

Fig. 19-2. Na radiografia de tórax da AT observamos o aumento do bordo cardíaco direito em função do aumento do átrio direito. Presença de arco médio escavado e hipofluxo pulmonar.

Eletrocardiograma

O eixo do QRS desviado para a esquerda é uma característica da AT. A onda P apiculada mostra a presença de átrio direito aumentado. Sinais de hipertrofia do ventrículo esquerdo com ondas Q profundas e R amplas nas precordiais esquerdas também estão presentes (Fig. 19-3).

Ecocardiografia

O corte apical de 4 câmaras permite visualizar a ausência de conexão entre o átrio e ventrículo direito, com fluxo ao Doppler somente pela valva mitral. Demonstrando também

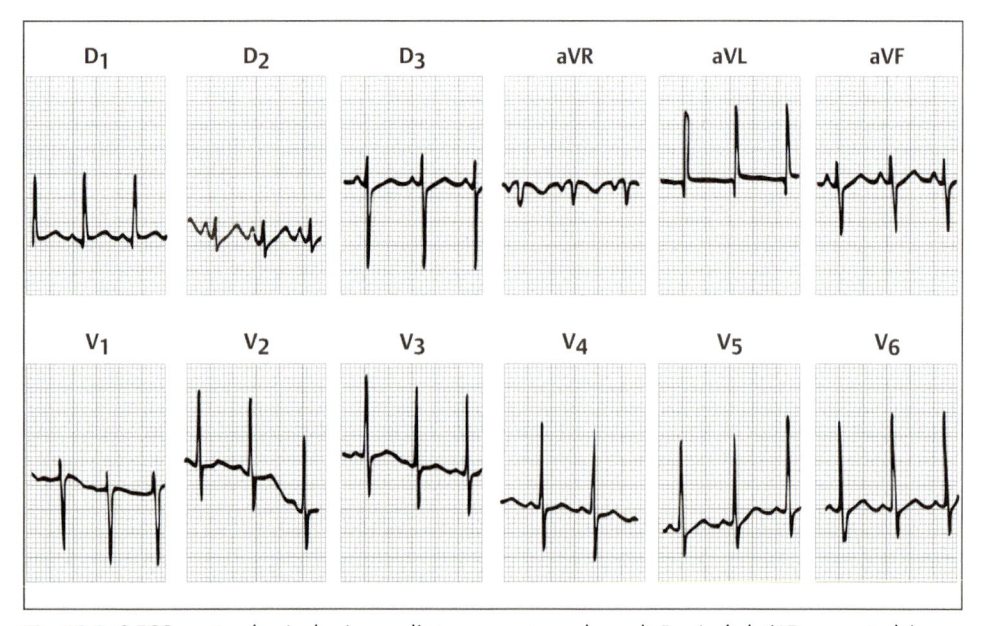

Fig. 19-3. O ECG mostra desvio do eixo cardíaco para a esquerda, onda P apiculada (AD aumentado) e sobrecarga ventricular esquerda.

o desbalanceamento entre os ventrículos, ventrículo esquerdo dilatado e o direito hipoplásico. No estudo da valva tricúspide podem verificar a presença de membrana imperfurada, de um assoalho muscular átrio ventricular ou a existência de cúspides e aparato tensor valvar, sendo esta severamente hipoplásica (Fig. 19-4).

Avaliando a CIV, deve-se estimar tamanho, localização e evidência de obstrução ao Doppler pulsado e colorido, tanto no plano apical de 4 câmaras, no paraesternal longitudinal e no eixo curto (Fig. 19-5). Este último também demonstra a conexão ventriculoarterial, o tamanho do ventrículo direito e a presença e gravidade de obstrução da via de saída desse ventrículo, assim como a presença de canal arterial patente. A estimativa do gradiente pressórico pela estenose subpulmonar ou subaórtica deve ser feita utilizando-se o Doppler.

Na posição subcostal (subxifoide), é ideal para avaliar o septo interatrial, com suas características de tamanho, localização e presença de possível restrição de fluxos entre os átrios. O plano supraesternal avalia bem a presença de coarctação da aorta (em geral associada à discordância ventriculoarterial com CIV restritiva) e o canal arterial (longo e estreito com fluxo esquerda para direita: nos casos sem restrição ao fluxo pulmonar).

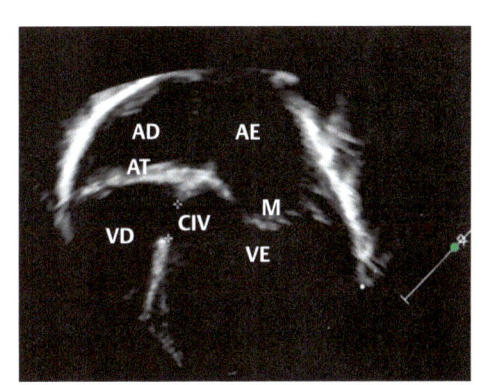

Fig. 19-4. A imagem ecocardiográfica no plano apical de 4 câmaras demonstra ampla comunicação interventricular (CIV) e ausência da conexão atrioventricular direita em decorrência de atresia tricúspide (AT). AD: átrio direito; AE: átrio esquerdo; M: valva mitral; VD: ventrículo direito; VE: ventrículo esquerdo.

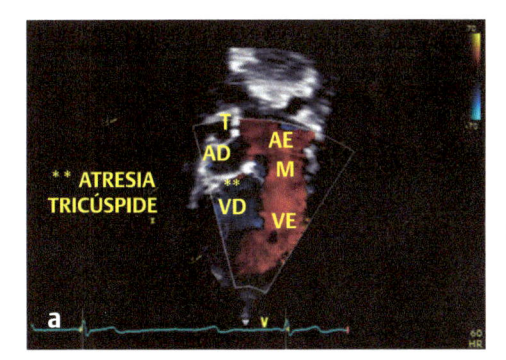

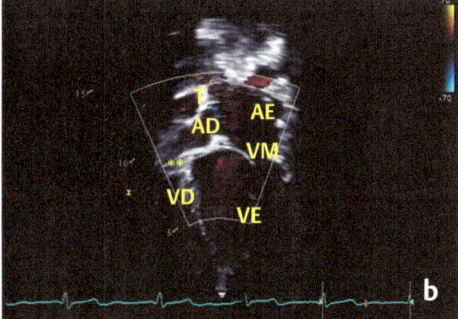

Fig. 19-5. (a-b) Ecocardiografia no plano apical de 4 câmaras em um caso de AT operada (cirurgia de Fontan). Observe o fluxo colorido ao Doppler pela valva mitral e a ausência de fluxo pela conexão atrioventricular direita em decorrência de AT. Presença de tubo Fontan no átrio direito. T: tubo Fontan; AD: átrio direito; AE: átrio esquerdo; *** atresia tricúspide; CIV: comunicação interventricular; M: valva mitral; VD: ventrículo direito; VE: ventrículo esquerdo; CIA: comunicação interatrial.

Quando há estenose ou atresia pulmonar, a determinação do tamanho da artéria pulmonar e a lateralidade do arco aórtico são informações importantes para posterior terapêutica cirúrgica (*shunt* sistêmico pulmonar).

TRATAMENTO

Os recém-nascidos com grave hipoxemia devem ser tratados de imediato com infusão de prostaglandina E1 para manter a patência do canal arterial e manter uma boa perfusão pulmonar. Esse grupo evolui para a colocação de *shunt* sistemicopulmonar (Blalock-Taussig modificado) após estudo adequado pelo ecocardiograma, em alguns casos complexos por cateterismo cardíaco. Nos casos com *shunt* interatrial restritivo é necessária atriosseptostomia por cateter-balão (Rashkind) ou cirúrgica. Posteriormente, estão indicadas:

A) Operação de Glenn bidirecional (anastomose da veia cava superior direita e/ou esquerda às artérias pulmonares direita e/ou esquerda;
B) Cirurgia de Fontan ou anastomose cavopulmonar total (conexão da cava inferior conectada) à circulação pulmonar após etapa anterior.

Em geral, essas etapas são realizadas, em geral, entre 3-6 meses de vida e entre 2-4 anos de idade, respectivamente.

O tratamento sempre deve seguir com os seguintes objetivos: manter fluxo pulmonar e sistêmico adequado, preservar a função miocárdica e a integridade do leito vascular pulmonar (preparando para *shunt* cavopulmonar) e reduzir os riscos de complicações cardiopulmonares (como endocardite e tromboembolismo).

LEITURAS SUGERIDAS

Araújo Jr. E, Bravo-Valenzuela NJM, Peixoto AB (Eds.). Perinatal cardiology-Part 2. Cingapura: Bentham Science Publishers; 2020.
Binotto MA, Aiello VD. Atresia tricúspide, atresia mitral, ventrículo único e afins. In: Cardiopatias congênitas – Guia prático de diagnóstico, tratamento e condutas geral. Editores da série: Jose Antonio Ramires e Roberto Kalil Filho. Editora Atheneu; 2014.
Lok JM, Spevak PJ, Nichols D. Tricuspid atresia. In: Critical heart disease in infants and children. 2nd ed. Editora Mosby; 2006.
Lopes LM. Ecocardiografia pediátrica. Rio de Janeiro: Livraria e Editora Revinter, 2014. 1. p. 109-15.
Santana MV. Cardiopatias congênitas no RN. 3. ed. rev. e ampliada. Editora Atheneu; 2014. p. 259-68.

ANOMALIA DE EBSTEIN

CAPÍTULO 20

Gesmar Volga Haddad Herdy ■ Carla Verona Farias
Anna Esther Araujo e Silva

ENTENDENDO
Na anomalia de Ebstein da valva tricúspide ocorrem malformações que levam à falha no correto fechamento desta valva atrioventricular, tendo como consequência a regurgitação tricúspide, que leva a grande aumento do átrio direito e do ventrículo direito (Fig. 20-1).

INCIDÊNCIA
A incidência da anomalia de Ebstein na população geral está em torno de 1 para cada 20.000 nascidos vivos. Na vida fetal representa de 3 a 7% das cardiopatias congênitas, entretanto, nas formas graves pré-natais, a taxa de óbitos é muito alta.

ANATOMIA
Na anomalia de Ebstein ocorre uma falha na separação das cúspides septal e posterior da valva tricúspide do miocárdio do ventrículo direito, falha na delaminação. Como consequência, essas cúspides, a septal e a posterior, estão deslocadas inferiormente em relação ao anel tricúspide, em direção à ponta do coração. A cúspide anterior mantém sua inserção normal na região do anel valvar. Quanto maior o deslocamento da valva tricúspide e mais

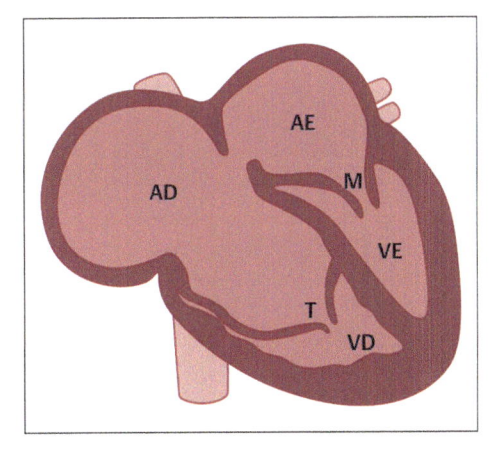

Fig. 20-1. Desenho esquemático da anomalia de Ebstein. AD: Átrio direito; AE: átrio esquerdo; VD: ventrículo direito; VE: ventrículo esquerdo; T: valva tricúspide; M: valva mitral.

Quadro 20-1. Classificação Morfológica de Carpentier para a Anomalia de Ebstein

	Característica Morfológicas
Tipo A	Aderência das cúspides septal e posterior, sem restrição do volume funcional do VD
Tipo B	VD atrializado com cúspide anterior normal
Tipo C	Cúspide anterior estenótica
Tipo D	Atrialização de todo o VD, exceto uma pequena porção infundibular deste VD

precoce, mais graves serão os sintomas. A porção proximal, ou de entrada do ventrículo direito, apresenta-se em continuidade com o átrio direito, formando a região atrializada do ventrículo direito.

A parede do ventrículo direito, que fica entre o anel tricúspide e a valva deslocada, é fina e dilatada. O átrio direito é tanto mais dilatado e hipertrofiado quanto maior for a insuficiência tricúspide.

O tronco da pulmonar pode ser pequeno se o volume do VD for reduzido e houver hipofluxo acentuado. A obstrução da via de saída do ventrículo direito, como estenose ou atresia pulmonar (que pode ser funcional), ocorre em 40% dos casos de anomalia de Ebstein.

A anomalia mais comum associada pós-natal é o forame oval patente ou comunicação interatrial, que pode levar a um desvio de sangue da direita para a esquerda com consequente cianose.

A comunicação interventricular perimembranosa e o miocárdio não compactado do ventrículo esquerdo também podem estar presentes.

O Quadro 20-1 exemplifica as apresentações anatômicas da anomalia de Ebstein quanto à classificação descrita por Carpentier *et al*.

FISIOPATOLOGIA

Pacientes portadores da anomalia de Ebstein, independentemente da gravidade da doença, apresentarão a regurgitação tricúspide como mecanismo fisiopatológico principal. Quanto maior a regurgitação tricúspide, maior será a sobrecarga volumétrica, principalmente do átrio direito e do VD atrializado, levando à cardiomegalia e diminuição do fluxo sanguíneo ejetado pelo ventrículo direito, com consequente obstrução da via de saída do ventrículo direito.

A dilatação e a sobrecarga volumétrica levam à diminuição da função do VD, há redução do débito do VD, reduzindo a pré-carga do ventrículo esquerdo, reduzindo assim o débito cardíaco.

O aumento da pressão atrial direita, dependendo da magnitude da regurgitação tricúspide, leva a um desvio de sangue do AD para o AE por uma CIA ou FOP, resultando em baixa saturação arterial de O_2. A presença de algum grau de hipoplasia da via de saída do VD ou atresia pulmonar funcional associada à resistência vascular pulmonar elevada na circulação de transição fetal agrava a cianose em neonatos sintomáticos.

Em pacientes com atresia pulmonar anatômica, o fluxo sanguíneo para a circulação pulmonar se dá pelo canal arterial pérvio, sendo, neste caso, cardiopatia dependente do canal arterial.

QUADRO CLÍNICO

A anomalia de Ebstein apresenta uma sintomatologia bastante variada, que depende, principalmente dos seguintes fatores:

- Anatomia do aparato valvar tricúspide;
- Tamanho e função do ventrículo direito (VD);
- Presença da comunicação interatrial (CIA);
- Presença da regurgitação tricúspide e seus efeitos hemodinâmicos;
- Grau de *shunt* AD/AE através da CIA.

Pode cursar desde morte intraútero até a apresentação clínica de um adolescente assintomático quando há um leve deslocamento do orifício de abertura da tricúspide.

Nos neonatos encontramos graus variados de **cianose**, que, em geral, diminui após os primeiros dias, ao cair a resistência vascular pulmonar. Nos casos de cianose severa a circulação pulmonar geralmente é ducto-dependente, com um VD incapaz de manter débito pulmonar. Na faixa etária de lactentes observa-se disfunção ventricular direita com taquicardia, taquipneia e hepatomegalia. Nos pré-escolares com sintomatologia mais leve encontra-se sopro sistólico de regurgitação tricúspide. Os adolescentes pouco sintomáticos podem ser a queixa clínica inicial de baixa tolerância ao esforço e taquiarritmias.

É importante, no curso clínico da anomalia de Ebstein, reconhecer os sintomas de gravidade como: cianose severa; episódios de tromboembolismo cerebral e/ou pulmonar e as taquiarritmias.

EXAMES COMPLEMENTARES

Radiografia de Tórax

Em casos mais graves no período neonatal, há cardiomegalia importante por aumento de cavidades direitas, principalmente do AD e a presença de hipofluxo pulmonar, e hipoplasia dos pulmões. Crianças maiores podem apresentar graus variados de aumento da área cardíaca, dependendo da gravidade da doença (Fig. 20-2).

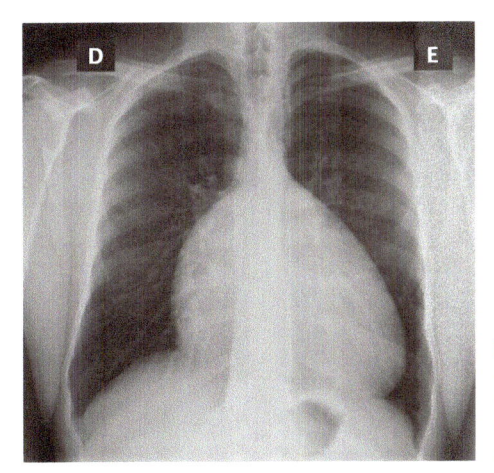

Fig. 20-2. A radiografia de tórax demonstra aumento significativo da área cardíaca à custa do átrio direito e padrão de hipofluxo pulmonar. D: lado direito do paciente; E: lado esquerdo do paciente.

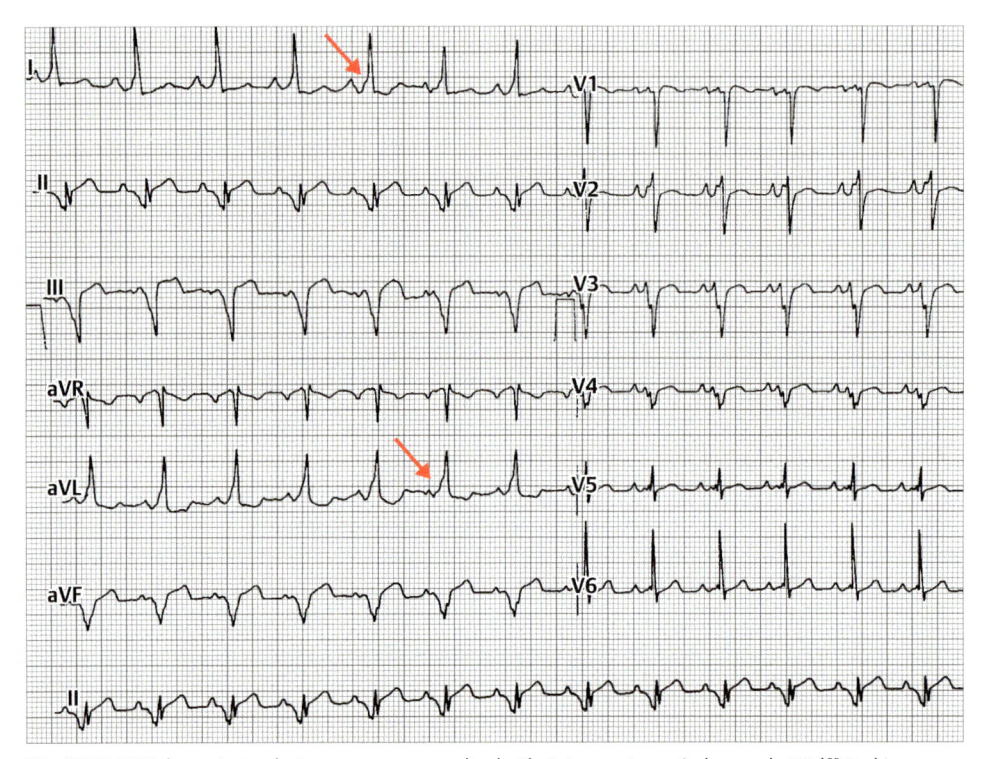

Fig. 20-3. ECG de paciente de 9 anos com anomalia de Ebstein mostra a síndrome de Wolff-Parkinson-White com achados característicos: PR curto (0,10 s) e a onda delta (setas vermelhas).

Eletrocardiograma

Na maioria há alterações no ECG, com uma onda P apiculada por sobrecarga atrial direita, intervalo PR prolongado, indicando anomalias da condução em partes proximais do sistema de condução e bloqueio de ramo direito.

A presença de onda delta e intervalo PR curto indicando pré-excitação ventricular, ou Wolf-Parkinson-White, ocorre em 26% dos pacientes (Fig. 20-3).

Ecocardiografia

No plano subcostal de 2 câmaras avalia-se o tamanho do AD, e a direção do desvio de sangue em nível atrial. Ainda no plano subcostal podemos avaliar o tamanho do VD.

No plano de 4 câmaras observa-se aumento da área cardíaca em razão do aumento do átrio direito, e da porção atrializada do VD.

As cúspides septal e posterior da válvula tricúspide são deslocadas inferiormente do anel da válvula tricúspide, em direção ao ápice do coração, e se originam no miocárdio do VD. A cúspide anterior mantém sua ligação normal ao anel valvar, podendo este ser redundante. A região proximal do VD é contínua com o verdadeiro AD e forma uma porção atrializada do VD (Fig. 20-4a).

O diagnóstico de anomalia de Ebstein é realizado no plano de 4 câmaras, medindo a distância linear entre o nível do anel tricúspide verdadeiro e o nível do orifício de abertura

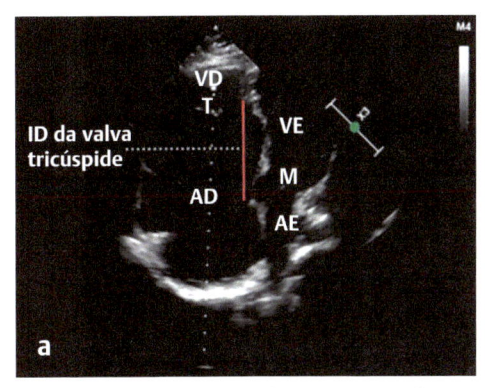

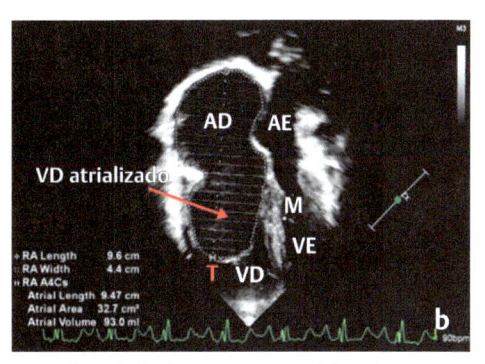

Fig. 20-4. (a) No plano apical de 4 câmaras observamos o índice do deslocamento apical da valva tricúspide (ID). AD: átrio direito; AE: átrio esquerdo; VD: ventrículo direito; VE: ventrículo esquerdo; M: válva mitral; T: valva tricúspide. **(b)** No plano apical de 4 câmaras observamos o deslocamento apical da valva tricúspide (T) e a porção atrializada do ventrículo direito (VD) – (seta vermelha). Observe a grande área/volume do átrio direito (AD) contendo a porção atrializada do VD (área: 32,7 cm^2/volume: 93 mL). AD: átrio direito contendo a porção atrializada do VD; AE: átrio esquerdo; VD: ventrículo direito; VE: ventrículo esquerdo; M: válva mitral; T: valva tricúspide.

da valva, índice de deslocamento, que quando maior que 8 mm/m^2 de superfície corpórea caracteriza a anomalia de Ebstein da valva tricúspide (Fig. 20-4b). Doppler colorido ajuda na detecção e na avaliação da regurgitação tricúspide. No plano de 4 câmaras também podemos detectar outras anomalias associadas, como a presença de miocárdio não compactado no ventrículo esquerdo.

Nos planos de via de saída do VD, dependendo da severidade do caso, podemos ter hipoplasia da valva, tronco e artérias pulmonares, é até mesmo atresia (funcional ou anatômica), com presença de canal arterial pérvio suprindo a circulação pulmonar.

É importante na ecocardiografia da anomalia de Ebstein quantificar as funções do VD e do VE.

A ecocardiografia pode auxiliar na avaliação da severidade da doença em recém-nascidos (RN). Segundo a graduação do *Great Ormond Street Score* (GOSE) descrita por Celermajer, podemos ter uma avaliação prognóstica. Esse escore é calculado obtendo-se a relação entre a área do AD e do VD atrializado, sobre a área do VD funcional, do AE e do VE, calculadas no plano apical de 4 câmaras no final da diástole. A relação entre o escore GOSE e o prognóstico está descrita no Quadro 20-2.

Quadro 20-2. Escore GOSE e Prognóstico em RNs com Anomalia de Ebstein

Escore GOSE	Prognóstico
Grau 1 – relação < 0,5	Muito bom
Grau 2 – relação 0,5 a 0,99	Bom – sobrevida > 92%
Grau 3 – relação 1 a 1,49	Reservado – mortalidade precoce em 10%, e de 45% na infância
Grau 4 – relação > 1,5	Muito ruim – 100% de mortalidade

Adaptado de Abuhamad, 2016.

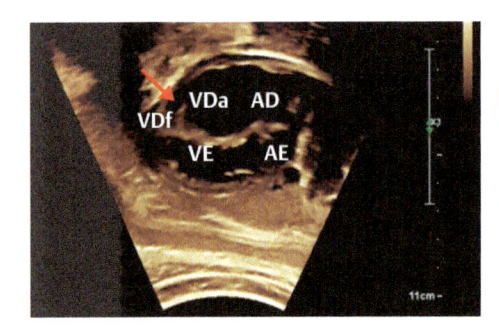

Fig. 20-5. Anomalia de Ebstein: ecocardiograma fetal no plano de 4 câmaras. Observe o deslocamento apical da valva tricúspide (seta vermelha) resultando em um grande átrio direito (AD) – (que contém a porção atrializada do ventrículo direito [VD]) e um pequeno ventrículo direito funcional. AD: átrio direito; AE: átrio esquerdo; VDf: ventrículo direito funcional; VE: ventrículo esquerdo; VDa: porção atrializada do VD.

A ecocardiografia fetal possibilita o diagnóstico pré-natal, sendo o grau da regurgitação tricúspide um fator importante para o prognóstico (Fig. 20-5). Nos fetos com regurgitação tricúspide grave, o grande aumento da área cardíaca impede o crescimento pulmonar, acarretando hipoplasia pulmonar fetal, podendo evoluir para óbito fetal ou neonatal precoce.

Ressonância Magnética Cardíaca
Padrão-ouro para avaliar volume dos ventrículos esquerdo e direito, função do VD. Tem a capacidade de fazer a medida direta do fluxo pulmonar e sistêmico, além da quantificação do desvio de sangue do AD para o AE.

Cateterismo Cardíaco
Pode ser indicado se houver anomalias adicionais como estenose ou atresia pulmonar indica-se a realização de cateterismo intervencional (valvuloplastia pulmonar).

Se houver arritmias de alto risco como taquicardias supraventriculares recorrentes, pode ser necessário o estudo eletrofisiológico para realização de ablação das vias de condução acessórias, frequentes nesta patologia.

TRATAMENTO
Clínico
Nas formas graves de anomalia de Ebstein no período neonatal associadas ao hipofluxo pulmonar é indicada a prostaglandina E1 para manter o canal arterial pérvio e posterior à cirurgia paliativa (*shunt* sistêmico-pulmonar).

Nas apresentações da anomalia de Ebstein com insuficiência cardíaca congestiva estão indicadas as aminas e diuréticos. As arritmias, quando presentes, necessitam de tratamento antiarrítmico (amiodarona, propafenona, entre outros).

Cirúrgico
A cirurgia corretiva pode ser a plastia da valva, sendo, atualmente, a técnica mais utilizada na reconstrução cônica da valva tricúspide descrita pela equipe do Dr. José Pedro da Silva. É realizada uma plastia do megacúspide anterior da valva, sendo desinserido da parede do VD e do anel valvar totalmente, inclusive na região septal com uma plicatura do anel ao tamanho da base do cone. Em alguns casos mais graves, onde o VD é bastante hipoplásico, a opção cirúrgica é a correção univentricular (cirurgia de Fontan) onde é feito *shunt* cavopulmonar. Menos frequentemente é a realização de troca valvar por prótese.

LEITURAS SUGERIDAS

Abuhamad A, Chaoui R. Ebstein anomaly, tricuspid valve dysplasia, and tricuspid regurgitation. In: Abuhamad A, Chaoui R. A practical guide to fetal echocardiography. 3rd ed. Philadelphia: Wolters Kluwer; 2016. p. 297-316.

Farias CVB. Anomalia de Ebstein e displasia da valva tricúspide. In: Bravo-Valenzuela NJM, Lucas E, Silva AEA, Farias CVB. Atlas de ecocardiografia fetal. Rio de Janeiro: Thieme Revinter Publicações; 2021. p. 151-7.

Paranon S, Acar P. Ebstein's anomaly of the tricuspid valve: from fetus to adult: congenital heart disease. Heart. 2008;94(2):237-43.

Qureshi MY, O'Leary PW, Connolly HM. Cardiac imaging in Ebstein anomaly. Trends Cardiovasc Med. 2018;28(6):403-4.

Sainathan S, da Fonseca da Silva L, da Silva J P. Ebstein's anomaly: contemporary management strategies. J Thorac Dis. 2020;12(3):1161-73.

Silva JP, Silva L da F, Moreira LF, et al. Cone reconstruction in Ebstein's anomaly repair: early and long-term results. Arq Bras Cardiol. 2011;97:199-208.

Yuan SM. Ebstein's anomaly: genetics, clinical manifestations, and management. Pediatr Neonatol. 2017;58(3):211-5.

SÍNDROME DA HIPOPLASIA DO CORAÇÃO ESQUERDO

Gesmar Volga Haddad Herdy ▪ Carla Verona Barreto Farias
Eliane Lucas

ENTENDENDO
A síndrome de hipoplasia do coração esquerdo (SHCE) é umas das formas mais severas de cardiopatia congênita, em que há hipodesenvolvimento das estruturas cardíacas à esquerda, causando importante redução do fluxo sanguíneo sistêmico, que é mantido por um canal arterial patente.

INCIDÊNCIA
Corresponde a 7,5% das cardiopatias congênitas em recém-nascidos, é responsável por 25% dos óbitos por cardiopatia congênita na primeira semana de vida. Em 10% dos casos existe associação a síndromes genéticas como: síndrome de Turner, trissomia do 18, síndrome de Jacobsen (deleção terminal 11q), entre outras.

Em 25 a 30% dos pacientes portadores de SHCE apresentam anormalidades do sistema nervoso central.

ANATOMIA
- Hipoplasia do ventrículo esquerdo;
- Valva aórtica estenótica ou atrésica;
- Aorta ascendente pequena ou hipoplásica, principalmente na atresia aórtica;
- Arco aórtico hipoplásico, podendo ser interrompido;
- A coarctação da aorta está presente em 80% dos casos de atresia aórtica;
- Canal arterial pérvio;
- Átrio esquerdo hipoplásico, com estenose ou atresia da valva mitral;
- Septo interatrial: forame oval pérvio restritivo ou comunicação interatrial restritiva ou não;
- Ventrículo direito (ventrículo principal) dilatado, com dilatação do tronco da artéria pulmonar (Fig. 21-1).

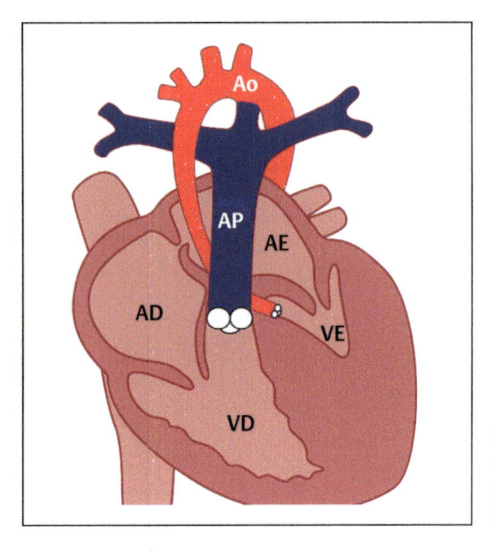

Fig. 21-1. Desenho esquemático da SHCE. AD: átrio direito; AE: átrio esquerdo; Ao: aorta; AP: artéria pulmonar; VD: ventrículo direito; VE: ventrículo esquerdo.

FISIOPATOLOGIA

Na SHCE, o ventrículo esquerdo hipoplásico é incapaz de manter o volume sistólico para perfundir a circulação sistêmica. Logo o sangue oxigenado do retorno venoso pulmonar que chega no AE é desviado para o AD através de uma comunicação entres os átrios (FOP ou CIA verdadeira), já que a cavidade ventricular esquerda é hipoplásica. No AD há mistura de sangue com baixo teor de oxigênio do retorno venoso sistêmico com sangue oxigenado do retorno venoso pulmonar.

Do AD esse volume de sangue aumentado atinge o VD, que se encontra dilatado pela sobrecarga volumétrica. A partir do VD o fluxo sanguíneo atinge o tronco da artéria pulmonar, e uma parte desse fluxo vai para a circulação pulmonar, e a outra parte, via canal arterial, perfunde a aorta descendente e, retrogradamente, a aorta transversa, a aorta ascendente e as artérias coronárias.

Para que haja bom funcionamento da circulação na SHCE, é imprescindível a existência de uma comunicação interatrial não muito restritiva e o canal arterial pérvio. A magnitude dos fluxos sistêmico e pulmonar dependerá da relação das resistências de cada circulação, visto que quando temos uma única cavidade responsável pelo débito das 2 circulações o fluxo irá, preferencialmente, para a de menor resistência. Logo, para termos uma boa perfusão sistêmica, é necessário que a pressão arterial pulmonar se mantenha moderadamente aumentada.

A queda na resistência pulmonar abaixo da sistêmica provocará um desvio de sangue via canal arterial para a circulação pulmonar, em detrimento da circulação na aorta ascendente, coronárias e aorta descendente, causando baixo fluxo cerebral, coronariano e sistêmico.

QUADRO CLÍNICO

Imediatamente após o nascimento, com a presença de uma comunicação entre os átrios não restritiva, a resistência vascular pulmonar ainda elevada e o canal arterial ainda pérvio, teremos, portanto, a perfusão sistêmica e pulmonar adequadas. Nesta situação inicial, o recém-nascido se apresenta pouco sintomático e com apenas a saturação de oxigênio levemente reduzida. O teste do coraçãozinho poderá sinalizar a SCEH nesta fase. Na ausculta cardíaca teremos a segunda bulha única e hiperfonética, por ausência do componente aórtico e hipertensão arterial pulmonar associada.

À medida que ocorre a queda fisiológica da pressão pulmonar, maior volume de sangue é desviado para a circulação pulmonar, há então hiperfluxo pulmonar com diminuição do fluxo sanguíneo sistêmico. O recém-nascido apresentará quadro de insuficiência cardíaca com desconforto respiratório, associado a sinais clínicos de baixo débito sistêmico como hipotensão, má perfusão periférica e pulsos globalmente reduzidos, que pioram com o fechamento do canal arterial.

Alguns recém-nascidos com SHCE podem apresentar, ao nascimento, quadro de hipoxemia severa quando a comunicação entre os átrios é muito restritiva ou o septo interatrial é intacto. Nesses pacientes há uma barreira para a passagem do sangue do retorno venoso pulmonar do AE para o AD, causando aumento da pressão no AE que é transmitida retrogradamente para o leito vascular pulmonar, levando à importante hipertensão arterial pulmonar de difícil tratamento, pois estes pacientes já apresentam alterações na vasculatura pulmonar e linfangiectasias pulmonares desde a vida intrauterina.

EXAMES COMPLEMENTARES
Radiografia de Tórax
A radiografia de tórax mostra padrão de hiperfluxo pulmonar com aumento da área cardíaca.

Nas crianças com comunicação interatrial restritiva ou septo interatrial intacto, a radiografia terá o padrão de congestão venosa e edema pulmonar, conferindo aspecto de vidro fosco.

Eletrocardiograma
Achados do ECG são: ritmo sinusal, eixo do QRS pode estar entre 180-360°, prolongamento do intervalo PR, ORS alargado, diminuição das forças esquerdas com onda S de menor amplitude em V1 e onda R com menor amplitude em V6, ausência de onda Q nas derivações inferiores (DII e aVF) e nas derivações laterais (V5 e V6), e pré-excitação, sendo a taquicardia supraventricular a arritmia mais frequente, podendo acometer 25% dos pacientes.

No entanto, segundo a literatura, 20% dos pacientes com SHCE podem ter o ECG normal para a idade.

Ecocardiografia
A ecocardiografia é capaz de fornecer todas as informações necessárias para um diagnóstico acurado desta cardiopatia.

No plano subcostal de 2 câmaras atriais, avaliamos o tamanho da comunicação entre os átrios e, ao Doppler colorido, a direção e a magnitude do fluxo do AE para o AD (Fig. 21-2).

No plano apical de 4 câmaras observa-se o VE hipoplásico e hipocontrátil, assim como o AE pequeno com uma valva mitral hipoplásica ou atrésica. E ainda neste plano de 4 câmaras avalia-se a função do ventrículo direito dilatado (ventrículo principal), e a funcionalidade da valva tricúspide ao Doppler colorido, quantificando a regurgitação da valva, quando presente (Fig. 21-3).

No plano apical de 5 câmaras ou no longitudinal eixo longo encontramos uma valva aórtica hipoplásica ou atrésica, com uma aorta ascendente também hipoplásica. Na avaliação do arco aórtico, podemos observar a aorta ascendente bastante hipoplásica, podendo ou não

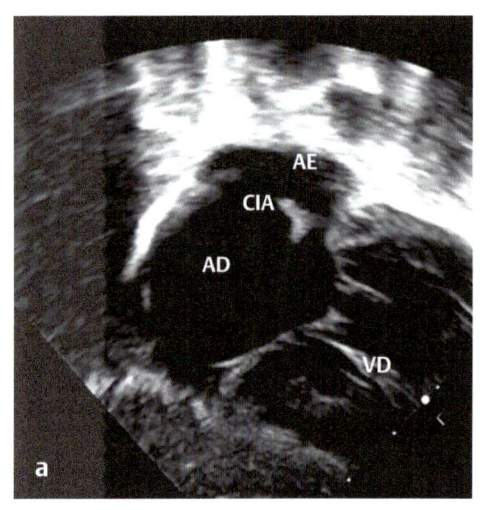

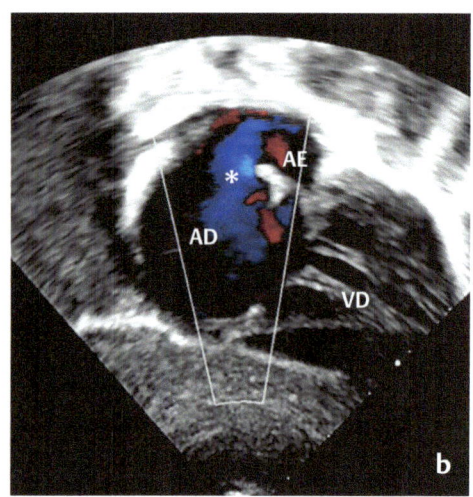

Fig. 21-2. (a) No plano subcostal observa-se a comunicação interatrial (CIA) de bom tamanho. (b) Com mapeamento a cores demonstra fluxo não restritivo do átrio esquerdo (AE) para o átrio direito (AD). VD: ventrículo direito.

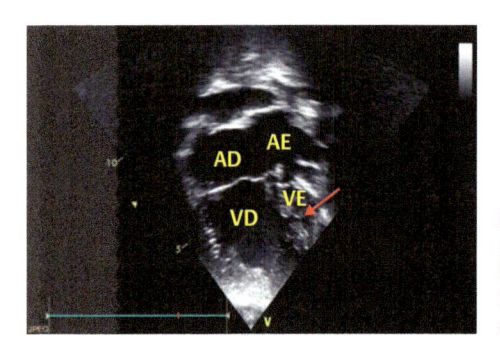

Fig. 21-3. Ecocardiograma no plano de 4 câmaras mostra concordância atrioventricular com hipoplasia acentuada do ventrículo esquerdo (VE) – (seta vermelha). AD: átrio direito; AE: átrio esquerdo; VD: ventrículo direito.

haver coarctação da aorta. Na presença de atresia aórtica observamos ao Doppler colorido a perfusão da aorta ascendente sendo feita através do fluxo retrógrado proveniente do canal arterial, que também deve ser avaliado ao ecocardiograma, principalmente se a abordagem híbrida (veremos no tópico sobre tratamento) estiver sendo considerada.

A SHCE pode ser diagnosticada intraútero com a ecocardiografia fetal com a imagem do VE hipocontrátil, hipoplásico ou ausente no plano de 4 câmaras. O forame oval é projetado para o átrio direito com *shunt* E/D ao Doppler colorido (na vida fetal o normal é o *shunt* D/E); via de saída do VE com a aorta hipoplásica com arco aórtico hipoplásico ou de difícil visualização; e presença de fluxo reverso na aorta ascendente no plano dos 3 vasos e traqueia.

Cateterismo Cardíaco

Nos casos de SHCE com forame oval restritivo oval ou CIA pequena (*shunt* atrial restritivo) é mandatório o cateterismo intervencional para a realização do procedimento de septostomia atrial por balão de Rashkind ou por lâmina. A criação de uma CIA não restritiva permite adequado *shunt* AE-AD e também auxilia na redução da congestão venosa pulmonar.

TRATAMENTO

Dividimos em tratamento clínico e cirúrgico. O tratamento clínico visa melhorar a saturação de oxigênio e deve ser iniciado logo após a confirmação do diagnóstico. A terapêutica principal é a infusão de prostaglandina E, com o objetivo de manter a permeabilidade do canal arterial (CA). A administração de aminas, vasodilatadores e diuréticos tem como objetivo tratar a insuficiência cardíaca congestiva (ICC). Devemos ter cautela na administração de oxigênio adicional, pois poderá levar à constrição do CA e à vasodilatação pulmonar, reduzindo assim a resistência pulmonar, que é um fator positivo para a perfusão coronariana e o débito sistêmico.

O tratamento cirúrgico clássico para SHCE é o procedimento de Norwood, que é composto por três cirurgias.

Etapas do Procedimento de Norwood

1ª Etapa
Realiza-se geralmente do 5º ao 7º dia de vida com a criação de uma "neoaorta" para permitir a perfusão sistêmica satisfatória, fazendo a anastomose da aorta hipoplásica com a artéria pulmonar. A perfusão pulmonar é garantida pela realização de um *shunt* sistêmico-pulmonar, cirurgia de Blalock-Taussig. Outra opção seria a cirurgia de Sano, sendo colocado um tubo entre o ventrículo direito e a artéria pulmonar. A septostomia atrial é realizada para garantir a mistura no nível atrial (Fig. 21-4).

2ª Etapa
Com 6-8 meses é realizada a cirurgia de Glenn bidirecional, onde a veia cava superior é anastomosada com a artéria pulmonar direita. O sangue venoso da metade superior do corpo flui passivamente para os pulmões. O *shunt* sistêmico-pulmonar é removido.

3ª Etapa
Procedimento Norwood/cirurgia de Fontan: esta última etapa geralmente é realizada entre 3 a 5 anos, com a realização de uma anastomose cavopulmonar total. Nesta operação a veia cava inferior é conectada à artéria pulmonar direita por meio de um túnel formado cirurgicamente no interior do átrio direito. Esta anastomose também pode ser realizada através

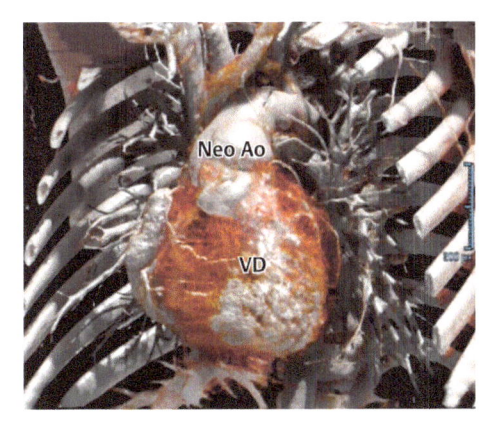

Fig. 21-4. Angio-TC mostra a neoaorta (Neo Ao), obtida da anastomose do tronco da artéria pulmonar com a aorta hipoplásica, emergindo do ventrículo direito (VD).

de um túnel extracardíaco como auxílio de enxerto de goretex que possui a vantagem de ocasionar menor incidência de arritmias atriais, comparada à técnica anterior.

Procedimento Híbrido

A opção alternativa, em alguns casos, é o procedimento híbrido (combinação de cateterismo intervencionista e cirurgia). No cateterismo é colocado um *stent* para manter o canal arterial patente e logo após realiza-se a cirurgia de bandagem da artéria pulmonar, em razão do risco de hiperfluxo pulmonar. Posteriormente, avalia-se o prosseguimento para as etapas subsequentes.

Transplante Cardíaco (TX)

Nos casos de SCEH em que o diâmetro da aorta ascendente é menor que 2,5 mm, alguns centros indicam o TX como procedimento de escolha, em lugar da técnica de Norwood. A abordagem cirúrgica do TX cardíaco é bastante complexa, por necessitar de corações de doadores compatíveis, sendo necessário que sejam acompanhados de todas as porções da aorta: ascendente, transversa e torácica. Este procedimento ainda não é nossa realidade no período neonatal.

LEITURAS SUGERIDAS

Croti UA, Mattos SS, Pinto VC, Aiello VD, Moreira VM. Cardiologia e cirurgia cardiovascular pediátrica, 2.ed. São Paulo: Roca. 2012:637-60.
Farias CVB. Síndrome do coração esquerdo hipoplásico. In: Bravo-Valenzuela NJM, Lucas E, Silva AEA, Farias CVB. Atlas de ecocardiografia fetal. Rio de Janeiro: Thieme Revinter Publicações; 2021. p. 109-14.
Metcalf MK, Rychik J. Outcomes in hypoplastic left heart syndrome. Pediatr Clin North Am. 2020;67(5):945-62.
Monaco MA, Liberman L, Starc TJ, Silver ES. Defining the electrocardiogram in the neonate with hypoplastic left heart syndrome. Pediatr Cardiol. 2015;36(5):1014-8.
Park MK. Cyanotic congenital heart defects. In: Park MK, Salamat M. Pediatric cardiology for practitioners. 7th ed. Philadelphia: Elsevier; 2021. p. 160-223.
Roeleveld PP, Axelrod DM, Klugman D, et al. Hypoplastic left heart syndrome: from fetus to fontan. Cardiol Young. 2018;28(11):1275-88.
Silva JP, Lopes LM, Silva LF. Síndrome do coração esquerdo hipoplásico. In: Croti UA, Mattos SS, Pinto Jr. VC, Aiello VD, Moreira VM. Cardiologia e cirurgia cardiovascular pediátrica. 2. ed. São Paulo: Roca; 2012:637-60.
Silva JP, Vila JH, Fonseca L, Baumgratz JF, Castro RM, et al. Síndrome da hipoplasia do coração esquerdo: a influência da estratégia cirúrgicas nos resultados. Arq Bras Cardiol. 2007;88(3):354-360.

CARDIOPATIAS CONGÊNITAS RARAS

CAPÍTULO 22

Gesmar Volga Haddad Herdy ▪ Eliane Lucas
Anna Esther Araujo e Silva
Aurea Lucia Alves de Azevedo Grippa de Souza

INTRODUÇÃO

Os autores têm por objetivo, neste capítulo, acrescentar ao conteúdo desta obra, outras cardiopatias congênitas pouco usuais, mas de extrema importância tanto seu reconhecimento e quanto o adequado manuseio clínico cirúrgico.

SEÇÃO I

ORIGEM ANÔMALA DA ARTÉRIA CORONÁRIA ESQUERDA DA ARTÉRIA PULMONAR

ENTENDENDO

É uma anomalia cardiovascular rara, onde a artéria coronária esquerda (ACE) tem sua origem na artéria pulmonar (AP), em vez do óstio coronariano esquerdo localizado na aorta. É conhecida como ALCAPA (*Anomalous origin of the left coronary artery from the pulmonary artery*) ou síndrome de Bland-White-Garland.

INCIDÊNCIA

Esta cardiopatia possui uma prevalência de 1 caso para 300.000 nascidos vivos e entre 0,21-0,5% de todas as cardiopatias congênitas. Possui alta mortalidade, aproximadamente 90% dos casos não operados morrem no primeiro ano de vida. Na maioria dos casos é um defeito isolado, porém, em 5% pode estar associado a outros defeitos cardíacos, como coarctação da aorta, tetralogia de Fallot, comunicação interventricular e comunicação interatrial (Fig. 22-1).

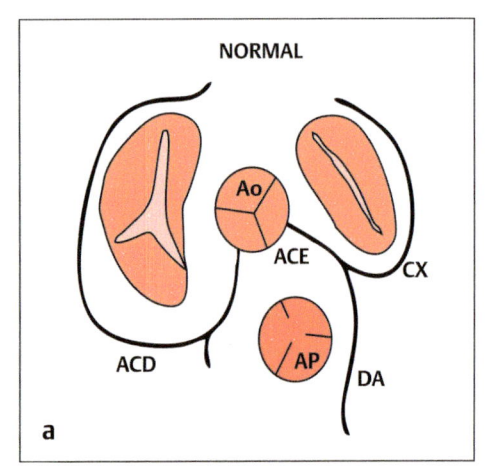

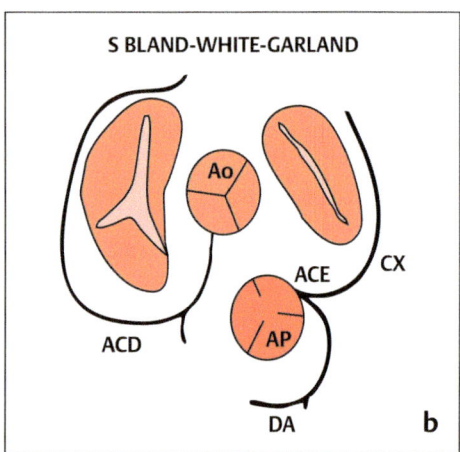

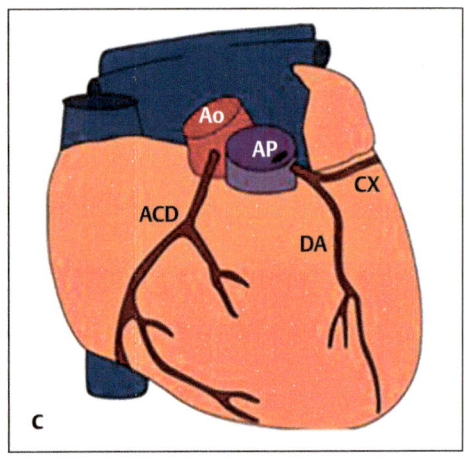

Fig. 22-1. (a-c) Os desenhos mostram as origens da artéria coronária esquerda (ACE) e artéria coronária direita (ACD) da aorta no coração normal e, na síndrome de Bland-White-Garland, a ACE se originando da artéria pulmonar (A). Ao: aorta; CX: artéria circunflexa; DA: artéria descendente anterior.

FISIOPATOLOGIA

O feto com síndrome de Bland-White-Garland não apresenta alterações funcionais porque as pressões da aorta e da artéria pulmonar são semelhantes, permitindo perfusão miocárdica adequada e não havendo estímulos para o desenvolvimento de colaterais. Após o nascimento, com a queda da pressão e da saturação da artéria pulmonar não há uma suficiente perfusão miocárdica, principalmente para o ventrículo esquerdo. Nesta fase observa-se o desenvolvimento de rede de colaterais. As artérias colaterais comunicam a artéria coronária direita (ACD) com a ACE. Como a ACE está conectada à AP (baixa pressão), o fluxo tende a passar da ACD em direção à artéria pulmonar (roubo coronariano) e, portanto, insuficiente fluxo miocárdico. Assim temos a presença de extensas áreas de isquemia miocárdica, insuficiência da valva mitral (IM) e insuficiência cardíaca congestiva (ICC) em 75% dos casos. A progressiva isquemia pode evoluir para infarto agudo do miocárdio (IAM) (Fig. 22-2).

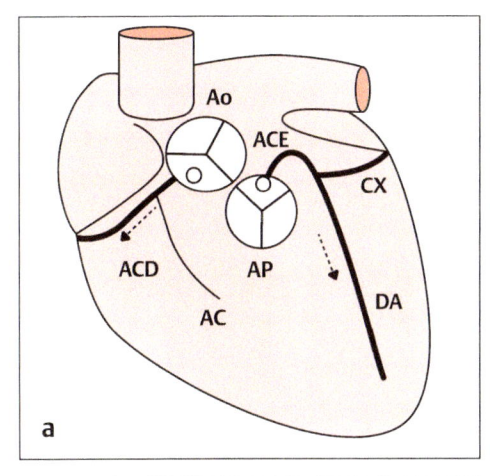

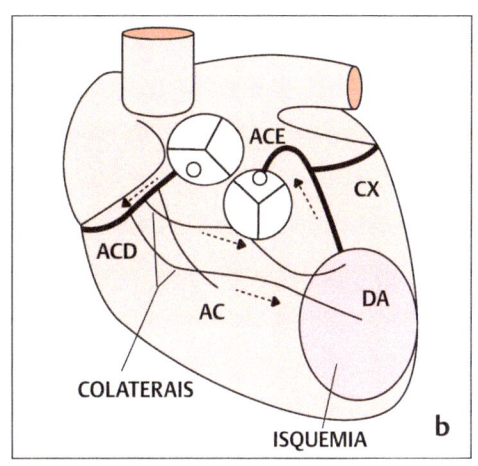

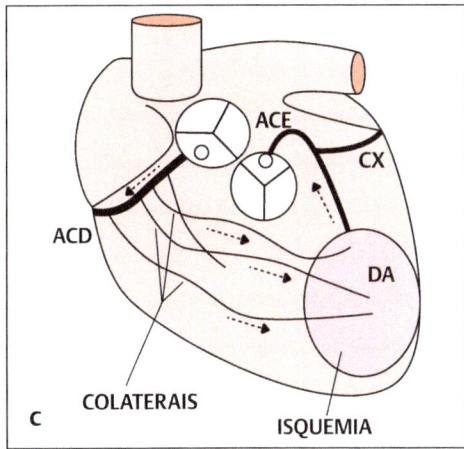

Fig. 22-2. Esquema fisiopatológico: (a) no feto, (b) ao nascimento e (c) após desenvolvimento da rede de colaterais.

QUADRO CLÍNICO

A sintomatologia se inicia a partir do 2º-6º mês de vida, após a queda da resistência vascular pulmonar. Pode apresentar irritabilidade e/ou choro intensos, reflexos de isquemia miocárdica ou sinais de ICC. A presença de múltiplas colaterais pode retardar o diagnóstico até na idade adulta. Ao exame cardiovascular podemos ter precórdio hiperdinâmico com sopro de regurgitação mitral por isquemia de músculo papilar do VE.

EXAMES COMPLEMENTARES
Radiologia
A radiografia de tórax acompanha o grau de descompensação cardíaca com a presença de cardiomegalia e congestão venosa pulmonar (Fig. 22-3).

Eletrocardiograma
- Alterações ST-T em função da isquemia miocárdica;
- Desvio do eixo esquerdo.
- Hipertrofia ventricular esquerda;
- Ondas Q anormais nas derivações D1 e AVL (Fig. 22-4).

Ecocardiografia
O ECO é um instrumento diagnóstico importante, pois identifica sinais como:

- Dilatação e disfunção do ventrículo esquerdo;
- Dilatação artéria coronária direita (ACD);
- Espessamento e hiper-refringência do endocárdio (fibroelastose);
- Aumento da ecogenicidade dos músculos papilares;
- A não identificação do óstio coronariano esquerdo e fluxo sanguíneo contínuo da artéria coronária esquerda para a artéria pulmonar;
- Visualização do tronco da coronária esquerda a partir do tronco pulmonar (Fig. 22-5).

Angiografia por tomografia computadorizada cardíaca (angio-TC) e ressonância magnética, ambas podem fornecer a visualização direta da artéria coronária esquerda originando-se da artéria pulmonar.

Cateterismo cardíaco é o exame considerado padrão-ouro (Fig. 22-6), onde podemos confirmar a ausência da origem da ACE na aorta e identificar sua rede de colaterais.

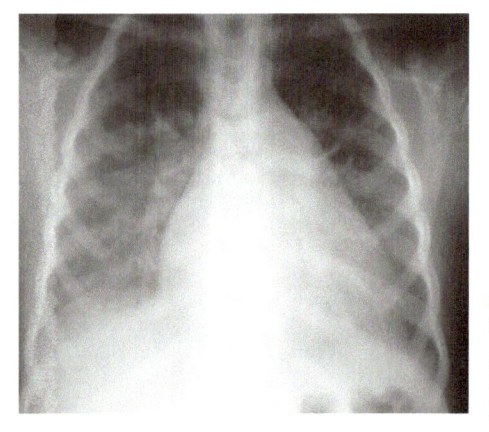

Fig. 22-3. Radiografia de tórax mostrando cardiomegalia com predomínio do ventrículo esquerdo (VE) e padrão de congestão venosa pulmonar.

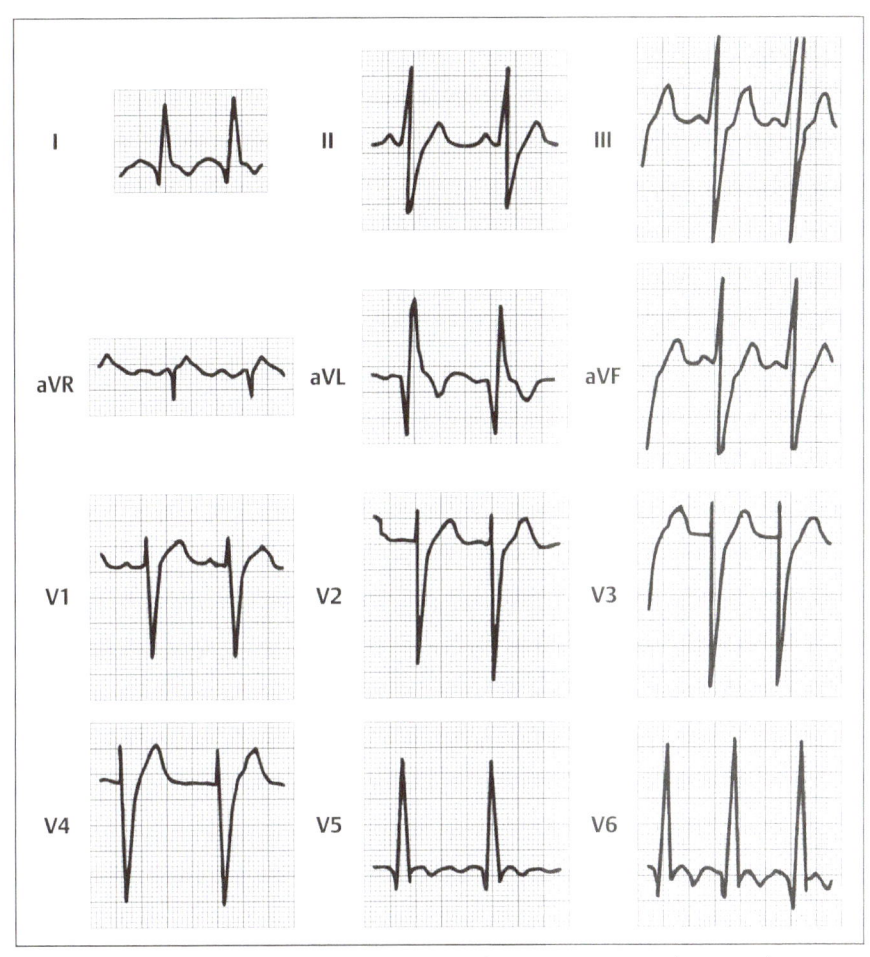

Fig. 22-4. O ECG mostra eixo elétrico para a esquerda com importante sobrecarga do VE e alterações difusas da repolarização ventricular.

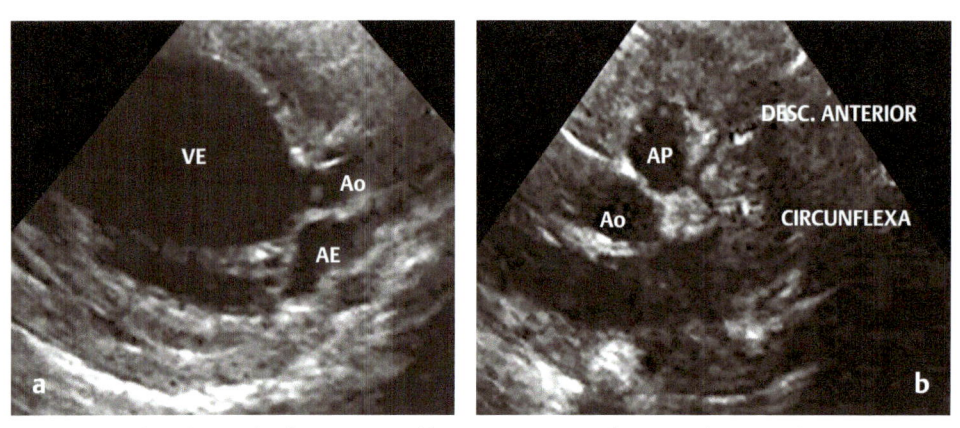

Fig. 22-5. (a) Plano longitudinal mostra uma dilatação importante do ventrículo esquerdo (VE). **(b)** No plano do eixo curto observamos o tronco da ACE e seus ramos (CX e DA) conectados a artéria pulmonar (AP). Ao: aorta; AE: átrio esquerdo.

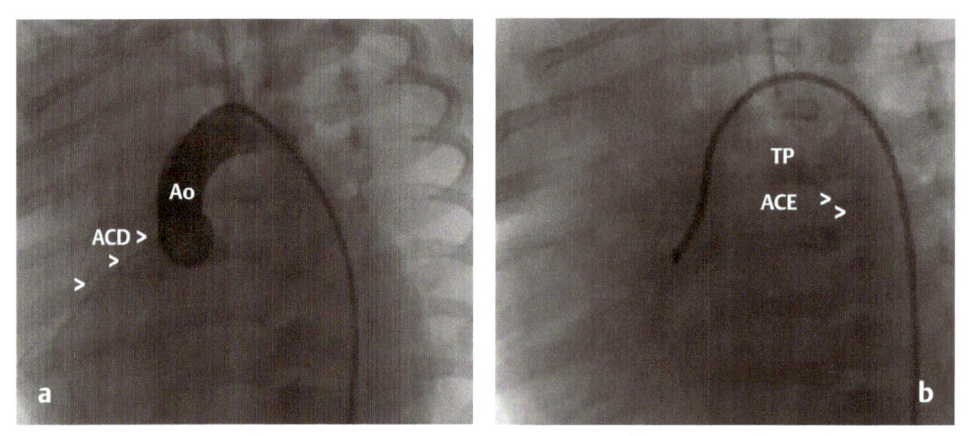

Fig. 22-6. Cateterismo cardíaco. **(a)** Vemos aortografia em posição oblíqua esquerda que identifica a origem da artéria coronária direita (ACD) com sua origem normal na aorta (Ao), mas não visualizamos a ACE. **(b)** Na fase tardia da injeção anterior, há o enchimento da artéria coronária esquerda (ACE) e da artéria pulmonar através da rede de colaterais. TP: tronco pulmonar. (Cortesia do Prof Francisco Chamiè.)

TRATAMENTO

O tratamento é cirúrgico com o reimplante da artéria coronária esquerda do tronco pulmonar para a aorta, o que é possível na maioria das vezes. Se houver algum impedimento anatômico para a técnica anterior, é indicado o "tunelamento" ou a técnica de Takeuchi que consiste na criação de um túnel intrapulmonar para conectar a artéria coronária esquerda à aorta.

SEÇÃO II
SÍNDROME DA CIMITARRA

ENTENDENDO
A síndrome da cimitarra (SC) é uma anomalia parcial da drenagem venosa do pulmão direito para a veia cava inferior (VCI), podendo ser acompanhada de hipoplasia pulmonar direita, anormalidade na árvore brônquica, dextroposição e suprimento arterial sistêmico para o pulmão direito originário da aorta.

INCIDÊNCIA
É uma cardiopatia congênita rara e representa cerca de 3% dos casos de drenagem anômala das veias pulmonares. Há predominância no sexo feminino (1,4:1).

FISIOPATOLOGIA
Na SC temos a drenagem venosa do pulmão direito feita através de um vaso geralmente único que tem curso anômalo, desembocando na porção infradiafragmática da VCI (Fig. 22-7). Podemos ter algumas variações de apresentações, como mais de um vaso da drenagem venosa pulmonar direita, isto é, um vaso dirigindo-se normalmente para o átrio esquerdo, e o outro vaso seguindo anormalmente para a VCI. O suprimento arterial pulmonar também pode variar de modo amplo, originando-se da artéria pulmonar, das artérias brônquicas ou de vasos sistêmicos anômalos vindos da aorta. Este último tipo de anomalia vascular caracteriza sequestro pulmonar direito. O pulmão direito é discretamente reduzido em aproximadamente 50% dos casos, mas existem situações graves com hipoplasia pulmonar severa e consequente dextroposição cardíaca.

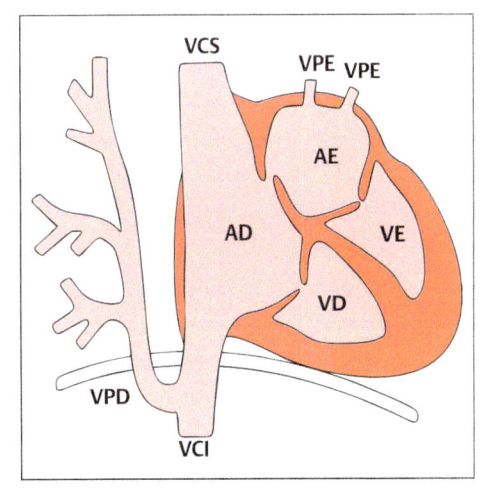

Fig. 22-7. Síndrome da Cimitarra. AD: átrio direito; AE: átrio esquerdo; VCI: veia cava inferior; VCS: veia cava superior; VD: ventrículo direito; VE: ventrículo esquerdo; VPD: veia pulmonar direita; VPE: veia pulmonar esquerda.

QUADRO CLÍNICO

A SC pode ser classificada em forma infantil e adulta com distintas características clínicas. A forma infantil abrange os lactentes e crianças menores e apresentam sintomas precoces e severos. A gravidade desta forma clínica é determinada por diversos fatores, dentre eles, a presença de hipertensão pulmonar (HP), consequência das anomalias complexas do suprimento vascular pulmonar, das estenoses de veias pulmonares e da associação a outras cardiopatias congênitas. No exame cardiovascular pode estar presente hiperfonese da segunda bulha (B2) em razão da HP e os outros achados característicos das lesões associadas. A evolução e o prognóstico são muito reservados neste grupo etário.

As crianças maiores e adultos, ao contrário do grupo anterior, geralmente são oligo ou assintomáticos e a suspeita diagnóstica surge em decorrência da realização ocasional de uma radiografia de tórax quando se identifica o "sinal da cimitarra".

É comum a associação da SC a cardiopatias congênitas, em torno de 30% e com anomalias estruturais extracardíacas.

Anomalias
Cardíacas
- Comunicação interatrial (mais frequente);
- Comunicação interventricular;
- Estenoses pulmonares periféricas múltiplas;
- Canal arterial patente;
- Tetralogia de Fallot;
- Coarctação da aorta;
- Dextroposição.

Extracardíacas
- Malformações diafragmáticas como eventração do hemidiafragma direito;
- Hérnia de Bochdalek;
- Anormalidades vertebrais;
- Hipospádia;
- Duplicação uretral.

EXAMES COMPLEMENTARES
Radiografia de Tórax
Nos pacientes assintomáticos a suspeição da SC é feita através da presença de uma persistente imagem radiológica com a forma curva e vertical, hipotransparente na região paracardíaca direita, lembrando um sabre ou espada oriental, que possui uma lâmina curva – "sinal da cimitarra" (Fig. 22-8).

Eletrocardiograma
Mostra nos casos da associação à CIA a presença de bloqueio de ramos direito (BRD) e sobrecarga das cavidades direitas. Na presença de dextroposição pode ocorrer a onda P negativa em D1 e complexos qRS a partir das precordiais direitas.

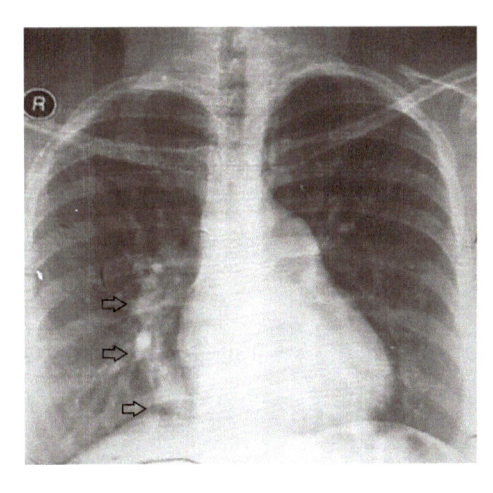

Fig. 22-8. Identificamos na radiografia de tórax em PA o "sinal da cimitarra" (setas).

Ecocardiografia

No plano subcostal e de 4 câmaras podemos identificar a presença da dilatação da VCI e cavidades direitas. Presença das lesões associadas, como a CIA, devem ser pesquisadas. As anomalias de posição cardíaca como a dextrocardia ou dextroposição pela hipoplasia da artéria pulmonar direita podem ser encontradas. O estudo por Doppler colorido evidencia o aumento do fluxo na VCI e possíveis locais de obstrução na implantação da anomalia venosa.

Tomografia Computadorizada e Ressonância Magnética

São exames que auxiliam no diagnóstico, porém, em alguns casos, não se consegue definir exatamente o local da drenagem da veia anômala na VCI (Fig. 22-9).

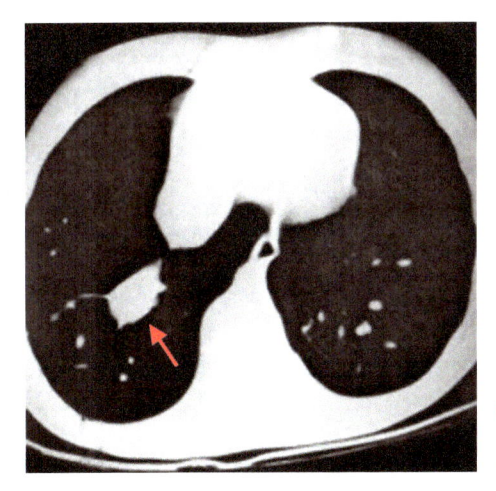

Fig. 22-9. TC de tórax demonstra a veia pulmonar direita anômala (seta) conectada na veia cava inferior, que se encontra bastante dilatada.

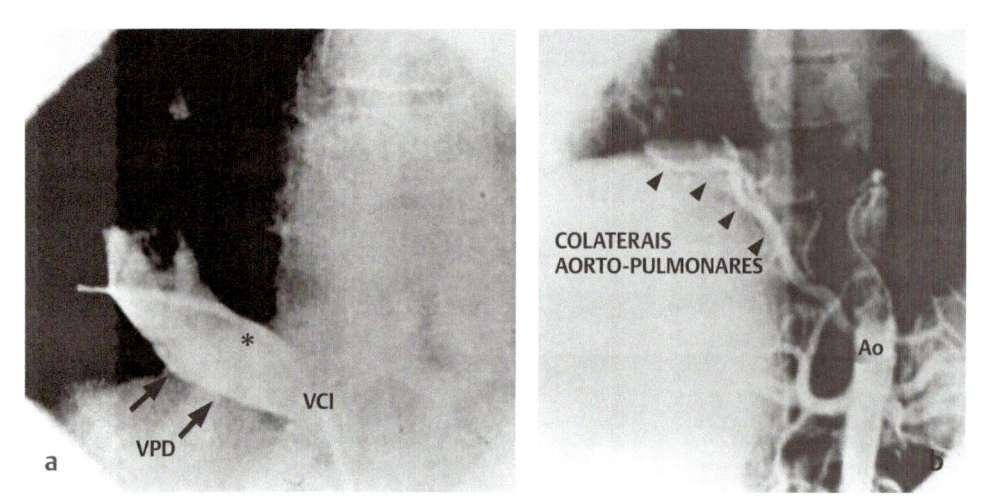

Fig. 22-10. Cateterismo cardíaco. (a) Observa-se opacificação da injeção na veia pulmonar direita anômala (asterisco), conectada na veia cava inferior, caracterizando o "sinal da cimitarra". (b) Visualiza-se o suprimento arterial do lobo inferior do pulmão direito por meio de colaterais (pontas de setas) originárias da aorta descendente (Ao).

Cateterismo Cardíaco

Exame de grande importância no diagnóstico da SC e, principalmente, na identificação do local de drenagem na VCI (Fig. 22-10). O sequestro pulmonar é identificado através da aortografia que pode mostrar a rede de colaterais sistêmico-pulmonares emergindo da aorta abdominal. Nestes casos o cateterismo também permite a realização de procedimento terapêutico com a implantação de *plugs* de oclusão (embolização) e o fechamento da CIA por meio de próteses.

TRATAMENTO

O tratamento se divide em medicamentoso e cirúrgico. Nos pacientes sintomáticos com hiperfluxo pulmonar e sinais de ICC são indicadas medidas anticongestivas, diuréticos, aminas em casos excepcionais. O tratamento cirúrgico é indicado nos pacientes com Qp:Qs > 1,5-2, portanto, semelhante à indicação da CIA isolada. A correção cirúrgica tem o objetivo de conexão venosa pulmonar anômala para o átrio esquerdo, podendo necessitar, em alguns casos, da construção de túnel intra-atrial para a reimplantação. O procedimento é acrescido do fechamento da rede de colaterais, caso presente, e da CIA. A correção definitiva é contraindicada se a resistência pulmonar estiver elevada, semelhante a um CIA.

SEÇÃO III
MIOCÁRDIO NÃO COMPACTADO

ENTENDENDO
O miocárdio não compactado (MNC) é considerado uma cardiomiopatia congênita bastante rara em crianças, sendo atualmente identificada também nos adultos. Durante a embriogênese dos pacientes com MNC, ocorre a parada do desenvolvimento normal de compactação da fibra muscular do miocárdio ventricular levando à formação de criptas e recessos profundos intertrabeculares.

EMBRIOLOGIA
No início da vida fetal, o miocárdio se apresenta como uma malha de fibras musculares desconectadas com aparência esponjosa. Essa disposição gera uma trama trabecular alternando com recessos profundos que comunicam a cavidade ventricular com o miocárdio e que provê o suprimento sanguíneo para o músculo cardíaco. Entre 5-8 semanas, o miocárdio ventricular é gradualmente compactado e os recessos se tornam capilares. Este processo se inicia no epicárdio e avança em direção ao endocárdio, indo da base para o ápice. Como consequência da parada da compactação miocárdica, ocorre a persistência de múltiplas trabeculações (> 3) no miocárdio ventricular, com profundos espaços intertrabeculares (Fig. 22-11).

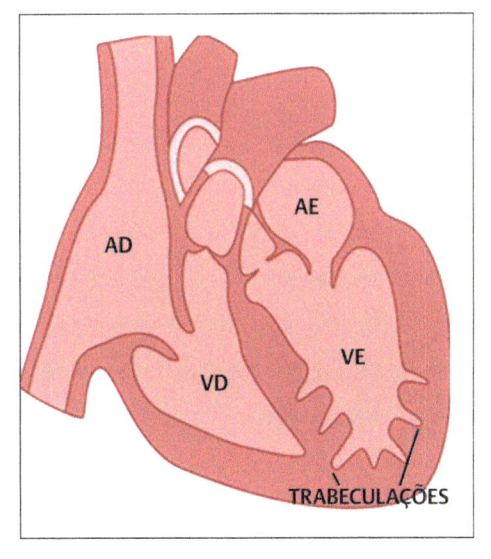

Fig. 22-11. O desenho mostra as trabeculações profundas na parede ventricular que são características do MNC.

QUADRO CLÍNICO

O MNC possui amplo espectro de apresentações clínicas e algumas inespecíficas. Apesar de ser uma malformação congênita, o início dos sintomas é altamente variável, podendo ocorrer até em idades avançadas. As manifestações principais são:

- Insuficiência cardíaca congestiva (ICC): disfunção sistólica e disfunção diastólica;
- Arritmias;
- Eventos embólicos.

EXAMES COMPLEMENTARES
Radiologia
A radiografia de tórax nas fases iniciais pode estar normal, mas na evolução com disfunção ventricular, a cardiomegalia e a congestão venosa podem estar presentes.

Eletrocardiograma
Podemos encontrar várias alterações no ECG, dentre elas, bloqueio completo ou incompleto do ramo esquerdo, outros distúrbios de condução, fibrilação atrial, taquicardia ventricular e, em raros casos, a síndrome de pré-excitação: WPW (Fig. 22-12).

Ecocardiografia
É um exame não invasivo importante no diagnóstico, pois permite identificar as múltiplas trabeculações e recessos profundos em comunicação com a cavidade ventricular, especialmente na região apical e parede inferior. Como critério diagnóstico, pode ser utilizada a quantidade de trabeculações, portanto: mais de 3 em um único plano ecocardiográfico. A localização e a extensão do MNC podem interferir na evolução e no prognóstico dos casos. Os defeitos cardíacos associados podem ser identificados ou excluídos pela ecocardiografia (Figs. 22-13 a 22-15 e Quadro 22-1).

Ressonância Magnética Cardíaca
É um importante exame corroborando para o diagnóstico e também pode identificar melhor a extensão da MNC, função ventricular e determinar o prognóstico. Sabemos que para capturar boas imagens, necessitamos sedar os pacientes pouco cooperativos, podendo ser um fator de impedimento nos casos com quadros hemodinâmicos instáveis.

Cateterismo Cardíaco
Sua indicação serve para a avaliação dos parâmetros hemodinâmicos ou, mais raramente, realizar uma biópsia do miocárdio.

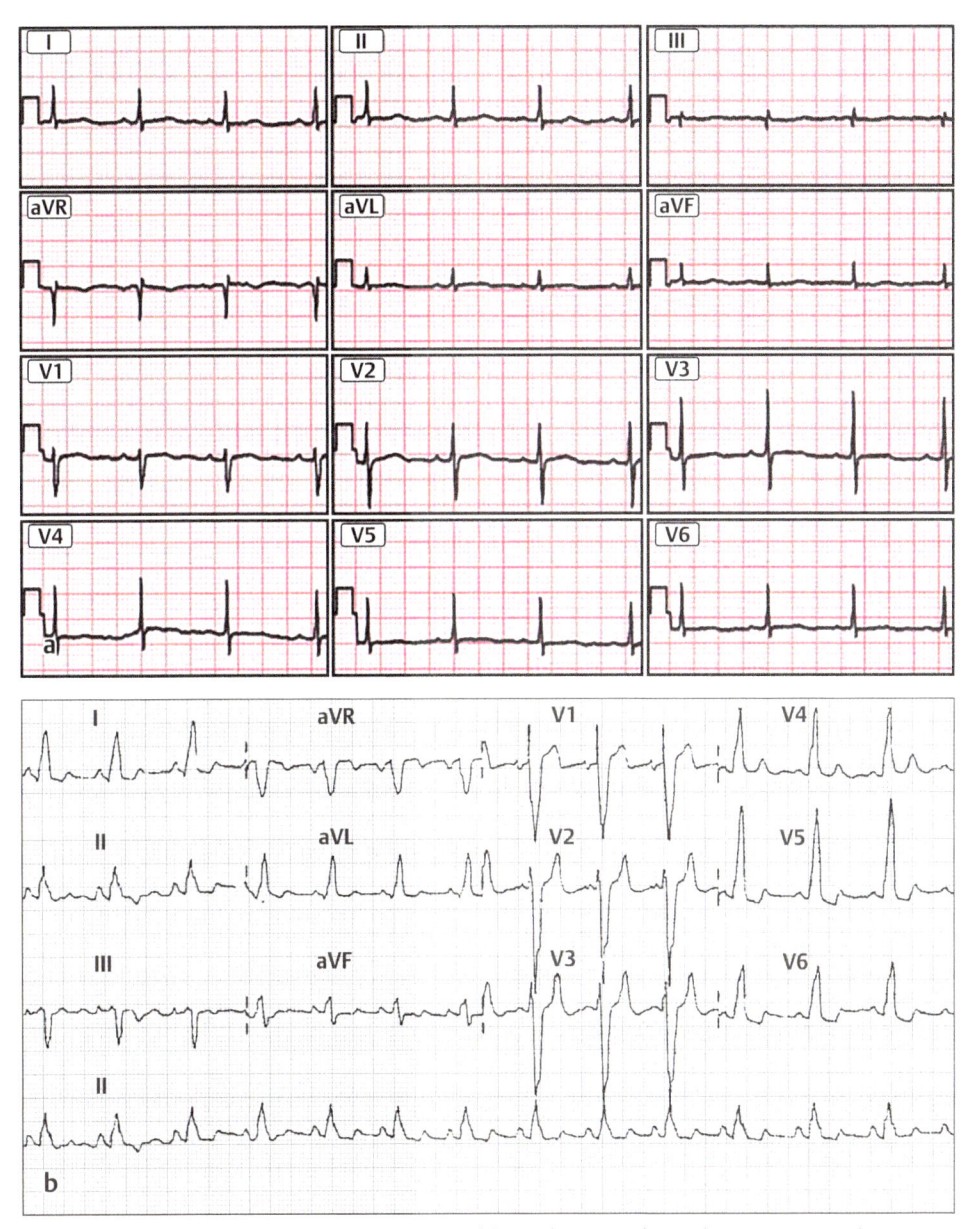

Fig. 22-12. (a) ECG de uma criança com MNC com difusas alterações da repolarização ventricular. (b) O ECG mostra sobrecarga do AE e VE e padrão de bloqueio do ramo esquerdo (BRE).

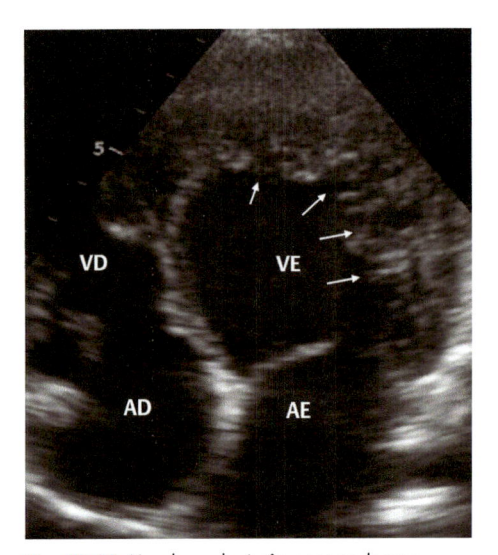

Fig. 22-13. No plano de 4 câmaras podemos observar as trabeculações profundas na parede inferolateral do ventrículo esquerdo (VE). AD: átrio direito; AE: átrio esquerdo; VD: ventrículo direito.

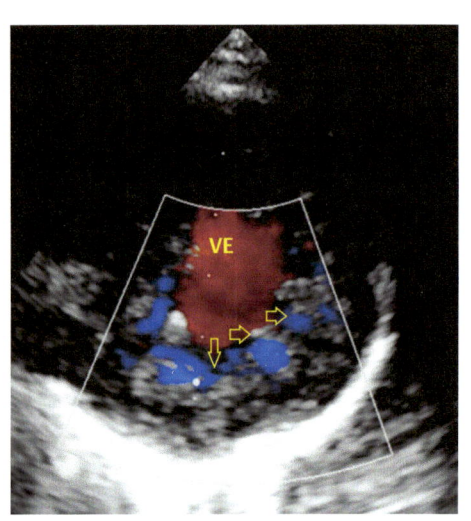

Fig. 22-14. O ecocardiograma com fluxo a cores mostra as múltiplas trabeculações (setas) presentes no ventrículo esquerdo (VE). A relação x/y inferior a 0,5 é compatível com MNC.

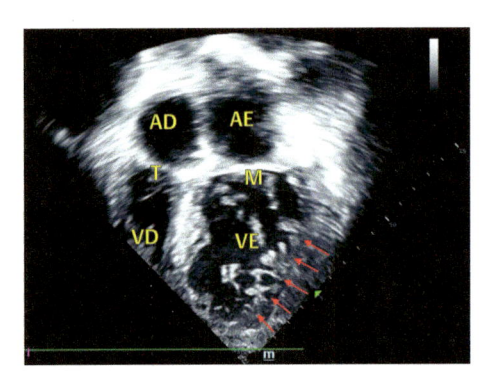

Fig. 22-15. No plano de 4 câmaras podemos observar as trabeculações profundas na parede inferolateral do ventrículo esquerdo (VE) (setas vermelhas). AD: átrio direito; AE: átrio esquerdo; VD: ventrículo direito; T: tricúspide; M: mitral.

Quadro 22-1. Relação da Área Compactada e Não Compactada

Critérios diagnósticos

Presença de x/y ≤ 0,5, em que:
X = distância da superfície epicárdica até o recesso trabecular
Y = distância da superfície epicárdica até o pico das trabeculações
O desenho esquemático mostra os achados da ecocardiografia*

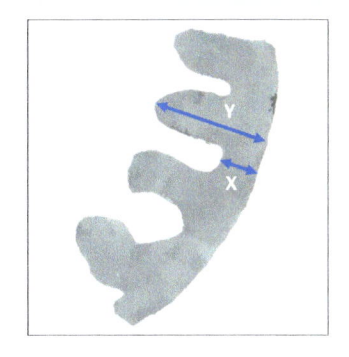

*Aquisição das imagens nos cortes de eixo curto paraesternal e apicais no final da diástole.

DIAGNÓSTICO DIFERENCIAL
- Falso tendão ou cordas tendíneas anômalas;
- Cardiomiopatia hipertrófica;
- Cardiomiopatia dilatada;
- Trombo no ápice ventricular;
- Trabeculação normal.

TRATAMENTO

A entidade não possui um tratamento específico, então, devemos reduzir a sintomatologia e prevenir as complicações. A anticoagulação sistêmica é indicada em casos selecionados em razão da alta incidência de eventos tromboembólicos. Medicações como os betabloqueadores possuem efeitos benéficos na função ventricular esquerda e na disfunção neuro-humoral, na remodelação. O transplante cardíaco pode ser sugerido nos casos de ICC refratária.

SEÇÃO IV

BANDA MUSCULAR ANÔMALA DO VENTRÍCULO DIREITO

ENTENDENDO
A banda muscular anômala do ventrículo direito (BAVD), também chamado de dupla câmara do VD, consiste em uma forma de septação do VD causada por feixes musculares anômalos, às vezes hipertrofiados, de forma piramidal que se inserem no septo interventricular (abaixo da cúspide septal da válvula tricúspide) e na parede anterior do VD.

INCIDÊNCIA
É considerada uma patologia rara em sua forma isolada, em cerca de 0,5 a 2% das cardiopatias congênitas (CCs). Pode estar associada a outras CCs, sendo as mais comuns a comunicação interventricular (CIV) e a tetralogia de Fallot. A relação é de 2:1 entre o sexo masculino e feminino.

ANATOMIA
A cavidade ventricular direita é assim dividida em uma câmara proximal e uma distal, com características hemodinâmicas bem definidas. A porção proximal, junto à válvula tricúspide, de alta pressão e a outra, distal de baixa pressão, junto ao infundíbulo e a artéria pulmonar (Fig. 22-16).

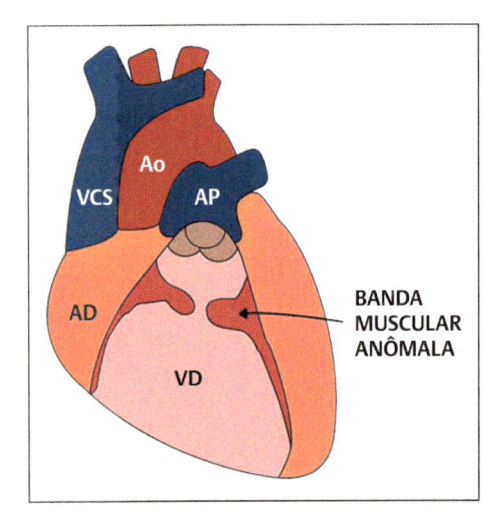

Fig. 22-16. Desenho mostra a banda anômala obstrutiva de ventrículo direito (VD) dividindo o VD em duas câmaras: proximal e distal.

QUADRO CLÍNICO
A maioria dos casos é assintomática ou apresenta um quadro semelhante à estenose pulmonar. Quando a BAVD é associada à CIV (que é mais comum), o quadro clínico predominante é deste último defeito. Nos casos de associação à estenose pulmonar valvar e à obstrução progressiva do trato de saída do ventrículo direito (TSVD), podemos observar cansaço e graus diversos de cianose. Ao exame cardiológico da BAVD na sua forma isolada, em geral, identificam-se frêmito e sopro sistólico de ejeção em foco pulmonar. Na CIV, quando presente, o sopro sistólico de regurgitação em foco tricúspide é o mais evidente.

EXAMES COMPLEMENTARES
Radiografia de Tórax
Na presença de BAVD como defeito isolado sem obstrução significativa do TSVD, o fluxo pulmonar é normal, porém, nos casos com significativa obstrução observamos fluxo pulmonar diminuído e o tronco da artéria pulmonar pouco evidente. Se BAVD for associado à CIV, a circulação pulmonar pode estar aumentada em razão do *shunt* VE/VD.

Eletrocardiograma
Na maioria há evidência de hipertrofia do ventrículo direito (HVD), principalmente em V4R e D1. Em presença de HVD significativa também podemos encontrar onda T positiva em V1 que denota pressões elevadas no VD (Fig. 22-17).

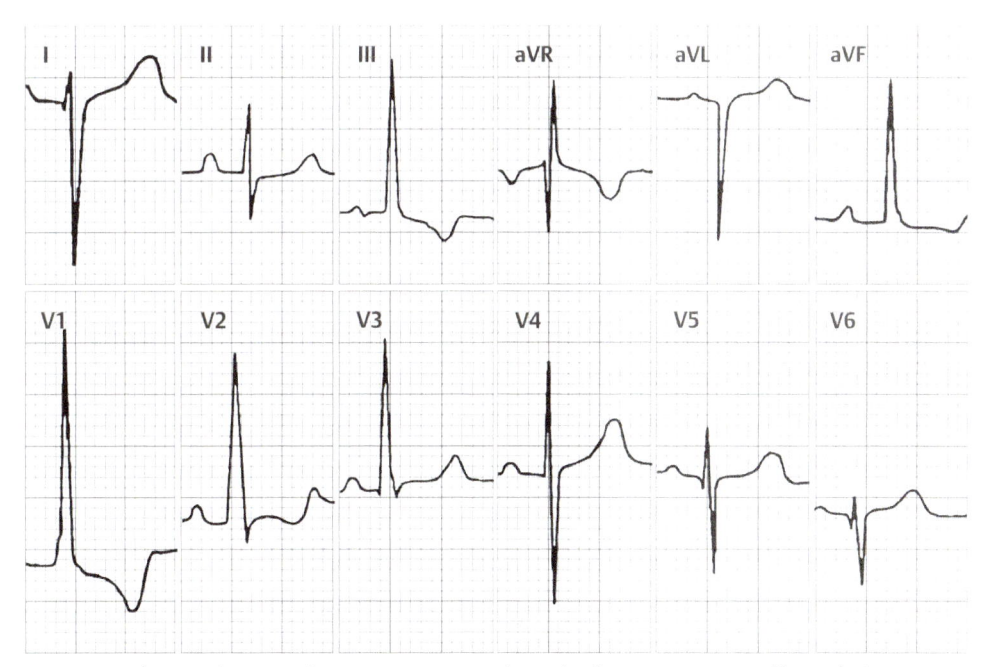

Fig. 22-17. Eletrocardiograma de BAVD com severa obstrução do VD mostra eixo elétrico do QRS desviado para direita, com SVD (R puro em V1 com padrão de *strain* e S profundos em V5 e V6).

Ecocardiografia

É um exame de excelência não invasivo que identifica as bandas musculares anômalas com localização preferencial abaixo da região infundibular do VD. O mapeamento Doppler colorido permite estimar o gradiente intracavitário caracterizando a gravidade da obstrução (Fig. 22-18).

Cateterismo Cardíaco

É um exame que permite, principalmente, mensurar as pressões em ambas as cavidades ventriculares direitas e através das injeções com contraste mostra o local das bandas musculares anômalas. A angio-TC e a ressonância cardíaca auxiliam também na identificação e quantificação da lesão, porém, são exames ainda pouco acessíveis em nosso meio.

DIAGNÓSTICOS DIFERENCIAIS

- Estenose pulmonar valvar;
- Estenose infundibular.

Ressaltamos a importância de pesquisar a BAVD nos casos de CIVs de mau alinhamento e tetralogia de Fallot para o adequado planejamento cirúrgico nestes casos.

TRATAMENTO

Em função da progressão da obstrução do TSVD, indica-se ressecção cirúrgica das bandas musculares anômalas quando o gradiente médio é acima de 40 mmHg e a correção das outras lesões no mesmo momento.

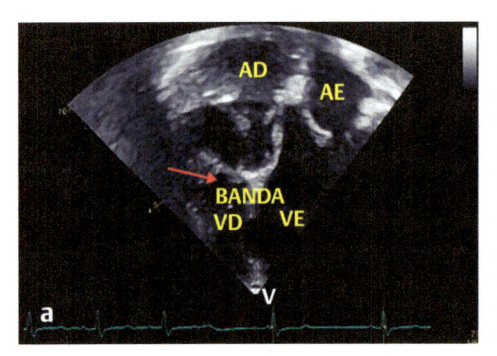

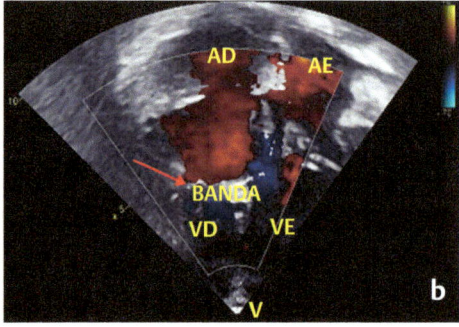

Fig. 22-18. (a) O ecocardiograma no plano de 5 câmaras subcostal visualizamos a imagem da banda muscular anômala no ventrículo direito (VD) – (seta vermelha); (b) com o auxílio do mapeamento a cores confirmamos o local e o grau da obstrução ao fluxo sanguíneo. AD: átrio direito; AE: átrio esquerdo; VE: ventrículo esquerdo.

SEÇÃO V
ESTENOSE MITRAL CONGÊNITA, *COR TRIATRIATUM*, MEMBRANA SUPRAMITRAL

ENTENDENDO
Nas cardiopatias congênitas com obstrução ao fluxo de via de entrada do VE, a obstrução pode decorrer de uma malformação congênita da valva mitral, de uma membrana supravalvar mitral ou, ainda, no *cor triatriatum* (presença de um septo fibromuscular no átrio esquerdo (AE). O grau de obstrução ao fluxo no *cor triatriatum* dependerá do tamanho da comunicação existente nessa estrutura que divide o AE em 2 câmaras, sendo a proximal aquela que contém a veia pulmonar comum e a **distal** o "verdadeiro" AE (Fig. 22-19).

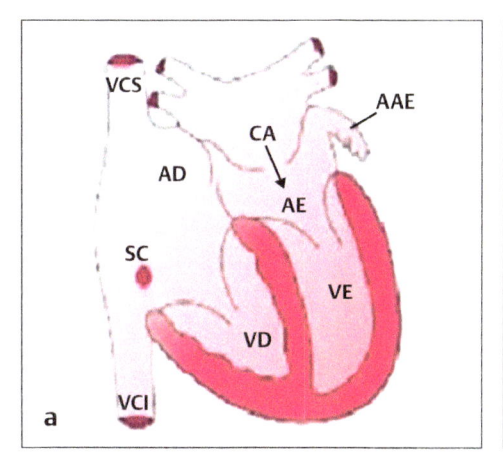

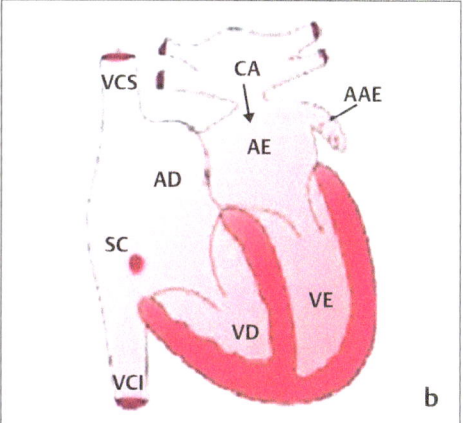

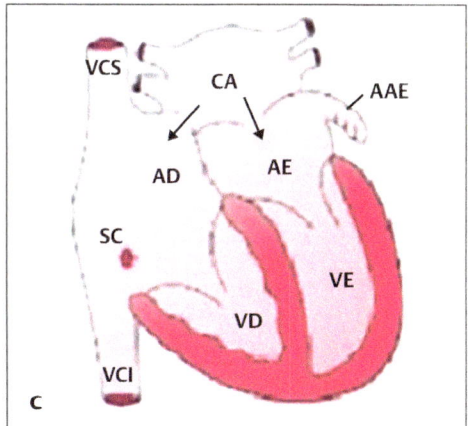

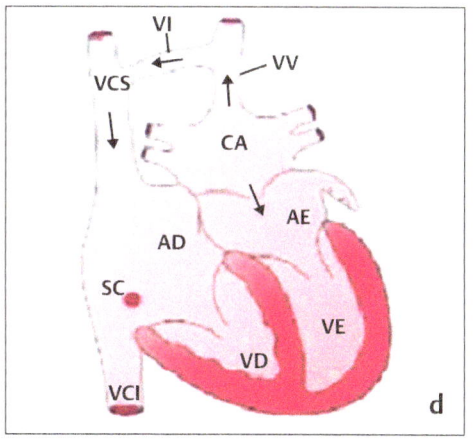

Fig. 22-19. Desenho esquemático demonstrando: (**a**) estenose mitral valvar, (**b**) membrana supravalvar mitral e (**c,d**) *cor triatriatum*. AAE: apêndice atrial esquerdo; AD: átrio direito; AE: átrio esquerdo; CA: câmara anterior (proximal); SC: seio coronário; VCI: veia cava inferior; VCS: veia cava superior; VD: ventrículo direito; VE: ventrículo esquerdo; VI: veia *inominata*; VV: veia vertical.

INCIDÊNCIA
As causas congênitas de obstrução ao fluxo sanguíneo na via de entrada do VE são raras em crianças e representa apenas 0,25 % das CC.

TIPOS
Tipos de obstrução ao fluxo de via de entrada do VE:

- Valvar (malformação congênita da valva mitral);
- Supravalvar (membrana supravalvar mitral) ou;
- *Cor triatriatum* (septo fibromuscular que divide o AE em 2 câmaras).

Exemplos de alguns tipos de anomalias congênitas da valva mitral:

- Valva mitral em arcada – cordoalhas curtas;
- Valva mitral em "paraquedas" – cordoalhas ligadas a um único músculo papilar causando obliteração dos espaços entre as cordoalhas e consequente obstrução ao fluxo de entrada do VE;
- Valva mitral com fusão de comissuras, calcificada.

FISIOPATOLOGIA
Pela obstrução ao fluxo de via de entrada do VE, ocorre aumento da pressão atrial esquerda com consequente congestão venosa pulmonar e, na evolução, o aumento da pressão pulmonar.

QUADRO CLÍNICO
Sintomas e sinais como taquipneia, dispneia, congestão venosa pulmonar, edema e insuficiência cardíaca direita ocorrem em casos graves de estenose mitral (valvar e supravalvar) e nas formas obstrutivas de *cor triatriatum*. Na ausculta cardíaca, a segunda bulha no foco pulmonar (P2) em geral é desdobrada ampla e hiperfonética quando existe hipertensão pulmonar. Na estenose mitral valvar os sons clássicos são: o estalido de abertura da valva mitral e o sopro diastólico de baixa frequência nos focos do ápice cardíaco. No *cor triatriatum* pode ser audível um sopro sistólico inespecífico em borda esternal esquerda alta.

EXAMES COMPLEMENTARES
Radiografia de Tórax
Pode ser observado aumento do AE e do VD, congestão venosa pulmonar com a presença de linhas de Kerley, que demonstram a presença de congestão venosa pulmonar.

Eletrocardiograma
O eixo QRS para à direita, aumento do AD e hipertrofia do VD, arritmias atriais podem estar presentes.

Ecocardiografia Transtorácica
Na estenose valvar mitral é possível identificar a abertura valvar reduzida e as características da valva malformada, dependendo do grau da estenose o AE, o AD e o VD podem estar aumentados, o gradiente diastólico transvalvar mitral médio > 13 mmHg indica estenose

mitral importante e > 4 e < 6 mmHg indica que a estenose é leve, ou seja, gradiente entre o AE e VE (Fig. 22-20a).

No *cor triatriatum* e na membrana supramitral há presença de uma membrana no AE. Na estenose supramitral, a membrana localizada na base das cúspides da valva mitral, afasta-se da valva na diástole enquanto no *cor triatriatum* a membrana movimenta-se em direção à valva mitral. O apêndice atrial esquerdo e o forame oval apresentam topografia proximal à membrana na estenose supravalvar mitral enquanto no *cor triatriatum* essas estruturas são distais (Fig. 22-20b).

Ressonância Magnética/Angiotomografia
A ressonância magnética e a angio-TC podem fornecer com acurácia a morfologia da valva mitral e no *cor triatriatum* delinear a membrana.

Cateterismo Cardíaco
Avaliação de pressão na artéria pulmonar e identificar com acurácia a morfologia cardíaca em casos com anatomia complexa.

ANOMALIAS ASSOCIADAS
- Síndrome de Shone (lesões obstrutivas do VE);
- Hipoplasia do VE.

TRATAMENTO
- *EM valvar leve e moderada*: terapêutica clínica com diuréticos, betabloqueadores;
- *EM valvar importante*: cirurgia (plastia ou troca valvar) ou dilatação por cateter-balão;
- *Membrana supramitral e no cor triatriatum:* ressecção cirúrgica da membrana e do septo fibromuscular, respectivamente.

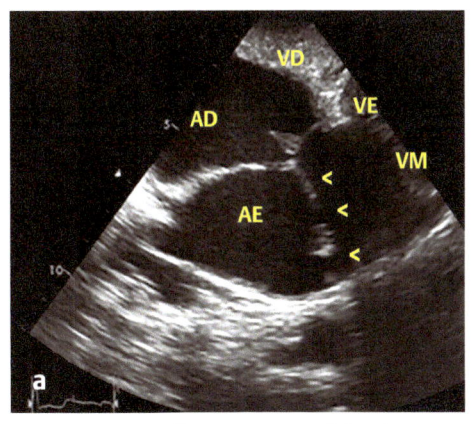

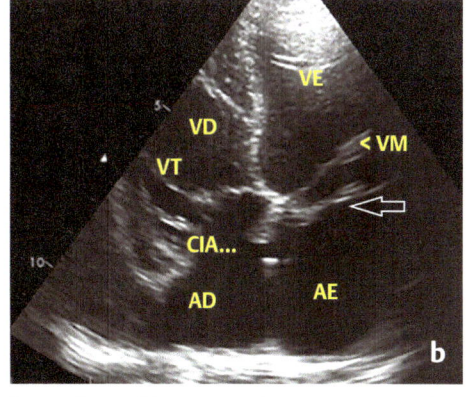

Fig. 22-20. Ecocardiograma transtorácico demonstrando membrana: (**a**) num caso de estenose supravalvar mitral e num caso de (**b**) cor *triatriatum*.

LEITURAS SUGERIDAS

Chang RR, Allada V. Electrocardiographic and echocardiographic features that distinguish anomalous origin of the left coronary artery from pulmonary artery from idiopathic dilated cardiomyopathy. Pediatr Cardiol. 2001;22(1):3-10.

Kostkiewicz M, Tomkiewicz PL, et al. Noninvasive techniques for the diagnosis of anomalous origin of the left coronary artery from the pulmonary artery in adult patients. Acta Cardiol. 2017;72(1):41-6.

Lucas E, Teldeschi AL, Chamié F, et al. A importância da radiografia de tórax no diagnóstico da Síndrome da Cimitarra. J Pediatr. 1998;74(6):479-82.

Park MK. Scimitar syndrome. In: Park MK, Salamat M. Park's Pediatrics Cardiology for Practitioners. 7th ed. Philadelphia: Elsevier; 2021. p. 234-6.

Zavaleta NE, Chàves SJ, Castellanos LM, González CZ. Clinical and echocardiography characteristic of Scimitar syndrome. Rev Esp Cardiol. 2006;59(3):284-8.

Brandão LF, Queres JFM, Matoso LB, Lucas E. ECG nas cardiopatias congênitas mais frequentes. In: Mallet AR, Muxfeldt ES. Eletrocardiograma: da graduação à prática clínica. Rio de Janeiro: Thieme Revinter Publicações; 2019.

Chin TK, Perloff JK, Williams RG, et al. Isolated noncompaction of left ventricular myocardium. A study of eight cases. Circulation. 1990;82:507-513.

Pignatelli RH, McMahon CJ, Dreyer WJ, et al. Clinical characterization of left ventricular noncompaction in children: a relatively common form of cardiomyopathy. Circulation. 2003;108:2672-8.

Foronda A, Piercciani G. Estenose de via de entrada de VD. In: Macruz R & Snitcowsky R. (Eds.). Cardiologia pediátrica. São Paulo: Sarvier; 1983. p. 394-6.

Lucena EG, Fagundes CF, Carvalho CR. Anomalias da valva e artéria pulmonar. In: Macruz R & Snitcowsky R. Cardiologia pediátrica. São Paulo: Sarvier; 1983. p. 397-407.

Miyague NI, Cardoso SM, Meyer F, et al. Estudo epidemiológico das cardiopatias congênitas na infância e adolescência. Arq Bras Cardiol. 2003;80:269-73.

SÍNDROMES CARDIOESPLÊNICAS

Gesmar Volga Haddad Herdy
Nathalie J. M. Bravo-Valenzuela
Eliane Lucas
Ana Flavia Malheiros Torbey

ENTENDENDO

As síndromes cardioesplênicas (SCEs) formam um grupo de anomalias que envolvem a disposição anormal do tórax e dos órgãos abdominais. Caracterizam-se por associações de defeitos cardíacos complexos a graus variáveis de simetria visceral. Encontramos ambos os apêndices atriais com aspecto de apêndice direito (isomerismo direito) ou esquerdo (isomerismo esquerdo). O baço é quase sempre afetado nas SCEs, geralmente o isomerismo direito está associado à asplenia e o esquerdo à polisplenia (Figs. 23-1 e 23-2).

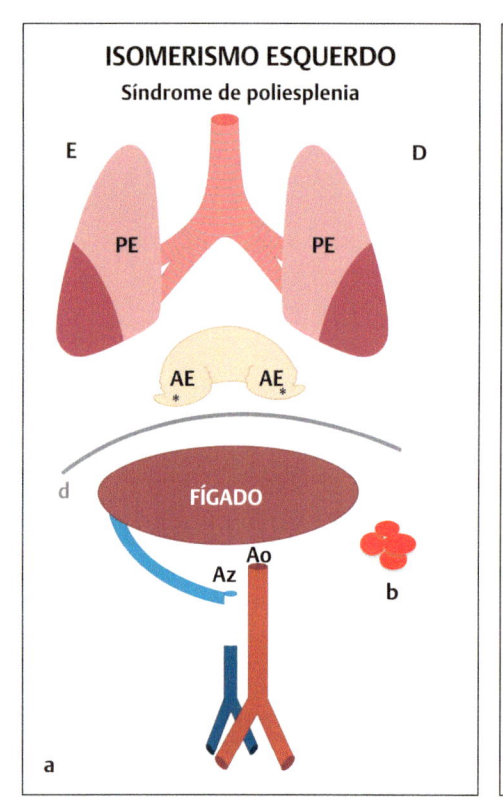

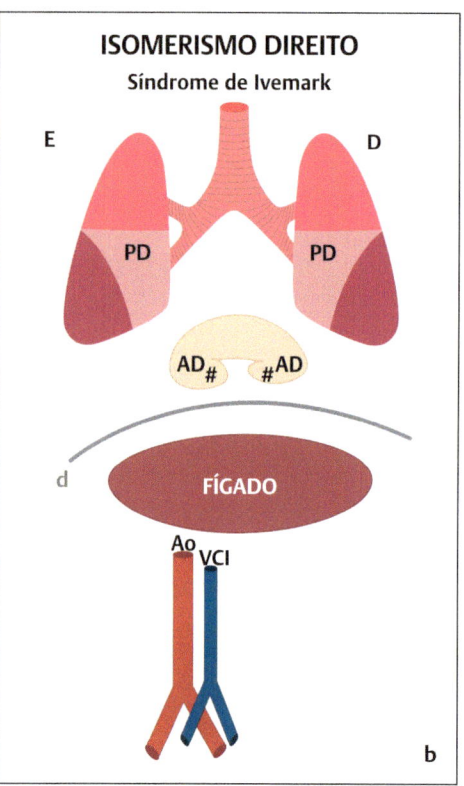

Fig. 23-1. As síndromes cardioesplênicas (heterotaxia) estão exemplificadas em: (**a**) isomerismo esquerdo: dois átrios com morfologia de átrio esquerdo, pulmões bilobulados, fígado centralizado e poliesplenia. (**b**) isomerismo direito (síndrome de Ivemark): átrios com morfologia de átrio direito, pulmões trilobulados, fígado centralizado e asplenia. AD: átrio morfologicamente direito; AE: átrio morfologicamente esquerdo; Ao: aorta; b: baços pequenos; D: lado direito; d: diafragma; E: lado esquerdo; PD: pulmão morfologicamente direito; PE: pulmão morfologicamente esquerdo; VCI: veia cava inferior; Vz: veia ázigos.

ISOMERISMO DIREITO

No isomerismo direito temos ambos os átrios com características morfológicas de um átrio direito. O baço normalmente se localiza do lado esquerdo, mas no isomerismo direito geralmente está ausente (asplenia). Nesses casos, ambos os pulmões têm a estrutura de um pulmão direito, portanto, possui três lobos cada. Os brônquios principais de cada lado são do tipo D (verticalizados) (Fig. 23-2). As anomalias dos órgãos abdominais são comuns e incluem, por exemplo, um fígado na linha média e má rotação intestinal. O estômago pode encontrar-se do lado esquerdo ou direito.

Manifestações Cardíacas

Como ambos os átrios têm características morfológicas de átrio direito, consequentemente temos dois nódulos sinusais. Podemos identificar, com frequência, a veia cava superior esquerda persistente e o arco aórtico direito. A veia cava inferior pode estar à direita ou à esquerda, mas normalmente está do mesmo lado da coluna vertebral que a aorta abdominal e localizada anteriormente a esta.

SÍNDROMES CARDIOESPLÊNICAS

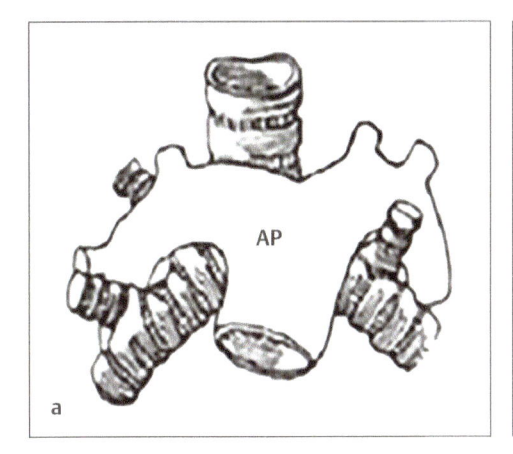

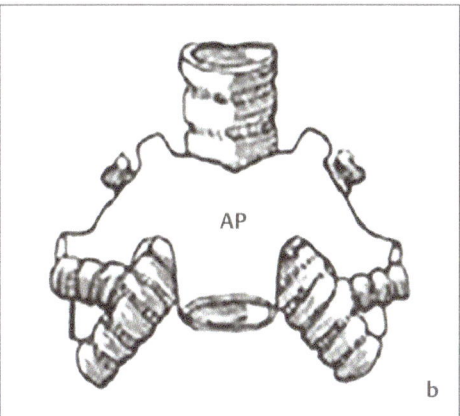

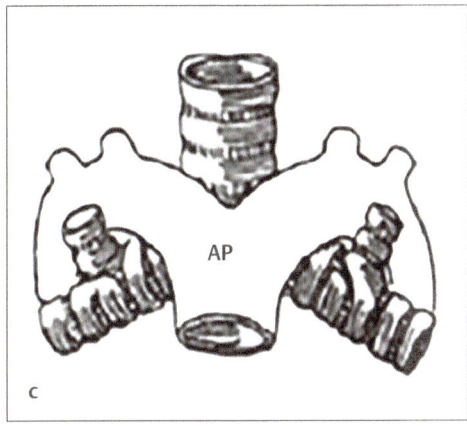

Fig. 23-2. (**a**) *Situs solitus* com artéria pulmonar direita com seu brônquio superior e artéria pulmonar posterior esquerda com seu brônquio do lobo superior. (**b**,**c**) *Situs ambigus*, sendo pulmões morfologicamente e bilateralmente direitos em **b** e esquerdos em **c**.

Principais Defeitos Cardíacos Associados ao Isomerismo Direito
- Válvula atrioventricular única;
- Dupla via de entrada tipo esquerda (50% dos casos);
- Geralmente a aorta é anterior e à direita da artéria pulmonar (d-TGA) ou paralela e à esquerda da artéria pulmonar (l-TGA);
- Artéria pulmonar geralmente é estenótica ou mesmo atrésica;
- Drenagem anômala total de veias pulmonares.

Quadro Clínico
- Cianose;
- Fígado na linha média;
- Infecções repetidas;
- Sopro dependendo da cardiopatia associada.

Exames Complementares
Eletrocardiograma
Eixo da onda P normal ou desviado para direita (90° a 180°) e o eixo médio do QRS quadrante superior.

Radiografia de Tórax
Mostra ambos os brônquios simétricos (curtos e verticalizados).

Ecocardiografia
No plano subcostal é possível identificar a veia cava inferior e a aorta abdominal do mesmo lado da coluna vertebral sendo aorta o vaso posterior e a VCI localizada anteriormente, os átrios apresentam morfologia de AD e é possível avaliar as lesões cardíacas associadas (Fig. 23-3).

Ultrassonografia e Ressonância Magnética de Abdome
A posição do fígado é mediana e simétrica. Baço ausente (asplenia).

Sangue Periférico
Corpúsculos de Howell-Jolly e Heinz (asplenia).

ISOMERISMO ESQUERDO
No isomerismo esquerdo, ambos os átrios apresentam as características de átrio esquerdo. Ambos os pulmões, em geral, apresentam características de pulmão esquerdo e, portanto, possuem dois lobos cada. Os brônquios principais são simétricos (horizontalizados) em ambos os lados. Anomalias viscerais são comuns. O fígado geralmente fica do lado esquerdo ou direito; apenas 25% dos casos têm um fígado na linha média. Estômago centralizado também pode estar presente. Os ductos biliares podem ser atrésicos. A poliesplenia é muito frequente.

O isomerismo atrial esquerdo é ainda menos comum do que o isomerismo direito e constitui muito menos de 1% de todas as anomalias cardíacas congênitas.

Manifestações Cardíacas
Ao contrário do isomerismo direito, dois ventrículos geralmente estão presentes no isomerismo atrial esquerdo. Na maioria dos casos, existe uma comunicação interatrial (CIA) ou uma comunicação interventricular (CIV). Em geral, o segmento intra-hepático da veia

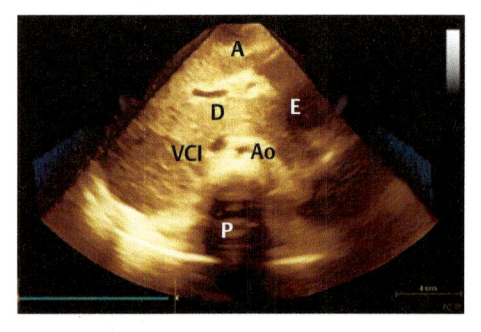

Fig. 23-3. Ecocardiografia no plano subcostal demonstra o isomerismo direito ou *situs ambigus* tipo D. O vaso venoso é a VCI e o vaso arterial é a aorta que está posterior (próxima da coluna). Observe que ambos os vasos estão à direita da coluna do paciente. A: anterior; Ao: aorta; AzP: posterior; E: esquerdo; D: direito; VCI: veia cava inferior.

cava inferior é atrésico e o sangue venoso da metade inferior do corpo drena para a veia cava superior através da veia ázigos ou pela hemiázigos no caso de dextrocardia. Ao contrário do isomerismo direito, raramente se associa a EP, AP ou DATVP.

Principais Defeitos Cardíacos Associados ao Isomerismo Esquerdo
- CIA;
- CIV;
- Átrio único;
- Coração normal (25-30% dos casos).

Quadro Clínico
A cianose é menos comum ou menos pronunciada do que no isomerismo direito. Os sinais de insuficiência cardíaca congestiva (taquipneia, dispneia, insuficiência de crescimento, aumento da sudorese) desenvolvem-se no período neonatal se houver fluxo sanguíneo pulmonar excessivo.

Exames Complementares
Eletrocardiograma
Como ambos os átrios são átrios esquerdos morfológicos, nenhum nó sinusal está presente. Geralmente há um ritmo atrial baixo ou juncional. Eixo da onda P entre 0 a -90 graus.

Radiografia de Tórax
Brônquios simétricos (curtos e verticalizados), dependendo da lesão cardíaca associada, pode existir hiperfluxo pulmonar, área cardíaca aumentada.

Ecocardiografia
Ambos os átrios com morfologia de átrio esquerdo, no plano subcostal, é possível identificar a veia cava inferior e a aorta abdominal do mesmo lado da coluna vertebral, sendo aorta e a VCI lado a lado em vez da relação anteroposterior encontrada no isomerismo D. Lesões cardíacas associadas são identificadas (Fig. 23-4).

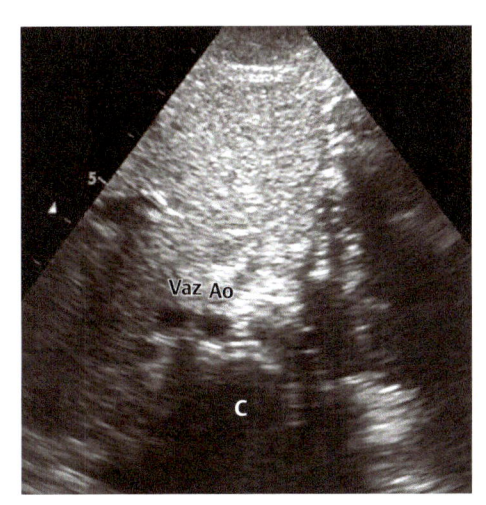

Fig. 23-4. Ecocardiograma plano subcostal demonstrando isomerismo esquerdo ou *situs ambigus* tipo E – o vaso venoso é a veia ázigos (ausência da porção hepática da VCI), a aorta e o vaso venoso estão lado a lado. A: anterior; AO: aorta; Vaz: veia ázigos; P: posterior; E: esquerdo; D: direito; VCI: veia cava inferior.

Ultrassonografia e Ressonância Magnética de Abdome
A posição do fígado é mediana e simétrica. Presença de múltiplos baços (poliesplenia).

O Quadro abaixo descreve as principais características das síndromes cardioesplênicas (isomerismos).

Isomerismo atrial esquerdo	Isomerismo atrial direito
Átrios com morfologia AE (AAE com formato de **dedo de luva**, ausência de nó sinusal)	Átrios com morfologia AD (AAD com formato triangular, 2 nós sinusais)
Ausência da porção hepática da VCI, presença de veia AZ ou Haz*	Conexão anômala das veias pulmonares
Cardiopatias com obstrução ao fluxo de via de saída do VE, CIV, DVSVD, BAVT*	Cardiopatias com obstrução ao fluxo de via de saída do VD, VAV única, TGA, VU*

(*) Características frequentes, mas não exclusivas do isomerismo E e do D.
AE: átrio esquerdo; AD: átrio direito; AAE: apêndice atrial esquerdo; AAD: apêndice atrial direito; VCI: veia cava inferior; Az: veia ázigos; Haz: veia hemiázigos; VE: ventrículo esquerdo; CIV: comunicação interventricular.

LEITURAS SUGERIDAS
Araújo Jr. E, Bravo-Valenzuela NJM.; Peixoto AB (Eds.). Perinatal cardiology-Part 2. Cingapura: Bentham Science Publishers; 2020. p. 1.
Carvalho AC, Tebexreni AS, Moises VA. Síndromes cardioesplênicas. In: Santana MVT.Cardiopatias congênitas no recém-nascido. São Paulo: Atheneu; 2005. p. 324-34.
Edwards W. Classification and terminology of cardiovascular anomalies. In: Moss & Adams Heart Diseases in infants, children and adolescents. 7th ed. Philadelphia: Lippincott; 2016. p. 34-56.
Hagler DJ, O 'Leary PW. Cardiac malpositions and anormalities of atrial and visceral situs. In Moss & Adams Heart Diseases in infants, children and adolescents. 7th ed. Philadelphia: Lippincott; 2016. c. 2. p. 1149-70.
Tremblay C, Loomba RS, Frommelt PC, et al. Segregating bodily isomerism or heterotaxy: potential echocardiographic correlations of morphological findings. Cardiol Young. 2017;27(8):1470-80.

TUMORES CARDÍACOS

Gesmar Volga Haddad Herdy ▪ Eliane Lucas
Nathalie J. M. Bravo-Valenzuela

ENTENDENDO

Os tumores cardíacos (TCs) são lesões bastante raras na infância e adolescência, sendo os TCs primários mais prevalentes. Os TCs secundários ou metastáticos são extremamente incomuns nesta faixa etária, ao contrário da idade adulta.

INCIDÊNCIA

A prevalência geral do TCs varia entre 0,08% dos atendimentos em ambulatório de cardiologia pediátrica e 90% são tumores benignos. A incidência dos TCs primários do grupo pediátrico diferem do grupo adulto em relação ao tipo histológico e à localização. Os TCs primários benignos costumam ser listados na seguinte ordem de frequência: rabdomiomas, mixomas, fibromas e teratomas. Tumores primários malignos são raros no grupo pediátrico e não ultrapassam 10% de todos os tumores, sendo o sarcoma o tipo histológico de maior incidência com a localização preferencial o pericárdio (Fig. 24-1).

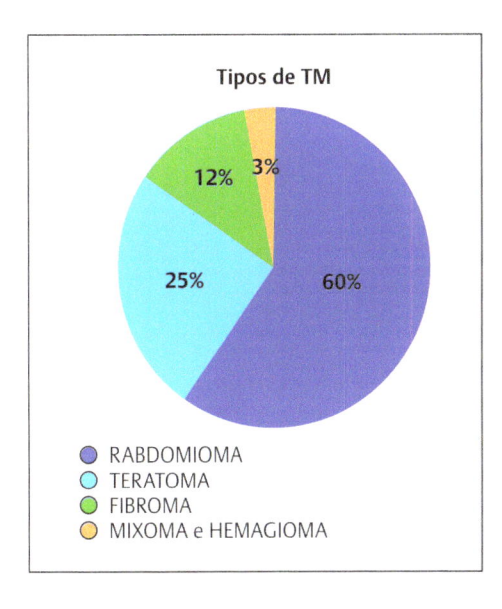

Fig. 24-1. Gráfico da incidência dos TM cardíacos.

PRINCIPAIS TIPOS DE TUMORES
Rabdomioma
É o TC mais comum do grupo pediátrico e extremamente raro acima dos 10 anos de vida. Em cerca de 90% dos casos dos rabdomiomas são como lesões múltiplas, originadas em qualquer ponto do coração, mas principalmente nos ventrículos, incluindo o septo ventricular e os átrios estão envolvidos em aproximadamente 30% dos casos (Fig. 24-2). A associação entre rabdomiomas e esclerose tuberosa (ET) é bem conhecida e está estimada em cerca de 50 a 78%.

A esclerose tuberosa (ET) é uma síndrome neurocutânea autossômica dominante com alta penetrância, e estima-se sua ocorrência de 1/15.000 a 1/30.000 nascimentos. Em casos típicos, manifesta-se por convulsões, lesões cutâneas e retardo mental. A ET pode-se representar como nova mutação espontânea não familiar e este dado reforça a recomendação da ecocardiografia fetal em gestações de risco para rabdomiomas cardíacos de pais com esclerose tuberosa.

A evolução habitual dos rabdomiomas é a regressão espontânea e completa dos TCs, portanto, a conduta é conservadora. Nos casos com complicações como obstrução ao fluxo sanguíneo ou arritmia de difícil controle é indicada a ressecção da massa tumoral. Os pacientes assintomáticos devem ter acompanhamento clínico prolongado, inclusive com estudos ecocardiográficos seriados.

Fibroma
É o 2° mais comum TC em crianças e pode ser identificado ainda na vida fetal, pois sua apresentação habitual é de uma massa única, bastante volumosa, e pode até obliterar uma cavidade. O fibroma localiza-se, principalmente, no septo interventricular e na parede livre do ventrículo esquerdo, e raramente no ventrículo direito e nos átrios (Figs. 24-3 e 24-4).

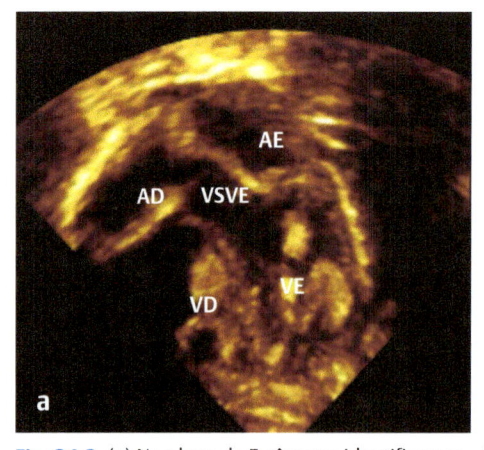

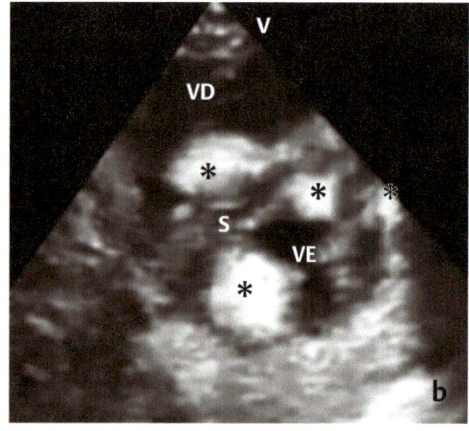

Fig. 24-2. (**a**) No plano de 5 câmaras identificamos várias imagens hiperecoicas homogêneas localizadas em ambos os ventrículos. (**b**) No plano transverso dos ventrículos vemos 4 imagens (*) com densidades homogêneas características de rabdomiomas. AD: átrio direito; AE: átrio esquerdo; VD: ventrículo direito; VE: ventrículo esquerdo; S: septo interventricular; VSVE: via de saída do ventrículo esquerdo.

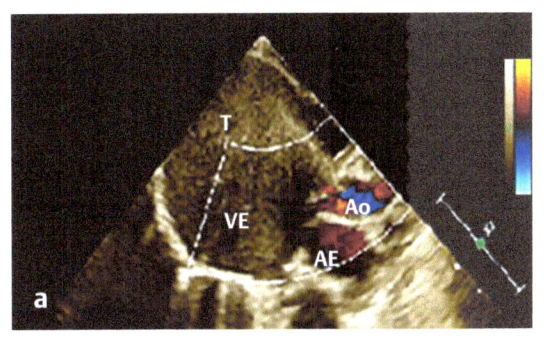

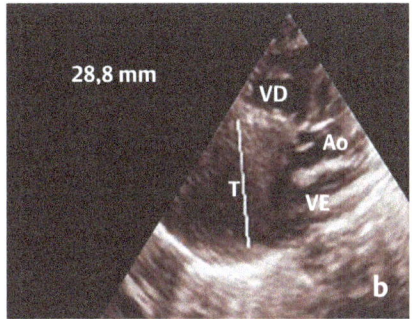

Fig. 24-3. (a) No plano longitudinal do VE vemos enorme massa única no ventrículo esquerdo (VE) e, no mapeamento Doppler colorido não há restrição ao fluxo. (b) Vemos que o diâmetro transverso da massa é de 28 mm. AD: átrio direito; AE: átrio esquerdo; Ao: aorta; VD: ventrículo direito.

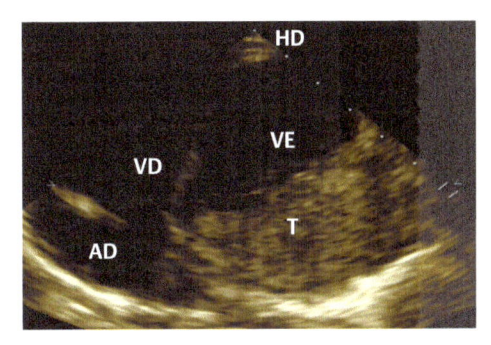

Fig. 24-4. Ecocardiograma de uma paciente de 1 ano e 4 meses internada com TSVP. O plano apical de 4 câmaras evidencia uma enorme massa tumoral ocupando a porção média apical do ventrículo esquerdo (VE) e provável localização miocárdica. Feita biópsia a céu aberto e a histologia confirmou o diagnóstico de fibroma. TSVP: taquicardia supraventricular paroxística; VD: ventrículo direito; AD: átrio direito; T: tumor. (Cortesia da Dra Sandra J Pereira.)

Mixomas

Embora constituam os TCs mais frequentes no adulto, os mixomas são muito raros em crianças e apenas esporadicamente descritos no recém-nascido. Atualmente os mixomas estão no átrio esquerdo, presos à fossa oval; raramente são observados nos ventrículos que os descreveram, respectivamente, na valva pulmonar, no ventrículo esquerdo e no ventrículo direito (Fig. 24-5). Relato de mixoma familiar, com caráter genético autossômico dominante em 7% dos casos, na síndrome de Carney.

Teratoma

É um tumor intrapericárdico localizando-se próximo aos grandes vasos, mais comumente do lado direito aderido à aorta e à veia cava superior. Ocorrem em qualquer faixa etária, 70% na infância. São de grande tamanho, encapsulados, únicos e aderidos à aorta ou à artéria pulmonar.

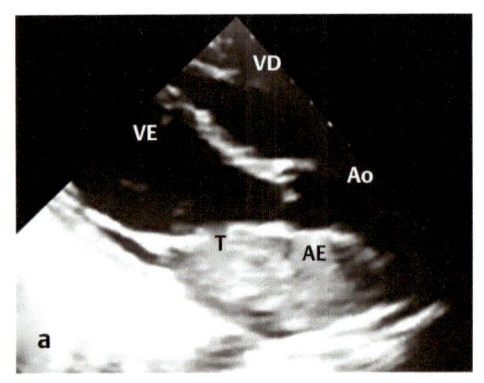

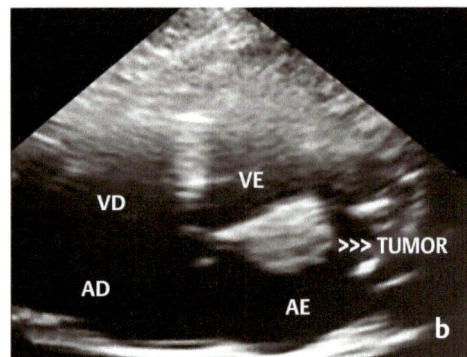

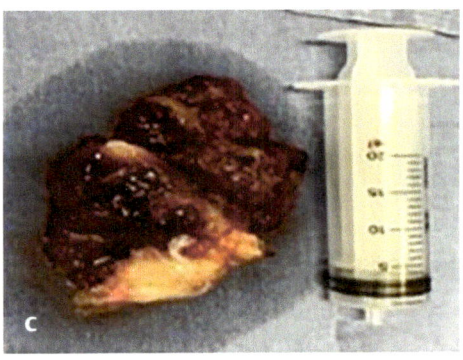

Fig. 24-5. (**a**) No plano longitudinal do VE mostra grande massa única no átrio esquerdo (AE) aderida na face atrial da valva mitral. (**b**) No plano de 4 câmaras mostra o tumor no AE. (**c**) Massa irregular não capsulada compatível com mixoma. AD: átrio direito; Ao: aorta; VD: ventrículo direito; VE: ventrículo esquerdo; T: tumor.

QUADRO CLÍNICO

As crianças e adolescentes com tumores cardíacos podem ser assintomáticos ou apresentar uma variedade de sintomas, dependendo do tamanho, localização e tipo histológico do tumor (TM).

As apresentações clínicas mais comuns:

- Assintomático;
- Dispneia;
- Dor no peito;
- Cianose;
- História de esclerose tuberosa na família.

No exame cardiovascular podemos encontrar sopro cardíaco, arritmias, insuficiência cardíaca congestiva (ICC).

EXAMES COMPLEMENTARES
Radiografia de Tórax

A radiografia de tórax pode fornecer informações valiosas dependendo do tamanho e da localização do tumor. Alterações da silhueta cardíaca nos casos de grandes massas e derrame pericárdico associado, ou radiografias normais quando são tumores de pequenas dimensões.

Ecocardiograma

Ainda na vida fetal podem ser detectados acidentalmente, por meio da realização de ultrassonografia em obstetrícia ou ecocardiografia fetal da rotina pré-natal. A ecocardiografia é o exame considerado de eleição, não invasivo, acessível, pois permite a avaliação de vários aspectos do tumor e, segundo a **Escala de Barbados,** consistem em:

- *Localização* (Fig. 24-6);
- *Fixação:* pedunculados ou sésseis;
- *Crescimento:* cavitários, parietais, pericárdicos;
- *Limites:* precisos, imprecisos;
- *Textura:* homogêneo, heterogêneo;
- *Densidade:* hipo, iso ou hiperecogênica;
- *Forma:* definida, indefinida;
- *Núcleo:* unicêntrico, multicêntrico;
- *Dimensão:* eixo maior e eixo menor;
- *Repercussão:* efeito de massa;
- *Invasão:* contínua ou contígua;
- *Contrastação:* precoce, tardia ou não contrasta.

Ressonância Magnética Cardíaca (RM) e Angiotomografia Cardíaca (Angio-TC)

Esses exames, ainda pouco acessíveis em nosso meio, também podem ser usados para determinar a localização exata do tumor, delinear seus bordos, que são informações importantes para o planejamento pré-operatório.

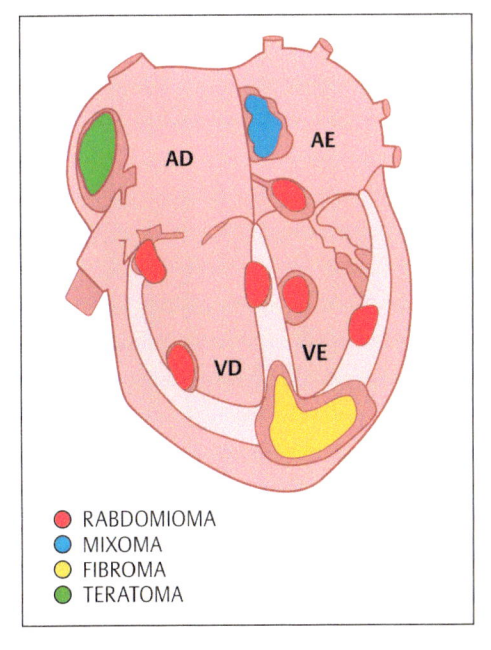

Fig. 24-6. O desenho esquemático mostra os tipos de TM e as principais localizações.

TRATAMENTO

O comportamento benigno dos rabdomiomas, isto é, a regressão espontânea completa, na maioria, traça a conduta conservadora. O tratamento de escolha para aqueles pacientes sintomáticos e que possuem complicações como obstrução ao fluxo ou arritmias de difícil controle, será indicada a ressecção cirúrgica do TC.

Os fibromas onde a presença de arritmias é frequente são indicados antiarrítmicos para o seu controle. Em casos excepcionais, a realização de estudo eletrofisiológico com a ablação de feixes anormais é indicada nas arritmias de difícil controle medicamentoso. Atualmente a terapêutica com Everolimus (dose de 4,5 mg/m²/semana) está sendo promissora em alguns casos, na tentativa de redução do tumor e, assim, melhora da função cardíaca ventricular.

Na presença de obstrução ao fluxo sanguíneo causado pelo tumor, o tratamento cirúrgico é a conduta indicada, quando possível. Mais raramente em função da dificuldade de acesso cirúrgico e localização extensa intramural, o transplante cardíaco é imperativo.

LEITURAS SUGERIDAS

Araújo Jr. E, Bravo-Valenzuela NJM; Peixoto AB (Eds.). Perinatal Cardiology - Part 1 and 2. Singapura: Bentham Science Publishers; 2020.

Bravo-Valenzuela NJN; Lucas E; Silva AEA; Farias CV. Atlas de ecocardiografia fetal. Rio de Janeiro: Thieme Revinter Publicações; 2021.

Demir HA, Ekici F, Erdem AY, et al. Everolimus: a Challenging Drug in the \treatment of Multifocal Inoperable Cardiac Rhabdomyoma. Pediatric. 2012;130:243-7.

Tyebally S, Chen D, Bhattacharyya S, et al. Cardiac tumors: state-of-the-art review. JACC Cardio-oncology. 2020;2(2):293-311.

Tzani A, Doulamis IP, Mylonas KS, et al. Cardiac tumors in pediatric patients: a systematic review. World J Pediatr Congenit Heart Surg. 2017;8(5):624-32.

Wałdoch A, Kwiatkowska J, Meyer-Szar, Potaż P, Grzybiak M. Cardiac tumors in children: A 20-year review of clinical presentation, diagnostics and treatment. Adv Clin Exp Med. 2017;26(2):319–326

MIOCARDITE

Gesmar Volga Haddad Herdy ▪ Eliane Lucas
Aldalea Ribeiro de Sousa

ENTENDENDO
Miocardite é definida como um processo inflamatório do miocárdio apresentando necrose e/ou degeneração dos miócitos adjacentes, sendo causada por diversos agentes etiológicos, com mecanismos fisiopatológicos distintos de um processo isquêmico, segundo o critério de Dallas.

INCIDÊNCIA
É desconhecida a real incidência na infância no Brasil. Estima-se que cerca de 40% das cardiomiopatias do adulto sejam secundárias à miocardite na infância.

ETIOLOGIA
- *Vírus:* adenovírus, enterovírus (especialmente *Coxsackie*), citomegalovírus, herpes simples, vírus sincicial respiratório, vírus da imunodeficiência humana (HIV), hepatite C, varicela, Epstein-Barr, parvovírus B19, *Influenza*, rubéola e COVID-19;
- *Fungos: Aspergillus, Candida,* histoplasma;
- *Bactérias:* meningococos, Leptospira, Klebsiella, *Escherichia coli,* bacilo de Koch;
- *Protozoário:* Trypanosoma cruzi, Toxoplasma *gondii*;
- *Doenças autoimunes:* febre reumática, artrite reumatoide, lúpus eritematoso sistêmico, esclerodermia, colite ulcerativa;
- *Por ação de drogas:* sulfonamidas, fenilbutazona, ciclofosfamida, indometacina, tetraciclina, isoniazida, metildopa, fenitoína;
- *Tóxica:* veneno de escorpião.

A principal causa na infância é a viral, com maior destaque para o *Coxsackie B*. Outros vírus frequentes são: *Influenza* A, herpes-vírus 6 e o parvovírus. Recentemente, casos relacionados com o vírus COVID-19 vêm sendo descritos.

QUADRO CLÍNICO
A miocardite possui ampla variedade de apresentações, desde assintomática até, mais raramente, formas fulminantes associadas a quadros de choque e evolução para o óbito. As apresentações clínicas são diferentes segundo a faixa etária. Os recém-natos e lactentes podem apresentar sintomas inespecíficos como taquicardia, taquipneia, irritabilidade e

baixo débito, que podem ser confundidos com quadro de sepse. O aumento da área cardíaca na radiografia de tórax pode ser um sinal importante para o diagnóstico de miocardite. Nas crianças maiores e adolescentes os sintomas de insuficiência cardíaca, como cansaço aos esforços, associados à história de infecção viral nas semanas anteriores, deve chamar a atenção para a suspeita de miocardite, principalmente na ausência de história prévia de cardiopatia. Nesta faixa etária sinais e sintomas inespecíficos podem estar presentes.

- Taquicardia/taquipneia;
- Dispneia;
- Precordialgia;
- Perfusão capilar lentificada;
- Hipotensão;
- Oligúria;
- Febre.

Precordialgia, bulhas abafadas e/ou atrito pericárdico podem estar presentes nos casos de miocardite associada a derrame pericárdio. As arritmias, inclusive as potencialmente de risco, como taquicardia supraventricular paroxística (TSVP) ou taquicardia ventricular (TV), podem ser a manifestação inicial de uma miocardite.

No exame cardiovascular é possível detectar a impulsão do *ictus* do VE no ápex nos casos de sobrecarga do VE e o sopro sistólico de regurgitação da insuficiência mitral, geralmente presente nos casos com dilatação acentuada do VE. Nos casos de miocardite pouco sintomática, a suspeição do diagnóstico pode ser difícil. Entretanto, nos casos de miocardite fulminante, a apresentação clássica é o quadro de choque que pode surgir de maneira rápida e intensa, evoluindo para óbito.

O diagnóstico das miocardites é, em geral, difícil. O Quadro 25-1 resume as 3 fases clínicas da miocardite.

EXAMES COMPLEMENTARES
Radiografia de Tórax
Aumento de área cardíaca com predomínio das cavidades esquerdas e congestão venosa pulmonar. Se associado ao derrame pericárdico com grandes volumes, teremos o aspecto de "coração em moringa" (Figs. 25-1 e 25-2) e, em alguns casos, a área cardíaca pode ser normal e a tomografia de tórax pode auxiliar na diferenciação entre edema pulmonar e pneumonia intersticial.

Quadro 25-1. Resumo das 3 Fases Clínicas da Miocardite

Fase da infecção viral	Fase inflamatória	Fase da cardiomiopatia dilatada
- Prodrômica - Febre - Mialgia - Fraqueza - Sintomas gastrointestinais - Sintomas respiratórios	Ativação do sistema imune ↓ Disfunção ventricular Distúrbio de condução e arritmias	Depende da resposta imunogenética individual e tempo prolongado da resposta autoimune

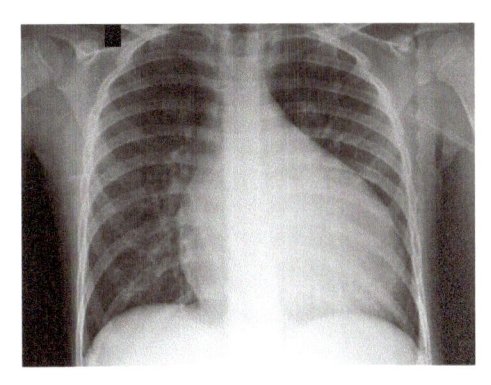

Fig. 25-1. Radiografia de tórax em PA mostra aumento da área cardíaca, principalmente AE e VE, e congestão venosa pulmonar.

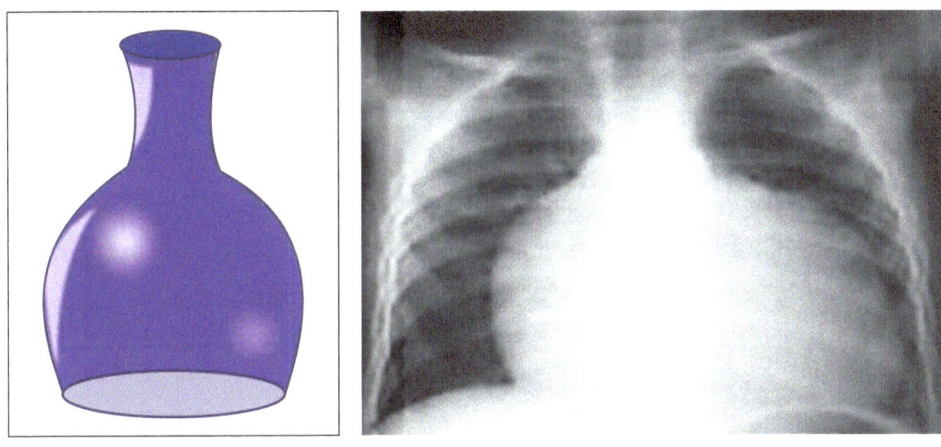

Fig. 25-2. Radiografia de tórax de uma paciente com miopericardite demonstra área cardíaca aumentada com formato de "moringa".

Eletrocardiograma

Nas formas clássicas ocorre taquicardia sinusal com complexos QRS de baixa voltagem. Há presença de diversas arritmias como extrassístoles atriais e ventriculares, bloqueios atrioventriculares e taquiarritmias como taquicardia ventricular e taquicardia supraventricular. Alterações do segmento ST e onda T achatada ou invertida sugerindo isquemia subendocárdica (Fig. 25-3).

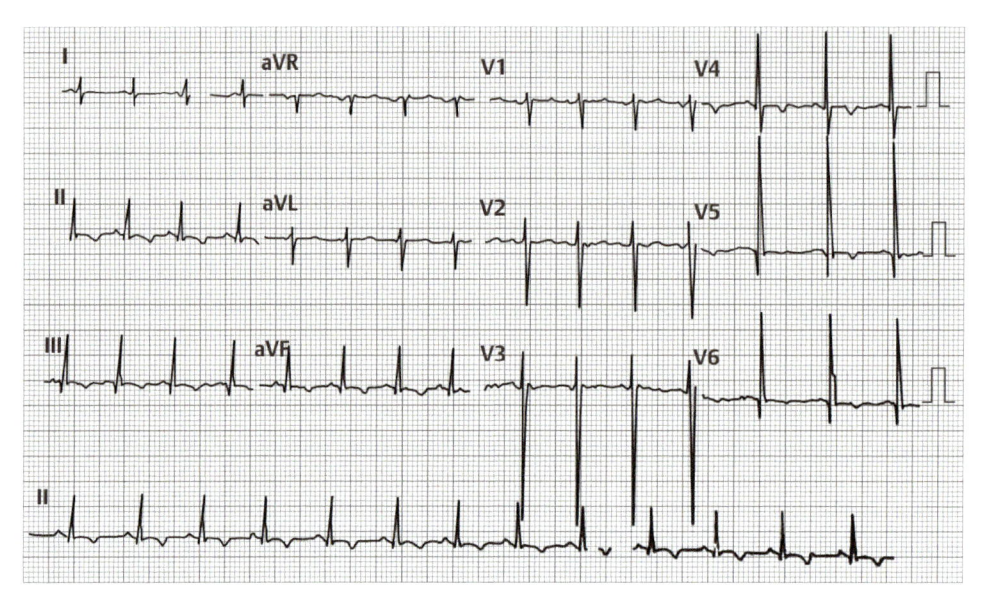

Fig. 25-3. O ECG demonstra o característico padrão de sobrecarga do VE e alterações difusas do segmento ST e ondas T invertidas.

Ecocardiografia

É um exame de extrema importância e permite identificar:

- Aumento das cavidades cardíacas;
- Comprometimento da função sistólica e diastólica ventricular;
- Insuficiências das valvas atrioventriculares, principalmente mitral;
- Derrame pericárdico, quando presente;
- Trombos murais devem ser pesquisados quando a fração de ejeção do VE < 30%.

Nos estágios iniciais da miocardite, a função ventricular pode ser pouco comprometida e com a evolução da doença pode ocorrer piora progressiva (Fig. 25-4).

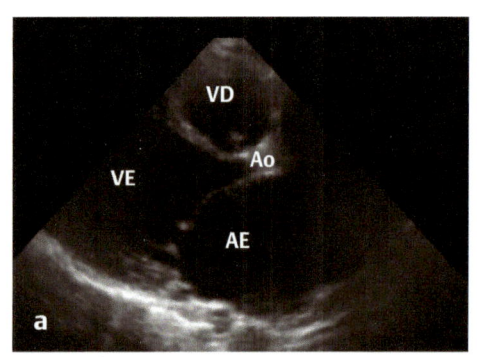

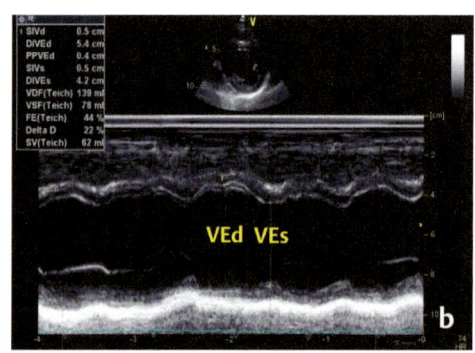

Fig. 25-4. (a) Imagem de ecocardiograma (plano paraesternal longitudinal) bidimensional demonstra átrio esquerdo (AE) e ventrículo esquerdo (VE) dilatados. (b) Medidas dos diâmetros diastólico e sistólico do VE pelo modo M (unidimensional) demonstrando a função ventricular diminuída (fração de ejeção 28%). Ao: aorta; VD: ventrículo direito.

Cintilografia e Ressonância Magnética (RM) Cardíaca

Cintilografia e RM são métodos diagnósticos que utilizam radioisótopos como o Galio-67, o Índio-111 e o gadolínio, que podem identificar áreas com inflamação miocárdica (focal ou difusa) e avaliar a sua evolução por meio de exames seriados. Os critérios de Lake Louise para miocardite incluem a presença de uma fina faixa de realce tardio global precoce (10 minutos após radioisótopo: gadolínio) na RM. Esse exame, além de identificar a ação inflamatória nos casos de miocardite, também possibilita a quantificação dos volumes cardíacos e a avaliação detalhada da função sistólica ventricular. Na miocardite, o realce tardio é epicárdico ou mesocárdico, indicando a inflamação do miocárdio e nas lesões isquêmicas esse realce é subepicárdico. Dessa forma, a RM é recomendada por diretrizes internacionais e nacionais de miocardites (Fig. 25-5).

Exames Laboratoriais

Identificamos a presença de atividade inflamatória com a elevação da velocidade de hemossedimentação (VHS) e proteína C reativa (PTN C) na fase aguda. Níveis aumentados de Troponina T, Troponina I e creatinofosfoquinase fração MB (CK-MB) são específicos para necrose do miocárdio e expressam a agressão miocárdica. Nos quadros com insuficiência cardíaca, os níveis de peptídeo natriurético atrial do tipo B (BNP) e da fração N-terminal do BNP (NT-proBNP), em geral, estão elevados. A leucocitose com linfocitose predomina nas miocardites virais. Painéis moleculares para vírus e títulos sorológicos de anticorpos antivirais (IgM) podem auxiliar na determinação da etiologia da miocardite.

Biópsia endomiocárdica

A biópsia endomiocárdica (BE) é considerada como padrão-ouro, porém, é exame bastante invasivo e possui baixa sensibilidade. Além da obtenção das amostras, o diagnóstico específico, principalmente, o citomegalovírus e o *coxsackie* B, é realizado utilizando técnicas especiais por meio do uso da reação da cadeia da polimerase (PCR) do vírus. A realização da BE é contraindicada em pacientes com trombos intracavitários, arritmias potencialmente de risco e insuficiência cardíaca descompensada.

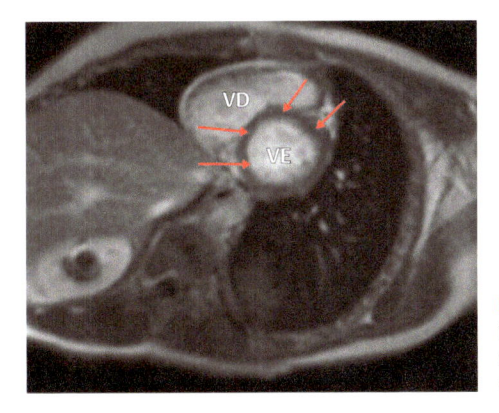

Fig. 25-5. RM do coração demonstrando realce tardio de gadolínio no ventrículo esquerdo (VE) numa criança com PCR positivo para COVID-19 e miocardite. VD: ventrículo direito.

DIAGNÓSTICO DIFERENCIAL
- Fibroelastose endocárdica;
- Origem anômala da artéria coronária esquerda da artéria pulmonar (síndrome de Bland--White-Garland);
- Cardiomiopatia dilatada;
- Doenças metabólicas com comprometimento cardíaco (p. ex.: glicogenoses).

TRATAMENTO
Fase da Infecção Viral
- Drogas antivirais.

Fase Inflamatória
- Suporte hemodinâmico (casos de choque);
- Diuréticos;
- Vasodilatadores inibidores ECA;
- Betabloqueadores;
- Antiarrítmicos;
- Imunossupressores ou imunomoduladores (imunoglobulina humana);
- Corticoide não é rotineiramente usado, sendo indicado na presença de doença autoimune.

Fase de Cardiomiopatia Dilatada
- Tratamento da fase 2;
- Anticoagulação;
- Transplante cardíaco, nos casos de difícil controle.

LEITURAS SUGERIDAS
Araújo Jr. E, Bravo-Valenzuela NJM; Peixoto AB (Eds.). Perinatal Cardiology - Part 1 and 2. Singapura: Bentham Science Publishers; 2020.

Aretz HT, Billingham ME, Edwards WD, Factor SM, Fallon JT, Fenoglio JJ et al. Myocarditis: a histopathologic definition and classification. Am J Cardiovasc Pathol.1987; 1: 3-14.

Caballeros Lam M, de la Fuente Villena A, Hernández Hernández A, et al. Caracterización de la miocarditis por COVID-19 mediante resonancia magnética cardiaca [Cardiac magnetic resonance characterization of COVID-19 myocarditis]. Rev Esp Cardiol. 2020;73(10):863-4.

Canter EC, Simpson PK. Diagnosis and treatment of myocarditis in children in the current. Circulation. 2014;129:115-28.

Carneiro C, Bravo-Valenzuela NJ, Castro J. Revisiting acute myocarditis in children to save lives. Ann Pediatr. 2018;2:1008.

Friedrich MG, Sechtem U, Liu P, et al. International Consensus Group on Cardiovascular Magnetic Resonance in Myocarditis. Cardiovascular magnetic resonance in myocarditis: A JACC White Paper. J Am Coll Cardiol. 2009;53(17):1475-87.

Herdy GVH, Assis SM, Marins AB, et al. Miocardite na leptospirose: correlação clínico-patológica de 14 casos. Arq Bras Med. 1993;67:79-84.

Herdy GVH, Herdy AH, Almeida PS, et al. Cardiac abnormalities in acquired immunodeficiency syndrome. A prospective study with clinical-pathological correlation. Arq Bras Cardiol. 1999;73:286-90.

Herdy GVH. Miocardite. In: Loureiro TN, Silva AE. Cardiologia pediátrica. Série Pediatria Soperj. 2. ed. Barueri: Manole; 2019. p. 293-304.

Tschöpe C, Ammirati E, Bozkurt B, et al. Myocarditis and inflammatory cardiomyopathy: current evidence and future directions. Nat Rev Cardiol. 2021;(18):169-93.

CARDIOMIOPATIA DILATADA

CAPÍTULO 26

Gesmar Volga Haddad Herdy
Nathalie J. M. Bravo-Valenzuela
Carla Verona Barreto Farias

ENTENDENDO
A cardiomiopatia (CMP) forma dilatada caracteriza-se por dilatação das cavidades ventriculares e função sistólica reduzida (Fig. 26-1).

INCIDÊNCIA
A forma dilatada de CMP é a mais comum em crianças (55%). A CMP dilatada hereditária geralmente é autossômica dominante, conferindo risco de 50% para crianças quando um dos pais tem a doença.

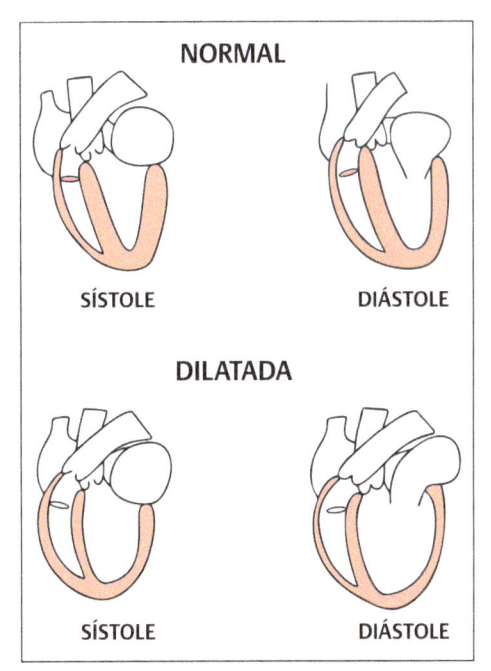

Fig. 26-1. Desenho esquemático com coração normal e com CMP dilatada. Observe a desproporção ventricular com dilatação do ventrículo esquerdo.

MORFOLOGIA/TIPOS
Tipos de CMP dilatada quanto à etiologia:

- Idiopática (sem causa identificável);
- Secundária a doenças metabólicas ou infecciosas (1 – infecções virais: adenovírus, *coxsakie* B, citomegalovírus, dentre outros; 2 – infecções bacterianas ou outros agentes infecciosos mais raramente; 3 – doenças sistêmicas: hipotireoidismo, hipocalcemia, mucopolissacaridoses, desordens nutricionais e agentes cardiotóxicos como doxorrubicina);
- Familiar (história familiar positiva para CMP);
- Fibroelastose endocárdica (acomete principalmente o lado esquerdo do coração, podendo ser primária ou secundária a várias cardiopatias congênitas. Por ex.: estenose aórtica crítica).

FISIOPATOLOGIA
Redução da contratilidade ventricular, resultando em ejeção ventricular deficiente durante a sístole com aumento do volume diastólico final de um ou ambos os ventrículos e consequente dilatação das cavidades cardíacas (insuficiência cardíaca sistólica).

QUADRO CLÍNICO
No quadro clínico estão presentes sintomas de insuficiência cardíaca como: diminuição do ganho de peso, dispneia, cansaço aos esforços, infecções respiratórias frequentes. Ao exame físico observa-se: desvio do *ictus cordis* que pode ser propulsivo, com ausculta de bulhas hipofonéticas, taquicardia e possível sopro sistólico mitral (pela regurgitação que ocorre em consequência à dilatação do VE). Pode haver 3^a e 4ª bulhas e ritmo de galope. Podem estar presentes na ausculta pulmonar: estertores crepitantes pela congestão pulmonar. Na evolução podem estar presentes: sinais de insuficiência cardíaca direita como turgência de vasos cervicais e hepatomegalia (insuficiência cardíaca congestiva).

EXAMES COMPLEMENTARES
Radiografia de Tórax
- Cardiomegalia (aumento do índice cardiotorácico) (Fig. 26-2);
- Congestão pulmonar;
- Efusão pleural, em alguns casos.

Eletrocardiograma (ECG)
- Taquicardia;
- Sinais de aumento de cavidades, principalmente do VE (Fig. 26-3);
- Alterações do segmento ST e inversão de onda T;
- Bloqueios de condução ou arritmias.

CARDIOMIOPATIA DILATADA

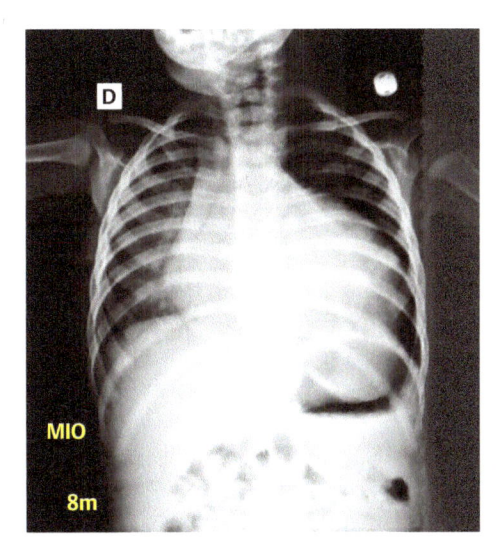

Fig. 26-2. Radiografia de tórax de um paciente com CMP dilatada demonstrando grande aumento global da área cardíaca (cardiomegalia).

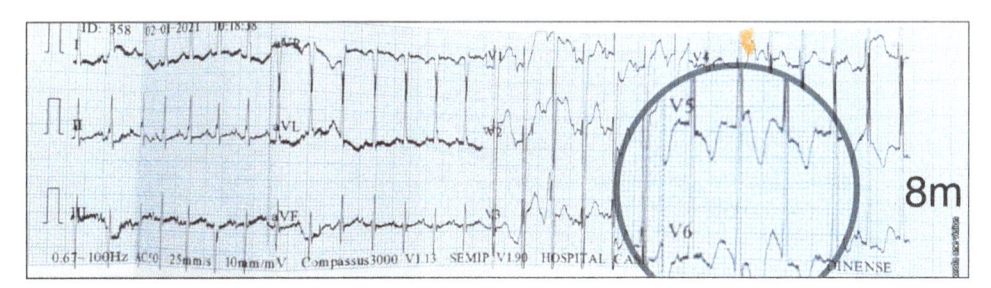

Fig. 26-3. ECG de paciente com CMP dilatada com sinais de aumento do VE e alterações do segmento ST.

Ecocardiografia

O ecocardiograma mostra aumento das cavidades, volumes atriais e ventriculares diastólicos finais aumentados; disfunção sistólica global ventricular (fração de ejeção e de encurtamento do VE reduzidas) e o Doppler pode evidenciar a insuficiência mitral (Fig. 26-4). Na fibroelastose, o lado esquerdo do coração está dilatado, com aumento da ecogenicidade de VE.

Ressonância Magnética do Coração/Cateterismo Cardíaco

A TC e a RM do coração possibilitam avaliar o aspecto do miocárdio em doenças infecciosas e na fibroelastose, avaliar os volumes ventriculares e a função cardíaca com acurácia e auxiliar no diagnóstico diferencial de outras doenças com anomalias coronárias (Fig. 26-5). A punção biópsia por cateterismo cardíaco pode auxiliar a investigação diagnóstica, no entanto, existe uma tendência atual de diminuir a dependência da biópsia na investigação diagnóstica em crianças.

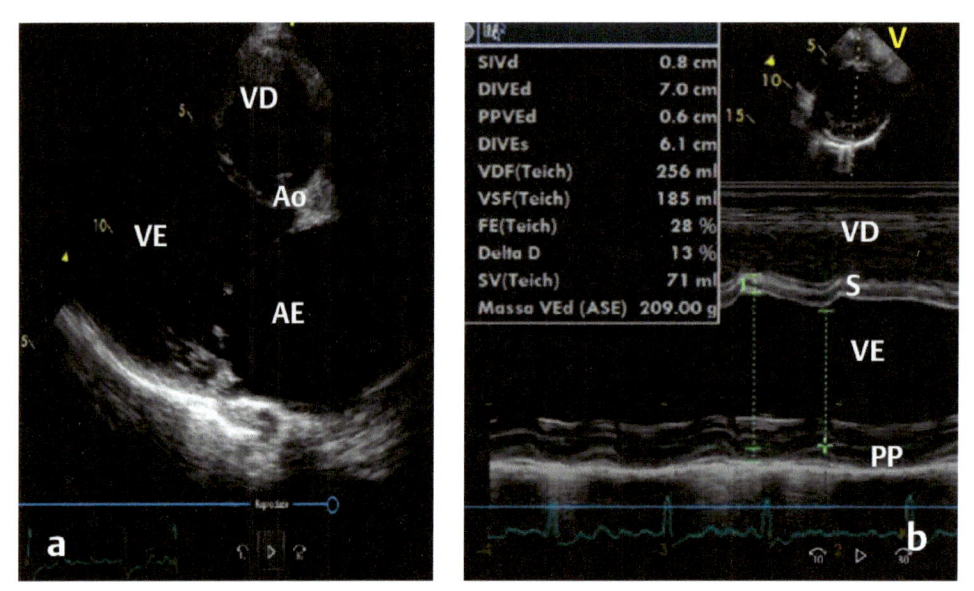

Fig. 26-4. Ecocardiograma de uma criança com CMP dilatada. (**a**) Plano paraesternal longo eixo demonstrando o aumento de cavidades esquerdas, observe o grande aumento do ventrículo esquerdo (VE). (**b**) Modo unidimensional (Modo M) demonstrando o cálculo da fração de ejeção do VE de 28%. AE: átrio esquerdo; AD: átrio direito; VE: ventrículo esquerdo; VD: ventrículo direito.

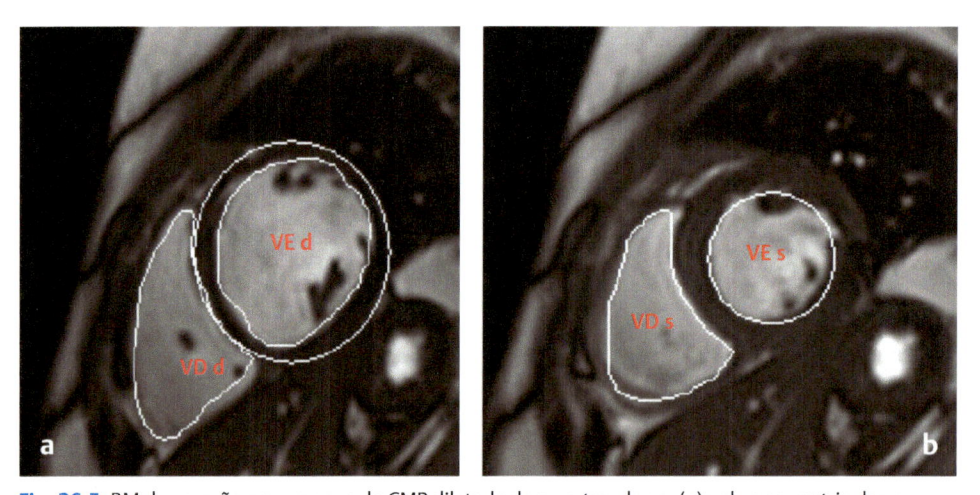

Fig. 26-5. RM do coração em um caso de CMP dilatada demonstrando os: (**a**) volumes ventriculares diastólicos e (**b**) volumes ventriculares sistólicos, possibilitando a avaliação acurada da função dos ventrículos esquerdo e direito. VEd: volume diastólico final do ventrículo esquerdo; VDd: volume diastólico final do ventrículo direito; VEs: volume sistólico final do ventrículo; VDs: volume sistólico final do ventrículo direito.

Exames Laboratoriais
BNP > 300 pg/mL – preditor de transplante cardíaco.

DIAGNÓSTICO DIFERENCIAL
- Origem anômala de coronária esquerda (originando-se, por exemplo, da artéria pulmonar em vez da aorta), ou mais raramente da direita;
- Doença de Uhl.

TRATAMENTO
- Diuréticos (furosemida, espironolactona) para os sintomas de congestão;
- Inibidores da ECA e dos receptores da angiotensina (valsartana/losartana);
- Inotrópicos (dobutamina, dopamina e digoxina), pois a disfunção na CMP dilatada é sistólica;
- Betabloqueadores (carvedilol) – reduzindo efeitos cardíacos deletérios do sistema nervoso simpático pelo bloqueio beta-adrenérgico;
- Antiagregantes plaquetários (aspirina) ou anticoagulantes (warfarin) podem ser utilizados na prevenção de trombos cardíacos e a heparina no tratamento de trombos;
- Amiodarona ou outros antiarrítmicos podem ser utilizados para o tratamento de arritmias e marca-passo cardíaco artificial pode ser indicado nos casos de bradicardia sintomática. Cardioversor-desfibrilador implantável (CDI) também pode ser considerado em algumas situações.
- IC severa aguda: ECMO e dispositivos de assistência cardíaca como ponte para transplante cardíaco (Tx); Tx está indicado na CMP dilatada classe funcional grave (II/IV) refratária ao tratamento clínico (evidência B);
- Outras medidas: restrição a atividades físicas, ventilação mecânica em pacientes graves, reposição de carnitina na CMP dilatada por deficiência de carnitina.

LEITURAS SUGERIDAS
Bozkurt B, Colvin M, Cook J, et al. American Heart Association Committee on Heart Failure and Transplantation of the Council on Clinical Cardiology; Council on Cardiovascular Disease in the Young; Council on Cardiovascular and Stroke Nursing; Council on Epidemiology and Prevention; and Council on Quality of Care and Outcomes Research. Current Diagnostic and Treatment Strategies for Specific Dilated Cardiomyopathies: A Scientific Statement From the American Heart Association. Circulation. 2016;134(23):e579-e646.

Cooper LT, Baughman KL, Feldman AM, et al. The role of endomyocardial biopsy in the management of cardiovascular disease. A Scientific Statement From the American Heart Association, the American College of Cardiology, and the European Society of Cardiology. Circulation. 2007;116:2216-33.

Herdy GVH. Fibroelastose endocárdica. Arq Bras Cardiol. 1980;35:145-9.

Herdy GVH, Pinto RDB, Costa GA, et al. Estudo clínico e molecular na distrofia muscular de Duchenne. IJCS. 2015;28:173-80.

Herdy GVH. Cardiomiopatias agudas e crônicas na infância. Monografia apresentada à Academia de Medicina do Estado do Rio de Janeiro, 2016.

Innocenzi AM. Tomografia e ressonância magnética cardíaca para pacientes com cardiopatia congênita. In: Loureiro TN, Silva AE. Cardiologia pediátrica. Série Pediatria Soperj. 2. ed. Barueri: Manole; 2019. p. 115-31.

Lipshultz SE, Law YM, Asante-Korang A, et al. Cardiomyopathy in Children: Classification and Diagnosis. A Scientific Statement From the American Heart Association. Circulation. 2019;139(1):e9-e68.

Park MKK, Salamat M. Primary Myocardial Disease. In: Park's Pediatrics Cardiology for Practitioners. 7th ed. Philadelphia: Elsevier; 2021:250-63.

CARDIOMIOPATIA HIPERTRÓFICA

CAPÍTULO 27

Gesmar Volga Haddad Herdy ▪ Anna Esther Araujo e Silva
Carla Verona Barreto Farias

ENTENDENDO

A cardiomiopatia hipertrófica (CMH) é definida como a presença de hipertrofia ventricular esquerda (VE) em um ventrículo não dilatado, na ausência de um fator hemodinâmico capaz de produzir tal hipertrofia. Logo, estão excluídas situações como hipertrofia fisiológica secundária à atividade física, ou hipertrofia secundária à estenose aórtica valvar, hipertensão arterial, entre outras causas. A hipertrofia geralmente acomete a região basal do septo interventricular (SIV), podendo ocorrer obstrução do trato de saída do VE. Em crianças o ventrículo direito também pode estar comprometido. A hipertrofia pode manifestar-se logo após o nascimento ou surgir em crianças com ecocardiogramas prévios normais. As apresentações clínicas variam desde pacientes assintomáticos até sintomas de dispneia e dor torácica ou morte súbita (Figs. 27-1 e 27-2).

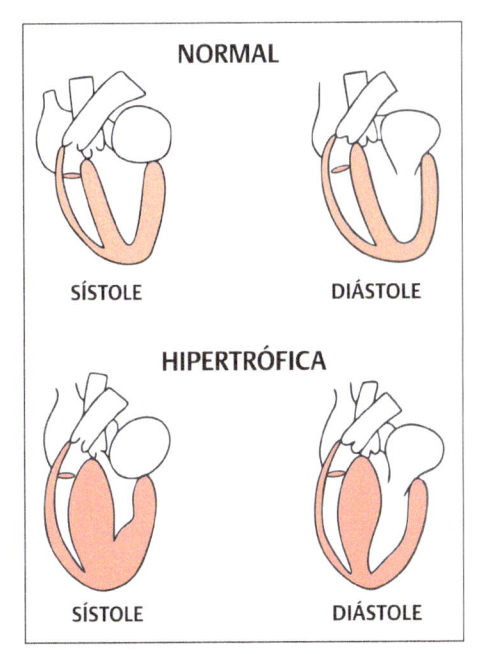

Fig. 27-1. Desenho esquemático demonstrando o coração normal e com CMP hipertrófica na diástole e na sístole ventricular.

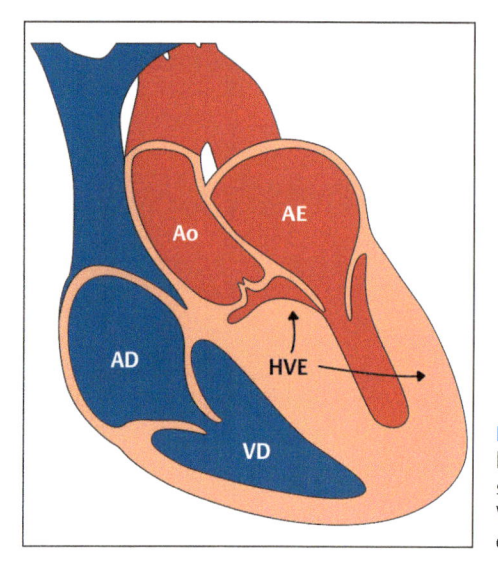

Fig. 27-2. Desenho esquemático mostra a hipertrofia ventricular esquerda, principalmente do septo interventricular basal. Ao: aorta; VD: ventrículo direito; AE: átrio dirito; AD: átrio direito.

INCIDÊNCIA
Registros de cardiomiopatia pediátrica estimam uma incidência anual de todas as formas de CMH em torno de 0,3 a 0,5 casos por 100.000 crianças. As CMH são responsáveis por 25 a 40% de todos os casos de cardiomiopatia na infância.

CAUSAS
Primária
Condição de caráter genético, com herança autossômica dominante, causada por mutações em genes codificantes de proteínas do sarcômero. Corresponde a aproximadamente 70% dos casos de CMH. Os termos familiar e idiopático são eventualmente utilizados naqueles pacientes com testes genéticos negativos ou que não testaram.

Secundária
Ocorre como consequência de erros inatos do metabolismo, doenças metabólicas, síndromes genéticas, doenças mitocondriais e doenças neuromusculares. CMH pode ocorrer em filhos de mães com diabetes *mellitus* (Quadro 27-1).

QUADRO CLÍNICO
Crianças com a forma primária têm poucos sintomas e geralmente são diagnosticadas após a ausculta de um sopro em consulta de rotina ou pela identificação de um eletrocardiograma (ECG) alterado. Os achados clínicos são mais frequentes em adolescentes e adultos jovens após o "estirão de crescimento" e outras mudanças associadas à puberdade (Quadro 27-2).

Alguns pacientes são diagnosticados como consequência de uma triagem familiar.

Em pacientes com doenças genéticas e sistêmicas é importante que o médico esteja atento à possibilidade da presença de CMH como condição associada para que o diagnóstico seja realizado.

Quadro 27-1. Causas Secundárias de CMH

Erros inatos do metabolismo

- Doença de Pompe
- Doença de Danon
- Doença de Forbes
- Doença de Fabry
- Mucolipidoses
- Mucopolissacaridose tipo I e II
- Deficiência de carnitina

Síndromes genéticas

- Síndrome de Noonan
- Síndrome de Costello
- Síndrome de LEOPARD
- Síndrome de Beckwith-Widemann

Doenças mitocondriais

- Síndrome de Leigh
- Síndrome de MELAS
- Síndrome de Sengers

Doenças neuromusculares

- Ataxia de Friedreich
- Distrofia miotônica

Doenças endócrinas

- Hiperinsulinismo primário
- Filho de mãe diabética
- Acromegalia

Quadro 27-2. Achados Clínicos Presentes em Pacientes com CMH

- Dor torácica
- Síncope/pré-síncope
- Palpitação
- Tonteira
- Dispneia
- Insuficiência cardíaca congestiva
- Morte súbita

EXAME FÍSICO

Os achados na ausculta cardíaca incluem sopro cardíaco, presença de 3ª e 4ª bulhas e desdobramento paradoxal da 2ª bulha. Pacientes sem obstrução da VSVE costumam ter o exame físico normal.

Os tipos de sopro mais frequentemente audíveis são o de obstrução da via de saída do VE (sopro sistólico rude em crescendo-decrescendo audível na borda esternal esquerda) e o de regurgitação mitral em decorrência de um movimento anterior mitral (sopro mesossistólico audível no ápice).

A palpação do precórdio pode mostrar frêmito sistólico em borda esternal baixa, *ictus* difuso e desviado para a esquerda. O pulso arterial pode ser *bisferiens* (ascensão brusca, pico bífido e descenso rápido).

EXAMES COMPLEMENTARES

Radiografia de Tórax

Pode ser normal ou mostrar sinais de hipertrofia ventricular esquerda (Fig. 27-3).

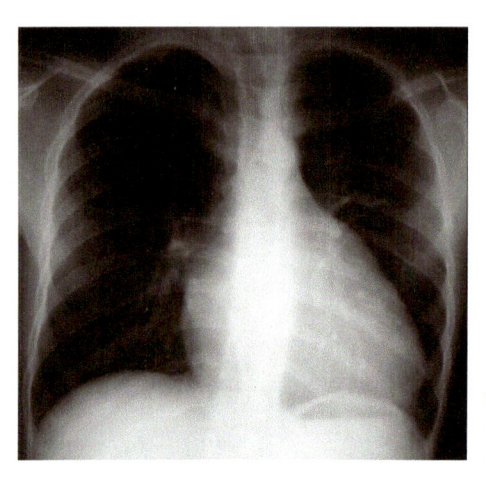

Fig. 27-3. Radiogradia de tórax em PA demonstra aumento moderado da área cardíaca à custa do VE e fluxo pulmonar normal.

Eletrocardiograma
- Hipertrofia ventricular esquerda;
- Alterações da repolarização ventricular, principalmente ondas T invertidas em derivações inferiores e laterais (Fig. 27-4);
- Na presença de palpitações e tontura, também deve ser realizada a monitorização eletrocardiográfica ambulatorial (*Holter* 24 horas).

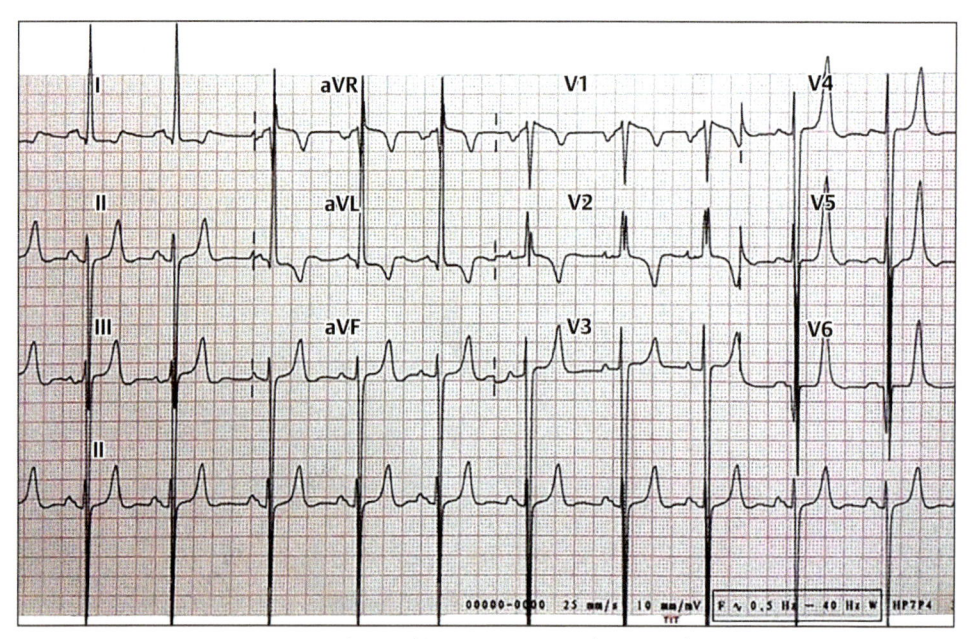

Fig. 27-4. O ECG mostra ritmo sinusal, eixo elétrico -60 graus, sobrecarga do átrio esquerdo e hipertrofia do ventrículo esquerdo.

Ecocardiografia
- Mostra a morfologia cardíaca e a hipertrofia das paredes do VE. A espessura das paredes de VE deve ser ajustada para a idade e superfície corporal, usando Z-score. Considera-se hipertrofia quando o Z-score for > 2. Em adolescentes e adultos considera-se hipertrofia quando a medida da parede for ≥ 1,5 mm ou naqueles que tenham história familiar positiva, ≥ 1,3 mm (Figs. 27-5 e 27-6);
- Avalia a presença e gravidade da obstrução na via de saída do VE, utilizando o Doppler espectral contínuo;
- Demonstra o movimento anterior da valva mitral durante a sístole, que pode contribuir para a obstrução da VSVE quando há contato da mitral com o septo interventricular;
- Revela a presença e grau da regurgitação mitral quando há movimento sistólico anterior da valva mitral.

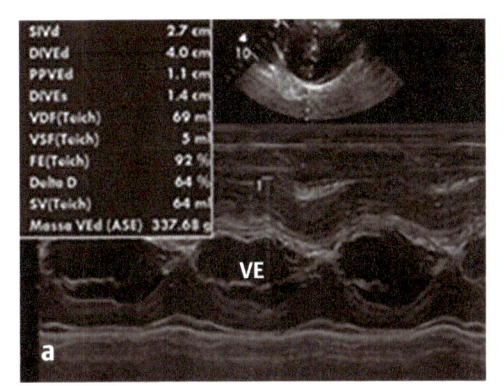

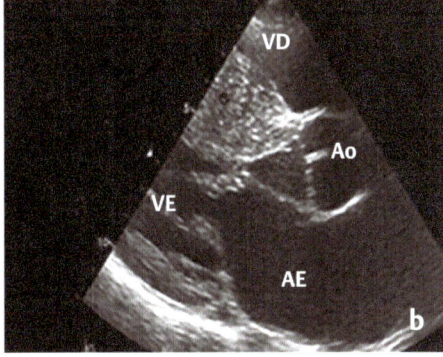

Fig. 27-5. Ecocardiograma em portador de cardiomiopatia hipertrófica. Observa-se importante hipertrofia do septo interventricular. (**a**) ecocardiograma no modo unidimensional e (**b**) no modo bidimensional.

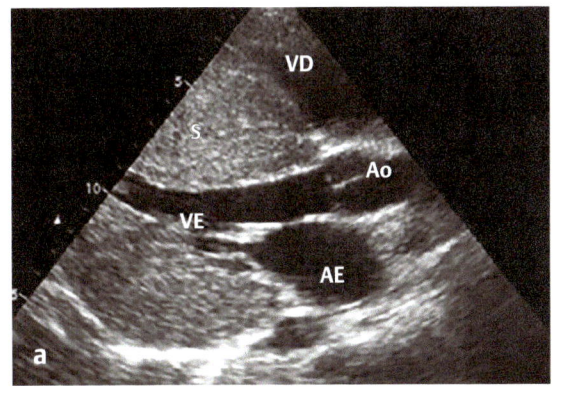

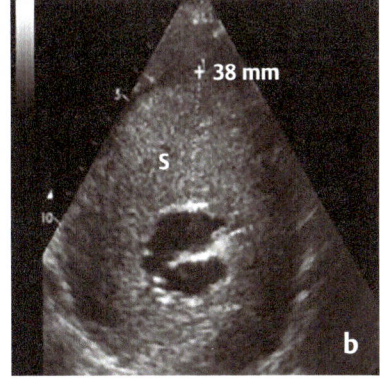

Fig. 27-6. (**a**, **b**) Ecocardiograma em portador de cardiomiopatia hipertrófica. Observa-se importante hipertrofia do septo interventricular e parede posterior do ventrículo esquerdo.

Teste Ergométrico
Pode ser utilizado para estratificação de risco e avaliação do gradiente na via de saída do VE.

Ressonância Magnética (RM), Tomografia (TC) e Cateterismo Cardíaco com Biópsia
Podem ser indicados com objetivo diagnóstico, prognóstico ou para estratificação de risco de morte súbita.

Teste Genético
Se uma mutação causadora de CMH for identificada, é importante investigar todos os parentes de primeiro grau. Parentes que testem negativo são considerados não afetados pela doença. Aqueles com teste positivo, mas que ainda não apresentam manifestação clínica, devem ser acompanhados.

DIAGNÓSTICO DIFERENCIAL
Outras causas de sopro cardíaco, dor torácica, síncope e insuficiência cardíaca.

TRATAMENTO
O tratamento para pacientes com forma obstrutiva inclui o uso de medicamentos como betabloqueadores (propranolol, esmolol, atenolol), bloqueadores dos canais de cálcio (BCC), como verapamil e diltiazem, e cirurgia. Cirurgia está indicada em pacientes sem resposta à medicação oral, que mantenham gradientes em repouso ou provocado superior a 50 mmHg. Em crianças é recomendada a realização de miectomia cirúrgica, em casos graves.

Uso de betabloqueadores e BCC não está bem estabelecido em pacientes assintomáticos e sem obstrução na VSVE.

Cardiodesfibrilador Implantável (CDI)
Indicado para prevenção secundária em pacientes com parada cardíaca prévia documentada ou taquiventricular sustentada. Para prevenção primária são indicações: síncope inexplicada, hipertrofia ventricular maciça, taquicardia ventricular não sustentada, história familiar de morte súbita relacionada com a presença de CMH.

LEITURAS SUGERIDAS
Arghami A, Dearani JA, Said SM, et al. Hypertrophic cardiomyopathy in children. Ann Cardiothorac Surg. 2017;6(4):376-85.
Lipshultz SE, et al. Cardiomyopathy in Children: Classification and Diagnosis: A Scientific Statement From the American Heart Association. Circulation. 2019;140:e9-e68.
Mital S. A Pediatric Perspective on the ACC/AHA Hypertrophic Cardiomyopathy Guidelines. 2020.
Ommen SR, et al. 2020 AHA/ACC Guideline for the Diagnosis and Treatment of Patients With Hypertrophic Cardiomyopathy: Executive Summary: A Report of the American College of Cardiology/American Heart Association Joint Committee on Clinical Practice Guidelines. JACC. 2020;76(25):3022-55.
Yetman AT, et al. Long-term outcome and prognostic determinants in children with hypertrophic cardiomyopathy. JACC. 1998;32(7):1943-50.

CARDIOMIOPATIA RESTRITIVA

CAPÍTULO 28

Gesmar Volga Haddad Herdy
Nathalie J. M. Bravo-Valenzuela
Anna Esther Araujo e Silva

ENTENDENDO

A cardiomiopatia (CMP) forma restritiva é rara em crianças. A doença caracteriza-se por ventrículos com capacidade elástica reduzida, não dilatados, o que resulta em disfunção diastólica e enchimento ventricular reduzido com função cardíaca sistólica próxima do normal ou normal (Fig. 28-1).

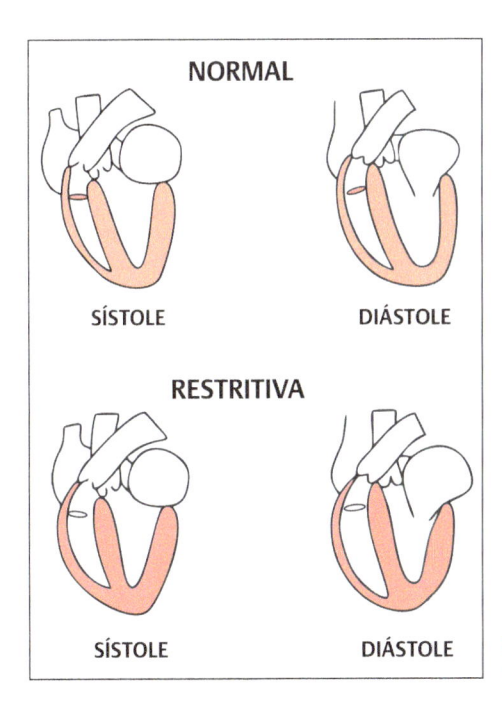

Fig. 28-1. Desenho esquemático com padrão de relaxamento no coração normal e na CMP restritiva.

INCIDÊNCIA
A forma restritiva de CMP é rara em crianças, constituindo cerca de 5% das CMP nessa faixa etária.

MORFOLOGIA
Classificamos as CMP restritivas quanto à etiologia em:

- *Idiopática:* sem causa aparente;
- *Secundária:* amiloidose, doença endomiocárdica eosinofílica, hemocromatose, pós-radioterapia, sarcoidose, doença de Pompe;
- *Familiar:* história familiar positiva para CMP restritiva.

FISIOPATOLOGIA
Redução da complacência ventricular resultando em enchimento ventricular deficiente durante a diástole e, portanto, volume diastólico final reduzido de um ou ambos os ventrículos (insuficiência cardíaca diastólica), com consequente aumento da pressão atrial. Esse aumento da pressão nos átrios quando à esquerda está relacionado com sintomas clínicos de congestão venosa pulmonar (taquipneia, tosse, crepitantes pulmonares) e, quando à direita, relaciona-se com congestão venosa sistêmica (turgência jugular, hepatomegalia, ascite, edema de membros inferiores).

QUADRO CLÍNICO
História de intolerância aos esforços físicos, fraqueza, dispneia ou dor torácica podem estar presentes. A presença de ascite, hepatomegalia e edema de membros inferiores deve chamar a atenção para esse diagnóstico. Esses sinais de IC são raros em crianças e ocorrem, caracteristicamente, em doenças com restrição ao enchimento ventricular como na CMP restritiva e na pericardite constritiva. Quando, além dos sinais de aumento da pressão atrial direita, os sinais de pressão de aumento da pressão no AE também estão presentes, observamos taquipneia e estertores pulmonares.

Na ausculta cardiovascular podem estar presentes 3ª ou 4ª bulhas (B3 e B4) com galope. É possível auscultar um sopro de regurgitação mitral ou tricúspide na borda esternal esquerda baixa (focos mitral e tricúspide).

Nos casos de hemocromatose, a hiperpigmentação da pele está presente. Na amiloidose estão presentes macroglossia e equimose periorbitária, e na doença de Pompe chama a atenção a hipotonia muscular.

EXAMES COMPLEMENTARES
Radiografia de Tórax
A área cardíaca está levemente aumentada (à custa do aumento atrial), podendo ocorrer congestão pulmonar e até efusão pleural (Fig. 28-2).

Eletrocardiograma
Classicamente, o ECG na CMP restritiva demonstra sinais de aumento do AD (ondas P com amplitude aumentada) e do AE (onda P com duração aumentada: > 0,08s em lactentes e > 0,1s em crianças). Arritmias supraventriculares podem estar presentes, como a fibrilação atrial e a taquicardia supraventricular (Fig. 28-3).

CARDIOMIOPATIA RESTRITIVA

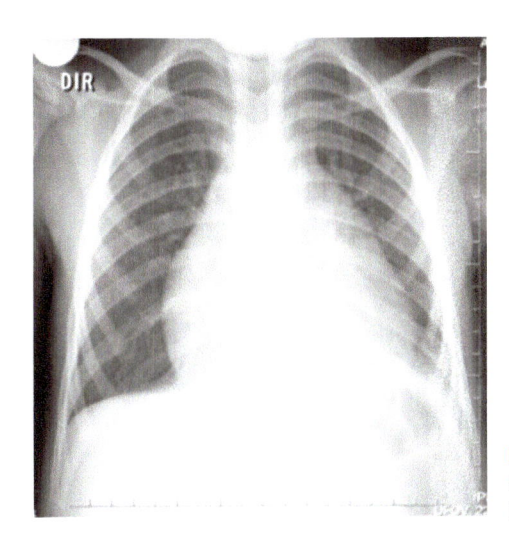

Fig. 28-2. Radiografia de tórax de um paciente com CMP restritiva demonstrando leve cardiomegalia (aumento atrial).

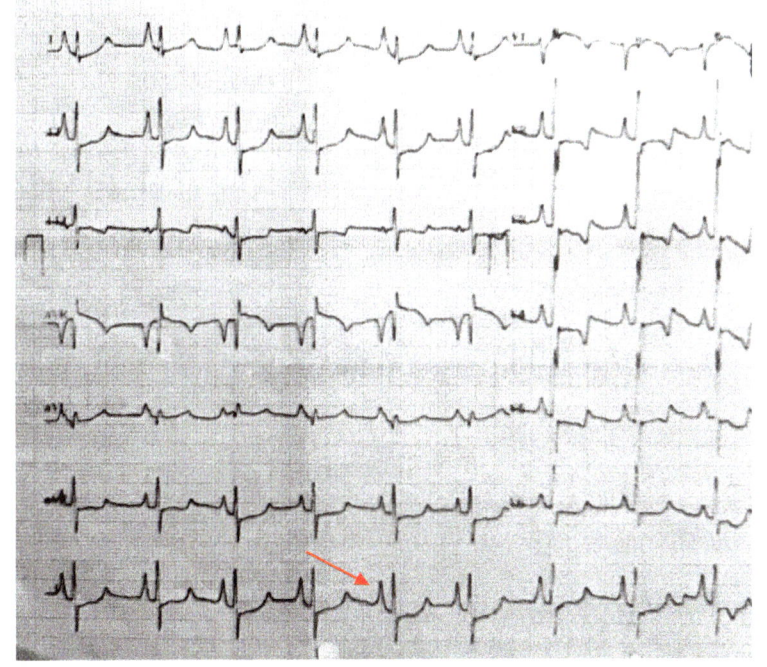

Fig. 28-3. ECG de paciente com aumento do AD (ondas P apiculadas) em uma criança com CMP restritiva.

Ecocardiografia

O aumento biatrial com dimensões ventriculares normais, Doppler com alteração do relaxamento ventricular do tipo restritivo, função sistólica global do VE (fração de ejeção VE) e do VD preservada exceto em estágios avançados da doença e pericárdio com aspecto normal, são achados ecocardiográficos característicos de CMP restritiva (Fig. 28-4).

Ressonância Magnética (RM), Tomografia (TC) e Cateterismo Cardíaco

A TC e a RM do coração possibilitam avaliar o aspecto do miocárdio em doenças infiltrativas como a amiloidose e auxiliam no diagnóstico diferencial com pericardite constritiva, evidenciando o espessamento pericárdico. O cateterismo cardíaco detecta elevação da pressão atrial e queda diastólica inicial seguida de platô diastólico elevado na curva de pressão ventricular. A pressão diastólica geralmente é alguns mmHg maior no ventrículo esquerdo do que no direito, em comparação com a pericardite constritiva em que a pressão nos ventrículos é igual. A biópsia endomiocárdica pode detectar fibrose e espessamento endocárdico, infiltração miocárdica por ferro ou amiloide, fibrose miocárdica crônica ou, no caso da doença de Fabry, inclusões no citoplasma vascular endotelial.

DOENÇAS ASSOCIADAS/DIAGNÓSTICO DIFERENCIAL

Algumas das doenças sistêmicas associadas à CMP restritiva são: amiloidose, hemocromatose, doença de Pompe e sarcoidose (febre, perda de peso, linfadenomegalias, especialmente as hilares que podem ser observadas na radiografia de tórax).

O principal diagnóstico diferencial é a pericardite constritiva. É importante verificar a história prévia de pericardite ou de tuberculose. Ausculta de bulhas hipofonéticas, **pericardial *knock*** (auscultado na diástole) e o espessamento pericárdico em exames de imagem (radiografia de tórax, ecocardiograma ou na TC/RM do coração) podem chamar a atenção para o diagnóstico desse tipo de pericardite.

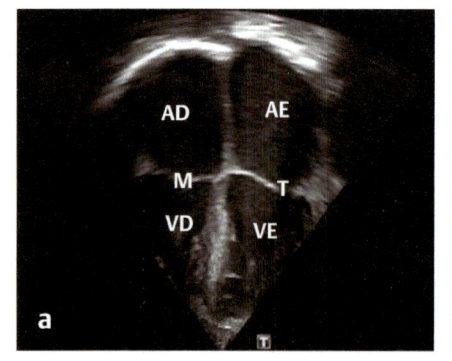

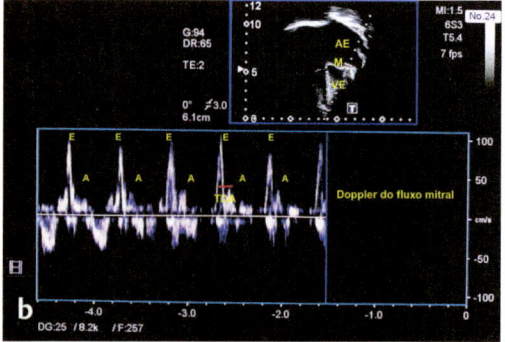

Fig. 28-4. Ecocardiograma de criança com CMP restritiva. (**a**) Plano apical de 4 câmaras demonstrando aumento biatrial e ventrículos com dimensões normais. (**b**) Doppler do fluxo de via de entrada do VE com padrão restritivo (onda E/A aumentada > 2,5 por aumento da onda E e redução da onda A associada a tempos de relaxamento isovolumétrico e de desaceleração reduzidos (TRIV < 90 ms e DT < 110 ms).

TRATAMENTO
- Diuréticos (furosemida, espironolactona) são usados para os sintomas de congestão;
- Bloqueadores do canal de cálcio (anlodipina) podem ser utilizados para aumentar a complacência ventricular;
- Transplante cardíaco pode ser indicado na CMP restritiva idiopática. Nos casos de CMP restritiva secundária deve-se tratar a causa;
- Antiagregantes plaquetários ou anticoagulantes podem ser utilizados na prevenção de trombos cardíacos e marca-passo cardíaco artificial pode ser indicado nos casos de bloqueio AV total;
- Não usar: inibidores da ECA por reduzirem a pressão arterial piorando o déficit do enchimento ventricular. Não está indicado o uso de digoxina, pois a disfunção na CMP restritiva é diastólica e não sistólica.

LEITURAS SUGERIDAS
Denfield SW. Restrictive cardiomyopathy. In: Allen H, Driscoll DJ, Shaddy R, Feltes TF (Eds.). Moss & Adams. Heart Diseases in infants, children and adolescents. 8 th ed. Philadelphia: Lippincott, Williams & Wilkins; 2016. p. 1267-77.
https://rarediseases.org/rare-diseases/pediatric-cardiomyopathy/. Acesso em 07 de março de 2021.
https://www.heart.org/en/health-topics/cardiomyopathy/pediatric-cardiomyopathies/. Acesso em 07 de março de 2021.
Lipshultz SE, Law YM, Asante-Korang A, et al. Cardiomyopathy in Children: Classification and Diagnosis. A Scientific Statement From the American Heart Association. Circulation. 2019;139(1):e9-e68.
Park MK, Salamat M. Primary myocardial disease. In: Park's pediatric cardiology for practitioners. 7th ed. Philadelphia: Elsevier; 2021. p. 250-63.

PERICARDITE

Gesmar Volga Haddad Herdy ▪ Eliane Lucas
Aldalea Ribeiro de Sousa

ENTENDENDO
A pericardite é um processo inflamatório e/ou infeccioso que envolve o saco pericárdio e o líquido pericárdico (LP) ao redor do coração. As causas são diversas de origem infecciosas ou não infecciosas. A maioria dos casos de pericardite da infância é causada por vírus ou idiopática.

INCIDÊNCIA
A incidência em crianças não é conhecida. A literatura mostra que a pericardite aguda é responsável por apenas 5% das apresentações de dor torácica em pacientes pediátricos.

FISIOPATOLOGIA
O pericárdio é composto de duas camadas de tecido fibroso externo e interno que envolve o coração e os grandes vasos. A camada mais interna forma o pericárdio visceral e a mais externa, o pericárdio parietal. O saco pericárdico contém 15 a 35 mL de LP habitualmente no adulto normal. O LP possui o papel importante protetor das estruturas torácicas. Como resultado de uma reação inflamatória, secreção serofibrinosa, hemorrágica ou purulenta pode-se acumular no pericárdio, levando ao comprometimento do enchimento diastólico e diminuição do débito cardíaco. Se o LP aumentar lentamente, o pericárdio pode se expandir muito, como na pericardite tuberculosa, mas o pericárdio não responde adequadamente a aumento rápido do derrame (p. ex.: trauma torácico). Os derrames pericárdicos (DPs) de desenvolvimento lento podem ser pouco sintomáticos, enquanto aumento rápido do LP pode levar ao tamponamento cardíaco rapidamente. Observa-se o aumento do cronotropismo (FC) para compensar o débito diastólico reduzido e aumento da resistência sistêmica periférica.

ETIOLOGIA
Na pericardite temos infiltração inflamatória das membranas pericárdicas, com aumento do volume de LP ou não (pericardite seca), causado por diversos agentes etiológicos:

Infecção Viral
- Vírus *coxsackie*;
- Adenovírus;

- *Influenza*;
- *Haemophilus*;
- Citomegalovírus;
- Vírus da imunodeficiência humana (HIV);
- Outros vírus.

Idiopática
Muitos casos classificados como pericardite idiopática provavelmente se devem a uma infecção viral em que nenhum patógeno específico foi isolado.

Infecção Bacteriana
- *Neisseria meningiditis*;
- *Staphylococcus aureus*;
- *Mycobacterium tuberculosis*;
- Outras bactérias, incluindo espécies intracelulares.

Parasita
- Toxoplasma Gondii.

Autoimune
- Lúpus eritematoso sistêmico;
- Febre reumática;
- Doença de Kawasaki;
- Artrite reumatoide;
- Síndromes do tecido conjuntivo.

Outras Etiologias
- Insuficiência renal, incluindo uremia e diálise crônica;
- Síndrome pós-pericardiotomia;
- Trauma, incluindo hemopericárdio;
- Pneumonia, sepse;
- Mixedema;
- Extravasamento venoso de cateter profundo.

QUADRO CLÍNICO
Na pericardite viral, muitas vezes há sinais na história anterior do paciente que apontam para uma infecção viral, como tosse, coriza ou diarreia. Os sinais e sintomas mais importantes são:

Dor Torácica
Está presente na maioria dos casos e com as seguintes características:

- Localização precordial, às vezes irradiações;
- Piora com inspiração, tosse e movimentos;
- Piora com o decúbito horizontal;
- Melhora com a posição sentada ou inclinado para frente.

Febre
É um sintoma comum, especialmente nas pericardites viral e bacteriana e, nos casos graves, associado aos sinais sistêmicos de sepse e choque.

Atrito Pericárdico
Na ausculta, que se expressa com um ruído sistodiastólico, rude sendo mais audível em borda esternal esquerda baixa, durante a inspiração ou com o paciente inclinado para frente ou ajoelhado.

Outros sinais e sintomas como taquicardia, taquipneia, turgência jugular, hepatomegalia e edemas de membros inferiores principalmente nos casos de DP volumosos, que podem evoluir para tamponamento cardíaco e choque cardiogênico. Nestes casos observa-se a presença de pulso paradoxal, que consiste em uma redução da pressão arterial sistólica maior que 20 mmHg, durante a inspiração, sendo uma emergência, com necessidade de intervenção imediata. O atrito pericárdico, em geral, está ausente quando há grande derrame pericárdico.

EXAMES COMPLEMENTARES
Radiografia de Tórax
Observamos a silhueta cardíaca proporcional ao DP. Nos DP pequenos a área cardíaca se encontra normal, ao contrário de DP volumosos que mostra o coração dilatado em todos os lados, descrito como coração em moringa (Fig. 29-1).

Eletrocardiograma
As alterações do ECG normalmente ocorrem em estágios progressivos, denotam o dano epicárdico e são bem característicos. A elevação do segmento côncavo ST em todos ou pelo menos na maioria das derivações, nas primeiras horas e dias, seguido de normalização do segmento ST e achatamento da onda T. Posteriormente vemos a inversão da onda T em tudo ou pelo menos em muitas derivações. Se houver DP volumoso, a baixa voltagem e o ritmo alternante podem estar presentes (Fig. 29-2).

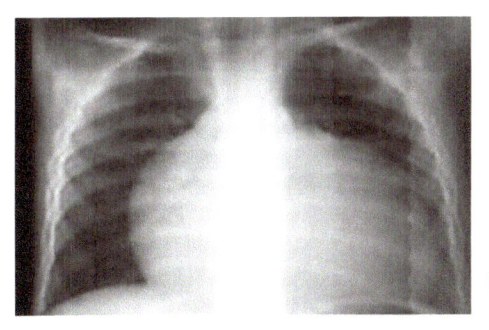

Fig. 29-1. Radiografia de tórax mostra coração em forma de moringa na presença de DP volumoso.

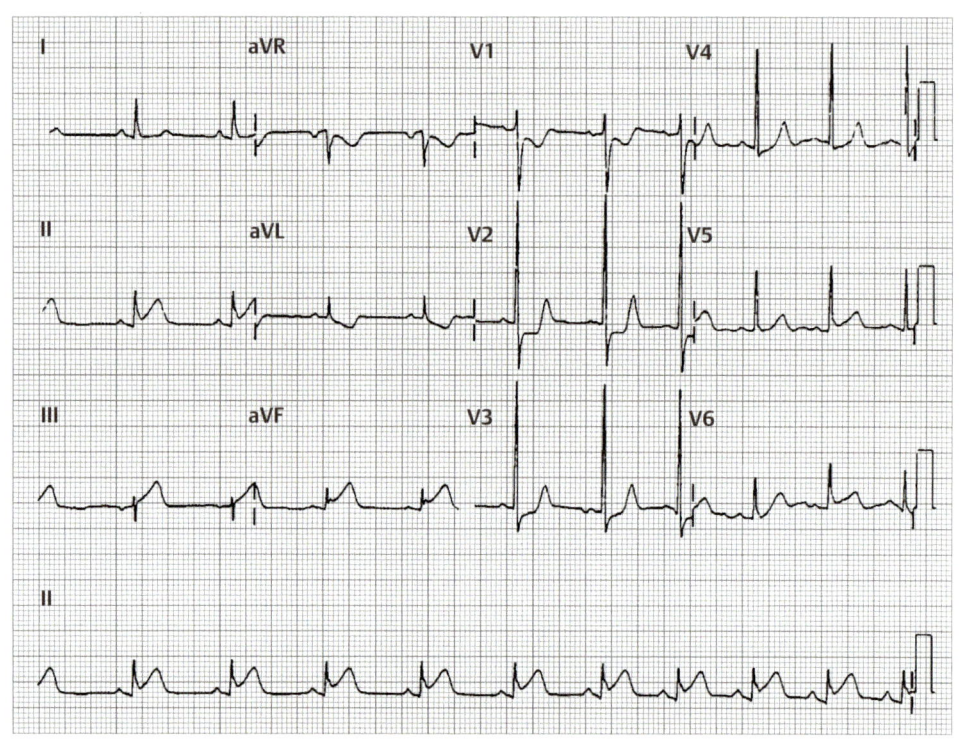

Fig. 29-2. O ECG demonstra o característico sinal de derrame pericárdico, ou seja, o supradesnível do segmento ST em várias derivações.

Ecocardiografia

A ecocardiografia é o método de escolha para detectar o DP por meio da presença de um halo hipoecoico ao redor do coração. O plano paraesternal possibilita boa visibilidade do acúmulo de líquido, que se faz, inicialmente, mais na região posterior e inferior. A distribuição, a quantificação e a presença de fibrina ou coágulos podem ser visualizadas pela imagem bidimensional nos planos subcostal e paraesternal (Figs. 29-3 a 29-5).

Classificamos os DP em mínimo, pequeno, moderado ou acentuado. Nos DP volumosos encontramos os sinais significativos de repercussões hemodinâmicas como: a compressão e o colabamento diastólico do VD, do AD e do AE, o aumento da velocidade dos fluxos tricúspide e pulmonar em até 80% na inspiração, a redução das velocidades dos fluxos mitral e aórtica em até 30%. Todos esses sinais ecocardiográficos indicam iminente tamponamento cardíaco.

Nas pericardites constritivas há um assincronismo acentuado septal, espessamento e calcificação pericárdica, visualizadas no modo M e bidimensional e com redução da velocidade de fluxo na via de saída do VE durante a inspiração (Fig. 29-6).

Atualmente utilizamos os critérios presentes no Quadro 29-1 elaborados para o diagnóstico de pericardite que relacionam dados clínicos e laboratoriais.

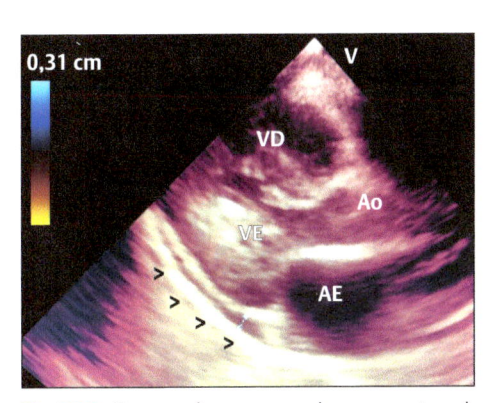

Fig. 29-3. O ecocardiograma no plano paraesternal longitudinal evidência DP pequeno secundário à doença de Kawasaki. AE: átrio esquerdo; Ao: aorta; VD: ventrículo direito; VE: ventrículo esquerdo.

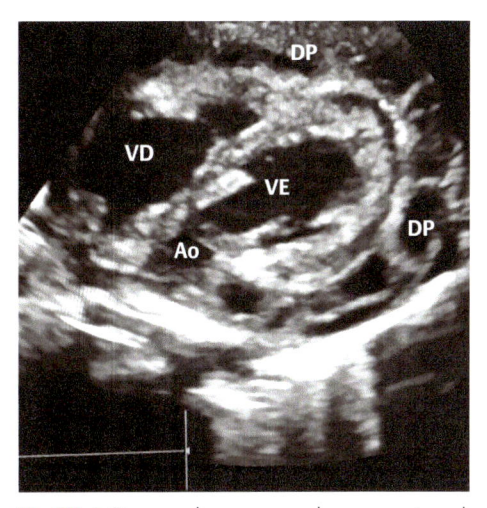

Fig. 29-4. O ecocardiograma no plano paraesternal longitudinal demonstra DP moderado com acentuada rede de fibrina. Ao: aorta; VD: ventrículo direito; VE: ventrículo esquerdo.

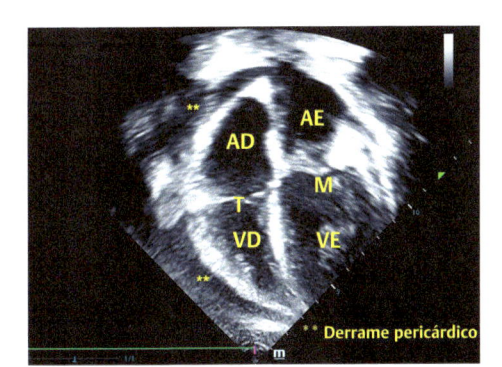

Fig. 29-5. Plano apical de 4 câmaras demonstra DP moderado (*). AD; átrio direito; AE: átrio esquerdo; VD: ventrículo direito; VE: ventrículo esquerdo; T: tricúspide; M: mitral.

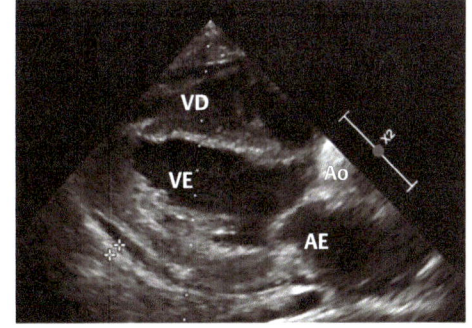

Fig. 29-6. O ecocardiograma (plano longitudinal do VE) demonstra acentuado espessamento do pericárdio visceral e do parietal em um caso de pericardite constritiva. AE: átrio esquerdo; Ao: aorta; VD: ventrículo direito; VE: ventrículo esquerdo.

Quadro 29-1. Critérios Diagnóstico para Pericardite, 2 ou Mais Critérios

1. Dor torácica
2. Atrito pericárdico
3. Alterações eletrocardiográficas
4. Derrame pericárdico

Exames Laboratoriais
- Marcadores inflamatórios elevados: proteína C reativa (PCR);
- Taxa de sedimentação de eritrócitos (VHS);
- Leucometria total/específica;
- Enzimas miocárdicas (CK, CK-MB, troponina I): podem estar elevadas no envolvimento miocárdio associado;
- Hemoculturas seriadas para identificar o agente etiológico;
- Sorologia de vírus (p. ex., *coxsackie* B, Echovírus, Adenovírus);
- TSH, T3 e T4 livre;
- PPD na investigação de tuberculose;
- Autoanticorpos (células LE, FAN, anticorpos anti-DNA, e outros na investigação de doença autoimune;
- Análise bioquímica do LP, incluindo proteína total, LDH, glicose, colesterol, adenosina daminase (ADA) este último na investigação de tuberculose do exame direto do LP e culturas (bactérias, tuberculose, fungos).

Biópsia Pericárdica
A utilização da biópsia pericárdica apenas em casos extremamente raros como pericardite de evolução crônica, podendo auxiliar na pesquisa do agente etiológico ou nos DP de pequeno volume que não permite a pericardiocentese diagnóstica.

Tomografia Computadorizada e Ressonância Magnética Cardíaca
São exames que permitem a identificação da pericardite com a visualização do espessamento pericárdico (> 4,0 mm), áreas de edema e fibrose.

TRATAMENTO
O tratamento se divide em cuidados gerais com repouso no leito, alívio da dor com analgésicos e tratamento anti-inflamatório. Nas pericardites não específicas e nas síndromes pós-pericardectomia são utilizados anti-inflamatórios não esteroides (AINEs) como o ibuprofeno, a aspirina, a colchicina ou a indometacina. Os corticosteroides (prednisona e/ou prednisolona) são indicados quando o paciente não responde aos AINEs, mas a etiologia bacteriana deve ser descartada. A escolha terapêutica depende da possibilidade de identificação do agente etiológico. Na suspeita de pericardite bacteriana deve-se administrar antibioticoterapia endovenosa de amplo espectro por 4 a 6 semanas. A terapia inicial pode consistir em uma combinação de cefalosporina de terceira geração e penicilina resistente à penicilinase, associada a um aminoglicosídeo. A drenagem cirúrgica do pericárdio costuma ser necessária para a pericardite bacteriana em razão do risco de complicação como a pericardite restritiva. Na pericardite tuberculosa o esquema RIP por pelo menos 9 meses é necessário, sendo individualizado para cada caso. Nos imunodeprimidos deve-se pensar na etiologia fúngica como agente causal e o tratamento longo com antifúngicos (p. ex., anfotericina B) durante 6 a 8 semanas. A pericardite secundária a uma doença sistêmica, como a doença autoimune, o tratamento da doença de base é a prioridade.

Pericardiocentese
A pericardiocentese é um procedimento de emergência nos DP volumosos com risco de tamponamento pericárdico. Raramente ocorrem complicações que incluem: perfuração de uma cavidade cardíaca, pneumotórax, arritmias ou infecções.

Drenagem pericárdica é indicada na pericardite purulenta com dreno pericárdico permitindo irrigação antisséptica constante evitando a evolução para pericardite constritiva. Nesta última situação, na presença de grave restrição diastólica, pericardiectomia é o tratamento de escolha.

LEITURAS SUGERIDAS
Brandão LF, Queres JFM, Matoso LB, Lucas E. ECG nas cardiopatias congênitas mais frequentes. In: Mallet AR, Muxfeldt ES. Eletrocardiograma: da graduação à prática clínica. Rio de Janeiro: Thieme Revinter Publicações; 2019.

Celente M, Rodrigues RLF. Pericardite. In: Loureiro TN, Silva AE. Cardiologia pediátrica. Série Pediatria Soperj. 2. ed. Barueri: Manole; 2019.

Cotri U, Mattos S, Pinto Jr. V, Aiello V. Cardiologia e cirurgia cardiovascular pediátrica. São Paulo: Ed Roca; 2008. 43. p. 636-42.

Johnson JN, Cetta F. Pericardial diseases. In: In Moss & Adams Heart Diseases in infants, children and adolescents. 7th ed. Philadelphia: Lippincott; 2016. c. 62. p. 1350-62.

Maisch B, Seferovic PM, Ristic AD, et al. Task Force on the Diagnosis and Management of Pericardial Diseases of European Society of cardiology. Guidelines on the diagnosis and management of pericardial diseases. Eur Heart J. 2004;25(7):587-610.

Park MK. Peicarditis. In: Park MK, Salamat M. Park's Pediatrics Cardiology for Practitioners. 7th ed. Philadelphia: Elsevier; 2021. p. 273-5.

ENDOCARDITE INFECCIOSA

Gesmar Volga Haddad Herdy
Eliane Lucas ■ Anna Esther Araujo e Silva
Nathalie J. M. Bravo-Valenzuela

ENTENDENDO
A endocardite infecciosa (EI) é um processo infeccioso que acomete o endocárdio (aparelho valvar, subvalvar e endocárdio mural), estruturas de natureza protéticas (próteses valvares, condutos e eletrodos de marca-passo/desfibriladores implantáveis) e vasos (endarterite).

INCIDÊNCIA
Representa de 0,2 a 0,5% das internações pediátricas. Ocorre com maior frequência em portadores de anomalias cardíacas congênitas (CC) ou adquiridas, em especial em pós-operatório de cirurgias cardíacas. Entretanto, 8 a 10% dos casos ocorrem na ausência de cardiopatia estrutural ou fatores de risco como cateteres, especialmente em recém-nascidos, com comprometimento das valvas aórtica e mitral secundária à bacteremia por *Staphylococcus aureus*.

AGENTES ETIOLÓGICOS
Diversos agentes etiológicos, sendo os mais comuns:

- Bactérias (*Stapylococcus aureus*, *Streptococcus viridans*, *Streptococcus epidermidis*, *Streptococcus faecalis* e Gram-negativas);
- Fungos;
- Vírus;
- Microbactérias;
- Clamídias.

A EI aguda é causada, com maior prevalência, pelo *Stapylococcus aureus*, entretanto, a forma subaguda, o *Streptococcus viridans*, atinge principalmente maiores de 1 ano de idade.

FISIOPATOLOGIA
Todas as CC (com exceção da comunicação interatrial) ou presença de material protético (*shunts*, próteses valvares ou condutos) geram fluxos sanguíneos de alta velocidade que representam um dos fatores de alto risco para EI. A lesão do endotélio é o importante substrato para a indução da trombogênese, com deposição de plaquetas, fibrina e formando

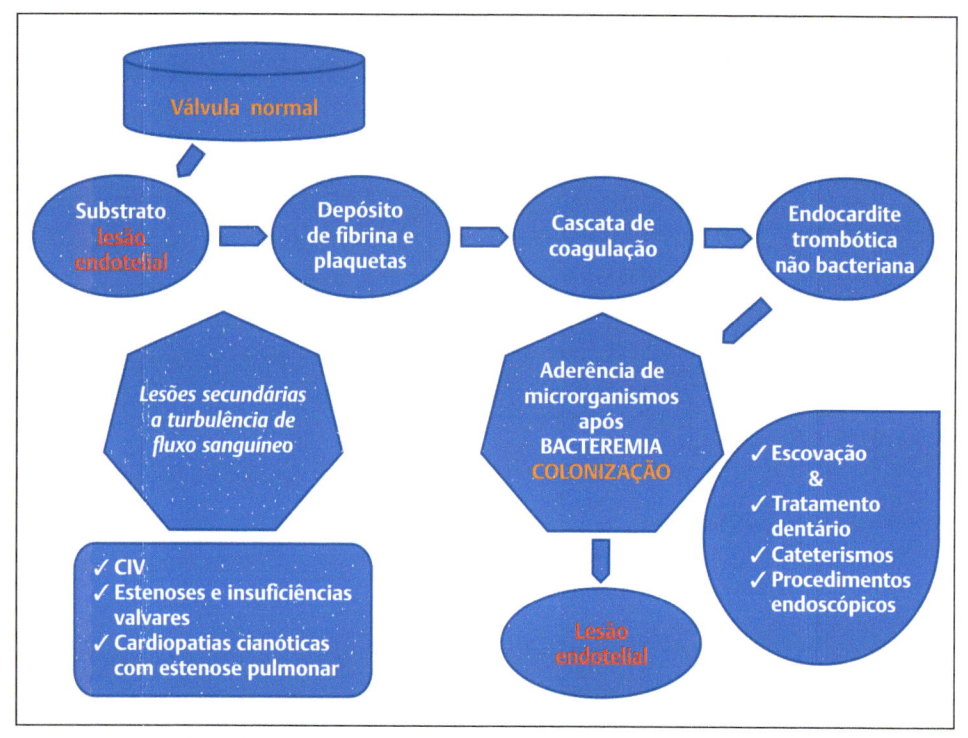

Fig. 30-1. Fisiopatologia da EI: lesão endotelial, fatores predisponentes à colonização por microrganismos e a formação da vegetação. (Adaptada de Baltimore et al. Circulation 2015.)

uma endocardite trombótica não bacteriana. Esse local pode ser infectado por bactérias presentes na circulação, formando uma vegetação infectada (Fig. 30-1).

QUADRO CLÍNICO

O diagnóstico da EI necessita, muitas vezes, de alto nível de suspeição acrescido de achados clínicos e laboratoriais característicos. Além da presença de CC na maioria, é relatado recente procedimento dentário ou cirúrgico. No período neonatal são considerados como fatores precipitantes para EI: prematuridade, internação prolongada e procedimentos invasivos (cateteres profundos).

Na criança pode ter início insidioso com astenia, febre baixa, emagrecimento e perda de apetite. As manifestações cutâneas secundárias às microembolizações como: petéquias, nódulos de Osler (nódulos avermelhados na porção distal dos dedos), lesões de Janeway (lesões avermelhadas dolorosas nas palmas e plantas) são pouco comuns na infância, porém, mais evidentes na adolescência e adultos.

As manifestações cardiovasculares mais comuns são: aparecimento ou modificação de sopro preexistente, sinais clínicos de disfunção valvares e/ou insuficiência cardíaca congestiva.

Os critérios de Duke formulados em 1994 e recentemente revisados têm o propósito de utilizar dados clínicos e laboratoriais e aumentar a certeza da presença de EI (Quadro 30-1).

Quadro 30-1. Critérios de Duke Modificados para Diagnóstico de EI

Critérios maiores	Critérios menores
I. Hemocultura positiva: Com microrganismos típicos para EI em duas amostras colhidas separadamente (*Streptococcus viridans, Strepto bovis*, grupo HACEK, *Staphylo aureus* ou enterococo) na ausência de outro foco primário II. Evidências de envolvimento do endocárdio: Ecocardiograma positivo para EI Imagem sugestiva de vegetação; presença de abscesso; detecção de deiscência *path* ou prótese III. Nova regurgitação valvar	I. Condição cardíaca predisponente ou história de uso de drogas EV II. Febre ≥ a 38°C III. Fenômenos vasculares: embolia arterial, embolia séptica pulmonar, infarto pulmonar, aneurisma micótico, hemorragia conjuntival e lesões do Janeway IV. Fenômeno imunológico: glomerulonefrite por deposição de imunocomplexos, nódulos de Osler, manchas de Roth e fator reumatoide positivo V. Evidência microbiológica (hemoculturas +)

Adaptado de Baltimore et al. Circulation 2015; 132 (15): 1487-515.

Confirma-se uma EI com:

- 2 critérios maiores ou;
- 1 critério maior e 3 critérios menores, ou;
- 5 critérios menores.

EXAMES COMPLEMENTARES
Exames Laboratoriais
- Hemoculturas positivas (maior parte das 4 amostras coletadas em 1 hora ou persistentemente positivas em amostras com intervalos superior a 12 horas);
- Hemograma pode ter leucocitose associada à anemia normocítica e normocrômica, e mais raramente anemia hemolítica;
- Velocidade de hemossedimentação (VHS) aumentada;
- Proteína C reativa (PCR) aumentada;
- Fator reumatoide (FR) positivo;
- Elementos anormais do sedimento urinário (EAS).

Radiografia de Tórax
Pode apresentar as características específicas da CC, cardiomegalias volumosas quando associadas a derrame pericárdio reacional a EI, ou sinais radiológicos de insuficiência cardíaca (IC).

Eletrocardiograma
Os achados específicos da CC podem estar associados às arritmias, sobrecargas cavitárias nos casos de regurgitações valvares importantes. Nos casos com comprometimento perivalvar extenso observam-se também, no ECG, os distúrbios de condução.

Ecocardiograma
É o principal exame para elucidação diagnóstica onde identifica a vegetação. Essa imagem caracteriza-se por massa de ecos densos, de bordos geralmente irregulares, aderidos ao

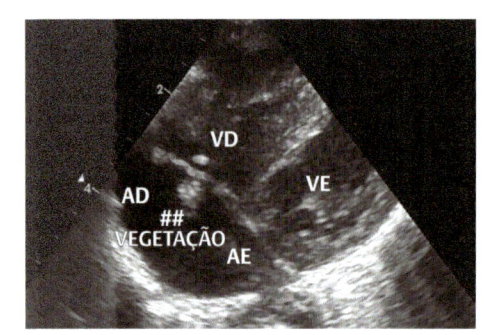

Fig. 30-2. Ecocardiograma transtorácico demonstrando a presença de vegetação (#) aderida à valva tricúspide. AE: átrio esquerdo; AD: átrio direito; VE: ventrículo esquerdo; VD: ventrículo direito.

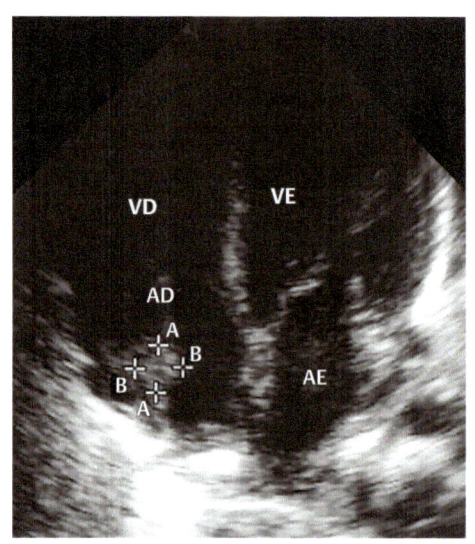

Fig. 30-3. Ecocardiograma transtorácico (plano apical de 4 câmaras) demonstrando a presença de vegetação (A × B) no átrio direito próxima à veia cava superior. AE: átrio esquerdo; AD: átrio direito; VE: ventrículo esquerdo; VD: ventrículo direito.

endocárdio valvar ou nas paredes das cavidades cardíacas. Na criança o eco transtorácico (ETT) permite mostrar o tamanho, as características da vegetação e as repercussões hemodinâmicas de CC (Figs. 30-2 e 30-3). Em alguns casos necessitamos realizar também o ecocardiograma transesofágico (ETE) quando o ETT não foi elucidativo e nos casos de PO de CC.

PROFILAXIA

Segundo a American Heart Association (AHA), 2017, os procedimentos com recomendação e os não recomendados para profilaxia contra EI estão listados no Quadro 30-2. Observe que a profilaxia não é mais recomendada em procedimentos de broncoscopia, esofagogastroduodenoscopia e colonoscopia. É recomendada em amigdalectomia e adenoidectomia em pacientes de alto risco (Quadro 30-3). Os esquemas de antibióticos com doses para profilaxia em tratamento dentário estão listados no Quadro 30-4.

DIAGNÓSTICOS DIFERENCIAIS
- Tumores;
- Trombos.

ENDOCARDITE INFECCIOSA

Quadro 30-2. Profilaxia para EI – Indicações

1. Todos os procedimentos odontológicos que envolvem manipulação da gengiva, do tecido da região periapical dos dentes ou perfuração da mucosa oral. As escolhas e dosagens de antibióticos para procedimentos odontológicos estão no Quadro 30-4
2. Procedimentos do trato respiratório
   - A profilaxia é recomendada para os procedimentos que envolvem incisão ou biópsia da mucosa respiratória, como amigdalectomia e adenoidectomia
   - A profilaxia não é recomendada para broncoscopia (a menos que envolva incisão da mucosa, como para abscesso ou empiema)
3. Procedimentos GI e GU
   - Sem profilaxia para esofagogastroduodenoscopia ou colonoscopia
   - A profilaxia é razoável em pacientes com aparelho gastrointestinal infectado ou trato geniturinário (com amoxicilina ou ampicilina para cobrir contra enterococos)
4. Pele, estrutura da pele ou tecido musculoesquelético
   - A profilaxia é recomendada para procedimentos cirúrgicos que envolvam pele infectada, estrutura da pele ou tecido musculoesquelético (com antibióticos contra estafilococos e estreptococos beta-hemolíticos, como a penicilina antiestafilocócica ou uma cefalosporina)
   - Vancomicina ou clindamicina é administrada se não for capaz de tolerar betalactâmicos ou se a infecção for causada por MRSA

Quadro 30-3. Risco para EI

Alto risco	Moderado risco	Baixo risco
- Prótese Valvar	- Outras CC como CIV e Valva Ao bi (exceto CIA)	- CIA, PVM s/ regurgitação e s/ espessamento
- EI prévia	- Cardiopatias adquiridas mitral e Ao	- Marca-passo
- CC cianótica c/ou s/*shunt* de correção	- Cardiomiopatia hipertrófica, PVM com regurgitação ou espessamento	- CAT
- PCA		- CC acianóticas simples corrigida s/ resíduos após 6 meses
- Coa Ao		
- *Shunts* sistêmicos		

PCA: canal arterial patente; Coa Ao: coarctação da aorta; CC: cardiopatia congênita; Ao bi: valva aórtica bicúspide; PVM: prolapso de valva mitral; CIA: comunicação interatrial; CIV: comunicação interventricular; CAT: cateterismo cardíaco.
Fonte: AHA, 2017.

Quadro 30-4. Esquemas de Profilaxia para EI Utilizados para Procedimentos Dentários

Via gástrica viável ou não/Alergia	Antibiótico	Dose única (30-60 min antes)	
		Crianças	Adultos
Via gástrica viável	Amoxicillina	50 mg/kg	2 g
Via gástrica não viável	Ampicillina ou	50 mg/kg (IM, IV)	2 g (IM, IV)
	Cefazolina ou Ceftriaxona	50 mg/kg (IM, IV)	1 g (IM, IV)
	Cefalexina, ou	50 mg/kg	2 g
Alégicos à peniciina ou ampicilina via gástrica viável	Clindamicina ou	20 mg/kg	600 mg
	Azitromicina oiu	15 mg/kg	500 mg
	Claritromicina	15 mg/kg	500 mg
Alérgicos à penicilina ou ampicilina via gástrica não viável	Cefazolina ou Ceftriaxona	50 mg/kg (IM, IV)	1 g (IM, IV)
	Clindamicina	20 mg/kg (IM, IV)	600 mg (IM, IV)

IM: via intramuscular, IV: via intravenosa. (Fonte: AHA, 2017)

TRATAMENTO

Pacientes com febre de origem inexplicada e sopro cardíaco patológico, história de doença cardíaca ou endocardite prévia: em geral, três hemoculturas devem ser coletadas por venopunções por mais de 24 horas. Não há valor em obter mais de cinco hemoculturas em 2 dias, a menos que os pacientes tenham recebido terapia antibiótica anterior. Não é necessário obter as culturas em qualquer fase particular do ciclo da febre. Deve ser obtido um volume adequado de sangue: 1 a 3 mL em bebês e crianças pequenas e 5 a 7 mL em crianças mais velhas (observar os frascos com meios de cultura e recomendações).

Altamente recomendável: parecer de um especialista em doenças infecciosas seja obtido quando houver suspeita ou confirmação de EI.

Terapia empírica inicial (iniciada, enquanto se aguardam os resultados das hemoculturas): penicilina sintética (naficilina, oxacilina ou meticilina) + aminoglicosídeo (gentamicina). Esta combinação cobre contra *S. viridans*, *S. aureus* e organismos Gram-negativos. Alguns especialistas adicionam penicilina cristalina ao regime inicial para cobrir o *Streptococcus viridans*. Se houver suspeita de *S. aureus* resistente à meticilina ou alergia à penicilina: vancomicina pode ser usada no lugar da penicilina. A seleção final de antibióticos depende do organismo isolado e dos resultados do antibiograma. Quando as hemoculturas são negativas, o esquema amplo de antibióticos deve ser mantido (cobertura para *S. viridans*, *S. aureus* e organismos Gram-negativos). A via de tratamento é intravenosa. Tempo de antibióticos: 4 a 6 semanas e 2 semanas para os aminoglicosídeos. As doses dos antibióticos estão descritas no capítulo de Drogas.

Considerações:

A) *EI por organismos HACE*: ceftriaxona ou outra cefalosporina de terceira geração isoladamente ou ampicilina + gentamicina;
B) *EI causada por outras bactérias Gram-negativas* (p. ex., *E. coli*, *Pseudomonas aeruginosa* ou *Serratia marcescens*): tratados com piperacilina ou ceftazidima + gentamicina por um período mínimo de 6 semanas;
C) *EI fúngica (geralmente causada por Candida* spp.*)*: anfotericina B é o antifúngico mais utilizado (difícil tratamento);
D) *EI de valva protética*: 6 semanas com base no organismo isolado e antibiograma e conduta cirúrgica pode estar presente quando a situação clínica justificar (p. ex., ICC progressiva, mau funcionamento significativo das válvulas protéticas, hemoculturas persistentemente positivas após 2 semanas de terapia.

LEITURAS SUGERIDAS

ADA. Antibiotic prophylaxis prior to dental procedures. Oral Health Topics, 2017.
Baddour LM, Wilson WR, Bayer AS, et al: Infective endocarditis: diagnosis, antimicrobial therapy, and management of complications: a statement for healthcare professionals from the Committee on Rheumatic Fever, Endocarditis, and Kawasaki Disease, Council on Cardiovascular Disease in the Young, and the Councils on Clinical Cardiology, Stroke, and Cardiovascular Surgery and Anesthesia, American Heart Association: endorsed by the Infectious Diseases Society of America, Circulation. 2005;111(23):e394-e433.
Baltimore RS, Gewitz M, Baddour LM, et al. American Heart Association Rheumatic Fever, Endocarditis and Kawasaki Disease Committee of Council on Cardiovascular Disease in the Young and the Council on Cardiovascular and Stroke Nursing. Infective Endocarditis in Childhood: 2015 update: A Scientific Statement From the American Heart Association. Circulation. 2015;132(15):1487-515.

Carvalho MFC, Lucas E, Leite MFMP. Endocardite infecciosa. In: Silva LR, Campos Jr D, Burn's DAR, Vaz ES, Borges WG, editores. Tratado de pediatria: Sociedade Brasileira de Pediatria. 4. ed. Barueri: Manole; 2017.

Durack DT, Lukes AS, Bright DK. New criteria for diagnosis of infective endocarditis: utilization of specific echocardiographic findings. Duke Endocarditis Service. Am J Med. 1994;96(3):200-9.

Farias CV, Travancas PR, Aoun NB. Endocardite infecciosa. In: Loureiro TN, Silva AE. Cardiologia pediátrica. Série Pediatria Soperj. 2. ed. Barueri: Manole; 2019. p. 258-75.

Nishimura RA, Otto CM, Bonow RO, et al. 2017 AHA/ACC Focused Update of the 2014 AHA/ACC Guideline for the Management of Patients With Valvular Heart Disease: A Report of the American College of Cardiology/American Heart Association Task Force on Clinical Practice Guidelines. Circulation. 2017.

Park MK. Infective Endocarditis. In: Park MK, Salamat M. Park's Pediatrics Cardiology for Practitioners. 7th ed. Philadelphia: Elsevier; 2021. p. 263-9.

INSUFICIÊNCIA CARDÍACA NA CRIANÇA

Gesmar Volga Haddad Herdy ▪ Ana Flavia Malheiros Torbey

ENTENDENDO
A insuficiência cardíaca (IC) é uma síndrome clínica complexa que ocorre em decorrência do comprometimento estrutural ou funcional com incapacidade do coração em suprir as demandas metabólicas do organismo, ativando mecanismos compensatórios neuroendócrinos e moleculares. Na infância, representa importante morbimortalidade e sua etiologia pode estar relacionada com cardiopatias congênitas ou adquiridas, miocardiopatias ou doenças sistêmicas. Sua apresentação clínica é variada e depende da faixa etária em questão.

INCIDÊNCIA
A incidência e prevalência da IC na população pediátrica ainda não é bem definida. Estima-se uma incidência de cardiopatias congênitas de 5 a 8 por 1.000 nascidos vivos e de cardiomiopatias de 1,13 por 1.000.000 crianças ao ano. As cardiomiopatias são a principal causa de IC e cerca de 40 a 60% necessitarão de transplante cardíaco.

CLASSIFICAÇÃO
A IC na infância pode ser classificada de acordo com sua etiologia (cardiomiopatia, cardiopatia congênita ou adquirida); presença de disfunção sistólica ou diastólica (também classificada como com fração de ejeção reduzida ou preservada); se é aguda ou crônica e se está compensada ou descompensada. Estas classificações auxiliam a abordagem inicial do paciente. A classificação funcional da IC utilizada em escolares e adolescentes é a proposta pela New York Heart Association (NYHA), em lactentes e pré-escolares utilizamos a proposta por Ross (Quadro 31-1).

Quadro 31-1. Classificação da Insuficiência Cardíaca

Capacidade funcional (NYHA)*		Classificação de Ross para crianças e lactentes		Estágios de IC (ACC/AHA)**	
Classe Funcional	Descrição	Classe Funcional	Descrição	Estágio	Descrição
I	Sem limites à atividade física, ausência de sintomas nas atividades físicas comuns	I	Sem limitação ou sintomas	A	Pacientes sem lesão cardíaca, assintomáticos, mas sob risco de desenvolver IC
II	Atividades físicas de rotina causam fadiga, palpitação ou dispneia Confortável em repouso	II	Taquipneia leve ou sudorese às mamadas. Dispneia aos esforços nas crianças mais velhas, sem prejuízo ao ganho ponderal	B	Pacientes com lesão cardíaca subjacente, mas ainda assintomáticos
III	Atividades físicas menores que a de rotina causam fadiga, palpitações ou dispneia Confortável em repouso	III	Importante taquipneia ou sudorese às mamadas Prolongamento do período de amamentação Atraso do crescimento em razão de IC	C	Pacientes com lesão cardíaca subjacente e sintomas de IC atuais ou pregressos
IV	Incapacidade de realizar qualquer atividade física sem desconforto, sintomas de IC em repouso. Piora do desconforto se qualquer atividade física for realizada	IV	Sintomas em repouso com taquipneia, retrações, gemidos e sudorese	D	Paciente com lesão cardíaca avançada e sintomas refratários a tratamento convencional e com demanda de intervenção especializada (transplante cardíaco, diálise, suporte circulatório mecânico, internação domiciliar)

*New York Heart Association.
**American College of Cardioloy/American Heart Association.

ETIOLOGIA
As principais causas de IC na infância e adolescência estão listadas no Quadro 31-2.

QUADRO CLÍNICO, ANAMNESE E EXAME FÍSICO
Apesar de as manifestações clínicas da IC variarem de acordo com a faixa etária, o cansaço aos esforços está presente em todas as idades. Nos recém-nascidos e lactentes se traduz por dificuldade de sucção, relatado pelos responsáveis como **cansaço ao mamar**, geralmente acompanhado de sudorese excessiva na região cefálica, além da dificuldade de ganho ponderal. Nos pré-escolares e adolescentes, este cansaço é caracterizado pela dispneia, que pode manifestar-se em diferentes graus de esforço físico. Crianças maiores frequentemente referem dor abdominal na IC descompensada, podendo ser acompanhada de náuseas e vômitos. Palidez e cianose, além de dor precordial e palpitações também podem estar presentes.

Na **anamnese** é importante definir a **idade de início dos sintomas**. Recém-nascidos e lactentes possivelmente têm cardiopatia congênita, por outro lado, escolares e adolescentes têm, mais frequentemente, doença cardíaca adquirida. **Dados do pré-natal** são importantes, já que doenças maternas como diabetes, lúpus e algumas infecções congênitas podem aumentar o risco do desenvolvimento de cardiopatias congênitas; **história familiar** é fundamental, podendo indicar a presença de cardiomiopatias hereditárias (cardiomiopatia hipertrófica, dilatada, arritmogênica e ventrículo esquerdo não compactado, por exemplo); na **história patológica pregressa,** a amigdalite prévia ou quadro respiratório ou gastrointestinal viral recentes podem apontar para o diagnóstico de febre reumática e miocardite, respectivamente. Além disso, o paciente que foi submetido ao tratamento para câncer com quimioterapia ou radioterapia pode evoluir com disfunção ventricular.

As alterações observadas no exame físico se relacionam diretamente com o mecanismo fisiopatológico do desenvolvimento da IC e a ativação dos mecanismos compensatórios. **Taquicardia, sudorese excessiva, pele fria e úmida, palidez, irritabilidade, baixo ganho de peso e palpitações** refletem o estímulo simpático, pela ação adrenérgica.

Quadro 31-2. Principais causas de IC na infância e adolescência

Miocardiopatia primária	<ul><li>Miocardiopatia dilatada</li><li>Miocardiopatia hipertrófica</li><li>Miocardiopatia restritiva</li><li>Miocardiopatia arritmogênica</li><li>Miocardiopatia não compactada</li></ul>
Cardiopatias congênitas	<ul><li>Lesões com *shunt* esquerda-direita: comunicação interventricular, persistência do canal arterial, defeito do septo atrioventricular)</li><li>Lesões valvares (estenose aórtica, *cleft* mitral)</li><li>Coarctação da aorta</li><li>Cardiopatias complexas</li></ul>
Arritmias	Taquiarritmias, bradicardia (bloqueio atrioventricular total)
Isquemia	Doença de Kawasaki, origem anômala da coronária esquerda
Infecção	Febre reumática, miocardite
Toxinas	Quimioterapia
Outras	Anemia, distrofia muscular de Duchene, colagenoses

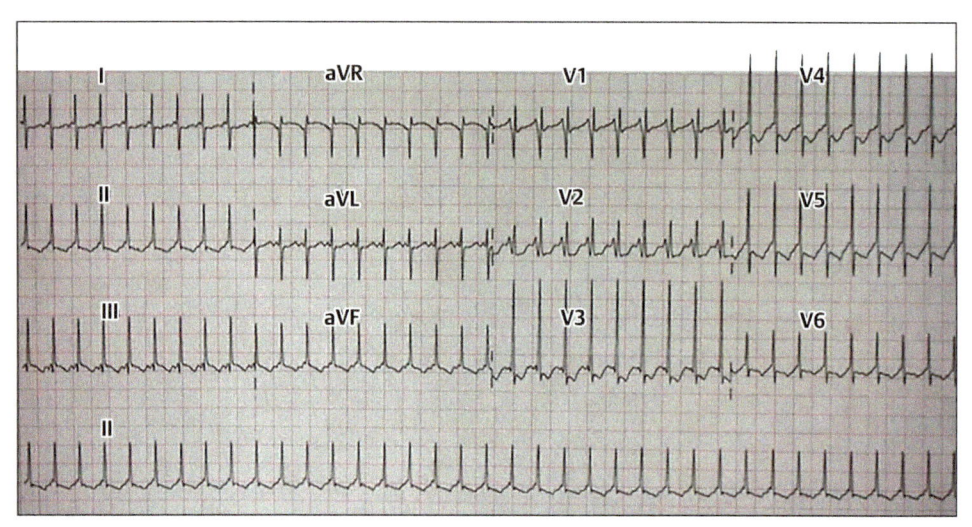

Fig. 31-1. O eletrocardiograma mostra taquicardia supraventricular paroxística (FC = 215 bpm), uma das causas possíveis de ICC.

O exame do precórdio é fundamental, **desvio do ictus cordis** para esquerda indica o aumento do ventrículo esquerdo, presença do *ictus* de ventrículo direito palpado na região anterior do tórax reflete o aumento desta cavidade (hipertensão pulmonar, algumas cardiopatias congênitas). Os pulsos podem ser normais, amplos (sobrecarga de volume) ou com amplitude reduzida (sinais de baixo débito cardíaco traduzem gravidade). É importante realizar a palpação dos pulsos, comparando-os entre os membros. Ausência ou redução dos pulsos nos membros inferiores remetem à coarctação da aorta. A **ausculta cardíaca** pode revelar arritmias cardíacas, terceira bulha patológica, ritmo em galope. Sopros cardíacos podem ou não estar presentes (Fig. 31-1).

Nos pacientes que apresentam congestão pulmonar, observam-se **taquipneia, ortopneia, sibilos e estertores subcreptantes à ausculta respiratória**, podendo haver edema agudo de pulmão. A **hepatomegalia** é muito comum na IC e reflete a congestão sistêmica, assim como rápido ganho de peso; por outro lado, a presença de turgência de vasos do pescoço e edema de membros inferiores, não são tão comuns como observado nos adultos, estando presentes na criança em fase mais tardia de IC.

Nos casos de **baixo débito cardíaco ou choque cardiogênico**, o paciente apresenta-se apático, com extremidades frias e cianóticas, com perfusão capilar periférica lentificada, hipotenso, os pulsos são finos e fracos e há redução do débito urinário.

EXAMES COMPLEMENTARES

O diagnóstico inicial da IC é essencialmente clínico, os exames complementares auxiliam na determinação da etiologia direcionando o tratamento, no acompanhamento e prognóstico dos pacientes.

Radiografia de Tórax

De fácil acesso, determina se há aumento da área cardíaca, se há alteração característica da silhueta cardíaca e se há congestão pulmonar ou infecção respiratória associada (Fig. 31-2).

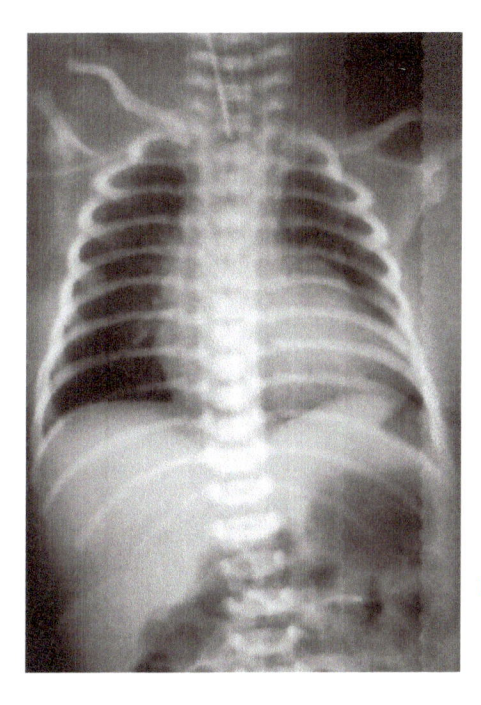

Fig. 31-2. Radiografia de tórax em lactente com quadro de insuficiência cardíaca. Observa-se o aumento da área cardíaca e sinais de congestão pulmonar.

Eletrocardiograma
Revela o ritmo cardíaco (sinusal ou não), pode apresentar critérios de sobrecarga de ventrículo e átrio esquerdo, presença de arritmias ou sinais característicos de cardiopatias congênitas (relacionadas à etiologia da IC).

Ecocardiograma com Doppler
É, sem dúvida, o exame mais importante no diagnóstico, quantificação da gravidade e acompanhamento da IC. Além de definir as alterações estruturais (cardiopatias congênitas ou adquiridas, fenótipos de cardiomiopatia), determinando, muitas vezes, a etiologia da IC por meio de cálculos da fração de ejeção e de encurtamento, do uso do Doppler tecidual e do *strain*, é quantificada a gravidade e o tipo de disfunção cardíaca (sistólica ou diastólica/com fração de ejeção reduzida ou preservada), relacionando com prognóstico. Também é usado para acompanhamento da resposta terapêutica e evolução clínica.

Ressonância Magnética Cardíaca
Seu uso é restrito por ser um exame de alto custo e ser necessária sedação nas crianças menores. É útil no diagnóstico da miocardite e na estratificação de risco para morte súbita nos pacientes com cardiomiopatias.

Cateterismo Cardíaco
Indicado para situações específicas, pode ser usado no diagnóstico etiológico por meio de biópsia endomiocárdica, como na miocardite ou na presença de suspeita de doença infiltrativa ou de depósito, guiando o tratamento; e na determinação da resistência vascular pulmonar.

Biomarcadores

O mais utilizado é **o peptídeo natriurético cerebral (BNP)** e o fragmento aminoterminal de seu precursor **NT-pró-BNP**, que são produzidos pelos cardiomiócitos dos ventrículos em resposta à sobrecarga de volume, pressão e tensão na parede ventricular. Valiosos no diagnóstico, acompanhamento e prognóstico da IC. Na pediatria é útil em determinar se um quadro de desconforto respiratório tem origem cardiovascular ou pulmonar.

A dosagem de **troponinas** comumente usada nos adultos para a presença de doença isquêmica frequentemente está elevada nos pacientes com IC por miocardite aguda. As causas de isquemia na pediatria são anomalias na origem das coronárias e doença de Kawasaki.

Outros exames laboratoriais que podem auxiliar no diagnóstico de fatores que causam descompensação do quadro de IC são: **hemograma completo** (anemia e infecções), **dosagem de eletrólitos** (Na^+, K^+, Ca^{+2} e Mg^{+2}), cujo desequilíbrio pode levar a arritmias e disfunção ventricular. Avaliação da **função renal e gasometria arterial e lactato** auxiliam no acompanhamento da gravidade da IC.

TRATAMENTO

Inicialmente, o tratamento deve ser feito com a instituição de medidas gerais que consistem em:

- Controle da temperatura (evitar hipo ou hipertermia);
- Correção da anemia;
- Identificação e tratamento de infecções;
- Correção de distúrbios hidroeletrolíticos e metabólicos;
- Manter hidratação adequada, com controle do balanço hídrico;
- Manter saturação de oxigênio adequada, lembrando que os pacientes com cardiopatias cianóticas apresentam níveis próprios de saturação de O_2;
- Garantir aporte calórico adequado;
- Evitar estresse do paciente, reduzindo a resposta adrenérgica. Sedar, se necessário.

O tratamento da IC aguda ou descompensada dependerá do mecanismo fisiopatológico subjacente e da gravidade do quadro clínico, sendo possível o uso de medicações por via oral ou intravenosa. Uma maneira objetiva de abordar o paciente é definindo se o mesmo está **molhado** ou **seco** (há congestão?) e se ele está **frio** ou **quente** (há baixo débito, alteração da perfusão?). Esta abordagem comumente é usada em pacientes adultos e tem sido extrapolada para a pediatria com resultados positivos. O diagrama 4 × 4, presente na Figura 31-3 representa esta abordagem. Os pacientes do grupo A são aqueles que estão compensados; quando há congestão pulmonar ou sistêmica os pacientes migram para o grupo B e quando há baixo débito migram para o grupo C. Com o tratamento adequado os pacientes podem retornar para o grupo A. Porém, alguns pacientes permanecem com baixo débito e necessitam de agentes inotrópicos e/ou suporte mecânico.

Se há sinais de congestão, a base do tratamento será com uso de diuréticos (furosemida e espironolactona). Por outro lado, se o que predomina são os sinais de baixo débito, o uso de vasodilatadores (inibidores da enzima de conversão de angiotensina) e agentes inotrópicos como milrinona e dobutamina são necessários.

Em estágios mais avançados da IC, além do tratamento medicamentoso pode ser necessário o suporte circulatório mecânico, com uso da membrana de circulação extracorpórea (ECMO), ventrículo artificial e transplante cardíaco.

Avaliação da IC aguda/Paciente descompensado

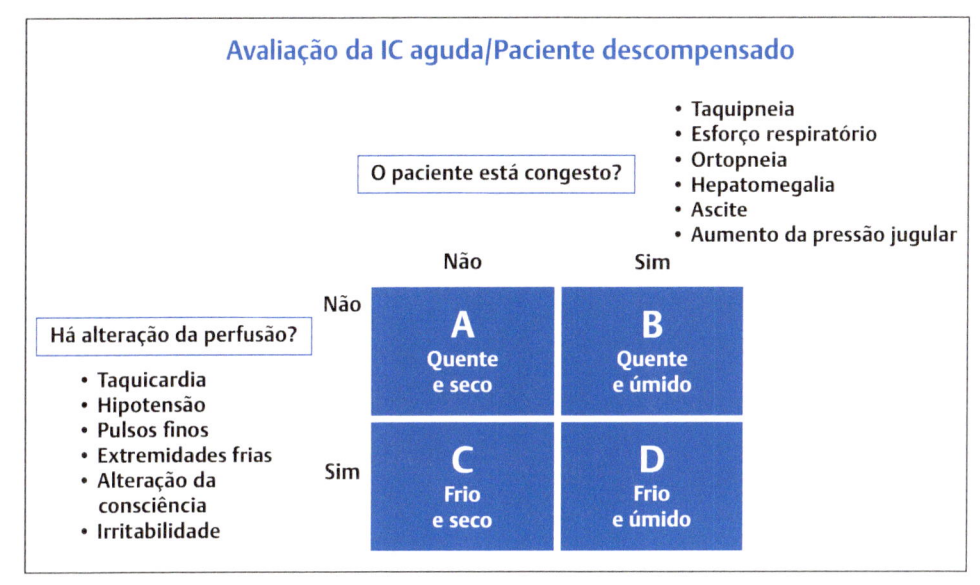

O paciente está congesto?
- Taquipneia
- Esforço respiratório
- Ortopneia
- Hepatomegalia
- Ascite
- Aumento da pressão jugular

Há alteração da perfusão?
- Taquicardia
- Hipotensão
- Pulsos finos
- Extremidades frias
- Alteração da consciência
- Irritabilidade

	Não	Sim
Não	A — Quente e seco	B — Quente e úmido
Sim	C — Frio e seco	D — Frio e úmido

Fig. 31-3. Diagrama de avaliação de sinais de insuficiência cardíaca em pacientes descompensados.

Os diuréticos têm como principal objetivo a normalização da volemia com pressão arterial adequada. Geralmente são usados diuréticos de alça (furosemida) associados a um diurético tiazídico para potencialização do seu efeito; seu uso deve ser cuidadoso, pois o excesso pode causar baixo débito cardíaco com prejuízo à perfusão tecidual. O captopril é o inibidor da enzima conversora de angiotensina (ECA) de uso mais frequente na pediatria e tem por objetivo a redução da pós-carga, através da vasodilatação. Estudos mostram que seu uso melhora a sobrevida e atua no remodelamento miocárdico. Os betabloqueadores atuam no controle da atividade simpática com diminuição da frequência cardíaca e aumento do enchimento diastólico ventricular. O carvedilol é o mais utilizado, entretanto, ainda são necessários mais estudos para comprovação de sua eficácia na pediatria. A digoxina ainda é usada com frequência. Em estudos de pacientes adultos, apesar de não ter impacto na melhora da sobrevida, reduziu a necessidade de internações, é útil como medicação antiarrítmica e, se for usada concomitantemente ao carvedilol, deve ter sua dose reduzida à metade.

Os agentes inotrópicos são usados nos pacientes em choque cardiogênico. A milrinona (inibidor da fosfodiesterase) com propriedades vasodilatadoras melhora o índice cardíaco, reduzindo a pressão capilar pulmonar e a resistência vascular periférica. Deve ser usada com cautela em pacientes hipotensos, algumas vezes sendo necessária associação a um agente vasopressor como a epinefrina. A dobutamina (beta-agonista não seletivo) em baixas doses atua como vasodilatador capilar pulmonar e inotrópico positivo, melhorando o débito cardíaco e aumentando a pressão arterial. Em doses mais elevadas, aumenta a frequência cardíaca, aumentando o consumo de oxigênio pelo miocárdio, causando efeito deletério.

As doses das medicações utilizadas na IC encontram-se no Capítulo 35.

PROGNÓSTICO

A IC na infância é acompanhada de morbidade e mortalidade significativas. Seu prognóstico vai depender diretamente da doença de base, sendo bom em pacientes portadores de cardiopatias congênitas que são passíveis de correção cirúrgica, como a comunicação interventricular e a persistência do canal arterial. Por outro lado, nas cardiomiopatias, o prognóstico é mais reservado.

BIBLIOGRAFIA

Afiune JY, Silva ML, Gonçalves MM. Insuficiência cardíaca na criança. In: Campos Jr D, Burns DAR, Lopes FA (Eds.).Tratado de Pediatria: Sociedade Brasileira de Pediatria. 2017;4(1):537-544.

Azeka E, Jatene MB, Jatene IB, et al. I Diretriz Brasileira de Insuficiência Cardíaca e Transplante Cardíaco, no Feto, na Criança e em Adultos com Cardiopatia Congênita, da Sociedade Brasileira de Cardiologia. Arq Bras Cardiol. 2014;103(2):1-126.

Burns KM, Byrne BJ, Gelb BD, et al. New mechanistic and therapeutic targets for pediatric heart failure: report from a National Heart, Lung, and Blood Institute working group. Circulation. 2014;130(1):79-86.

Leite MFMP, Torbey AFM. Choque cardiogênico. In: Vasconcelos MM. GPS Pediatria. 2017;1:548-52.

Leite MFMP, Torbey AFM. Insuficiência cardíaca. In: Vasconcelos MM. GPS Pediatria. 2017;1:544-7.

Souza AAG, Loureiro TN. Insuficiência cardíaca. In: Loureiro TN, Silva AE. Cardiologia pediátrica. Série Pediatria Soperj. Barueri: Manole; 2019;2.

Watanabe K, Shih R. Update of Pediatric Heart Failure. Pediatr Clin North Am. 2020;67(5):889-901.

FEBRE REUMÁTICA

Gesmar Volga Haddad Herdy
Fernanda Maria Correia Ferreira Lemos

ENTENDENDO
A febre reumática (FR) é definida como uma complicação não supurativa de uma faringo-amigdalite causada pelos Estreptococos Beta-Hemolíticos do Grupo A (EBGA) de Lancefield. Tem como característica ser a principal causa de cardiopatia adquirida em crianças e adultos jovens nos países subdesenvolvidos e em desenvolvimento. Acomete os tecidos cardíaco, articular, neurológico, cutâneo e subcutâneo de forma generalizada.

INCIDÊNCIA
Possui uma distribuição universal, ocorrendo, principalmente, em países emergentes, populações indígenas e regiões tropicais. Geralmente está associada às classes sociais menos favorecidas que vivem em precárias condições de vida. Nos países em desenvolvimento, permanece como problema de saúde pública com graves consequências socioeconômicas.

A prevalência e a incidência da FR são variáveis de acordo com o desenvolvimento local. Ocorre em 0,5 a 3% das amigdalites estreptocócicas inadequadamente ou não tratadas.

PATOGENIA
A resposta imunológica ocorre em decorrência da agressão pelo EBGA, levando ao surgimento da amigdalite estreptocócica e englobamento posterior dos outros órgãos.

Postula-se que os indivíduos acometidos teriam predisposição genética para desencadear a doença e o mimetismo molecular molecular entre a bactéria e o organismo humano, e assim teria a participação tanto da imunidade celular quanto da humoral. A FR surge apenas em pessoas suscetíveis. Esta é a explicação para o fato de que alguns componentes dentro de uma mesma família possam vir a desencadear a FR.

DIAGNÓSTICO
A faringite ocorre, geralmente, de 2 a 4 semanas antes do início dos sinais e sintomas da FR. Acomete principalmente a faixa etária de 5 a 18 anos de idade. É rara, menos de 5% do número total de casos, quando engloba a faixa de 5 a 15 anos de idade. A distribuição por ambos os sexos ocorre de maneira igual.

Quadro 32-1. Critérios de Jones

Critérios maiores	Critérios menores
▪ Artrite ▪ Cardite ▪ Coreia de Sydenham ▪ Eritema *marginatum* ▪ Nódulos subcutâneos	▪ Artralgia ▪ Febre ▪ Intervalo PR prolongado ▪ Provas de atividade inflamatória alteradas

* Intervalo PR; é o tempo medido desde o início da onda P até o início do QRS.

O diagnóstico de FR está baseado em critérios clínicos. Os exames laboratoriais, além de inespecíficos, apenas confirmam o processo inflamatório e a infecção pelo estreptococo.

Utilizam-se, assim, os critérios de Jones que são considerados o padrão-ouro no diagnóstico do primeiro acometimento da FR (Quadro 32-1). Também são usados para as recorrências da doença em portadores da forma crônica da cardite reumática.

A possibilidade da doença é maior quando existe a evidência de infecção prévia de orofaringe pelo estreptococo, sendo caracterizada pelo aumento dos títulos da antiestreptolisina O (ASLO), associada à presença de pelo menos dois critérios maiores ou um critério maior e dois menores.

QUADRO CLÍNICO

Artrite

É a manifestação clínica mais comum e precoce da FR. Esta se apresenta como uma poliartrite migratória e assimétrica. Geralmente as grandes articulações estão envolvidas, principalmente as dos membros inferiores, como os joelhos e tornozelos. Outra característica é de ter poucos sinais flogísticos, porém muita dor e incapacidade funcional.

A duração da inflamação em cada articulação é autolimitada, em torno de menos de 1 até 3 semanas. Esta desaparece mesmo sem tratamento e não ocasiona sequelas.

Cardite

É a segunda manifestação mais comum e que cursa com a gravidade da doença, porque é a única que pode levar à sequela e acarretar em óbito. A atenção para o diagnóstico da cardite reumática deve estar voltada para o aparecimento de sopro. Este está presente de 95 a 100% dos casos. Podemos observar, também, a taquicardia em repouso.

Ocorre uma pancardite que engloba pericárdio, miocárdio e endocárdio. Contudo, as lesões nas valvas cardíacas são as responsáveis pela clínica e pelo prognóstico. As valvas mais frequentemente envolvidas são a mitral (VM) e a aórtica (VAo).

Coreia de Sydenham (CS)

É a manifestação mais tardia e tem maior período de latência, em média de 2 a 4 meses, podendo levar até 6 meses para aparecer depois da faringoamigdalite estreptocócica. É a única que tem predileção pelo sexo feminino, acometendo, preferencialmente, as meninas em idade escolar e, também, as adolescentes.

Esta é caracterizada por breves movimentos involuntários, abruptos e desordenados. São mais evidentes em extremidades e face, que diminuem ou desaparecem durante o sono e acentuam durante o esforço, estímulo luminoso e a emoção.

Eritema *Marginatum*

É raro e caracteriza-se por máculas ou pápulas avermelhadas, com bordas nítidas, centro claro e contornos irregulares ou arredondados. Adquirem um aspecto serpiginoso. São diversas lesões cutâneas não pruriginosas, indolores, podendo ocorrer fusão entre as mesmas.

Um fator que dificulta o diagnóstico é ser fugaz. Acomete, geralmente, o tronco, abdome e as porções proximais dos membros, poupando a face. Pode estar associada à cardite (Fig. 32-1).

Nódulos Subcutâneos

São raros e geralmente associados à cardite de forma grave. Podem aparecer várias semanas após o início do surto. Não são evidentes, devendo ser sempre pesquisados pelo exame físico.

São diversos, redondos, de vários tamanhos, móveis, indolores e revestidos por tecido normal. Não possuem aspecto inflamatório. Localizam-se ao longo dos tendões e devem ser encontrados nas superfícies extensoras das articulações, como em cotovelos, punhos, joelhos e tornozelos (Fig. 32-2).

Artralgia

A dor acomete também as grandes articulações e caracteriza-se pela ausência de incapacidade funcional. É uma forma de diferenciar da artrite. Na presença de artrite (critério maior), a artralgia não pode ser incluída como critério menor.

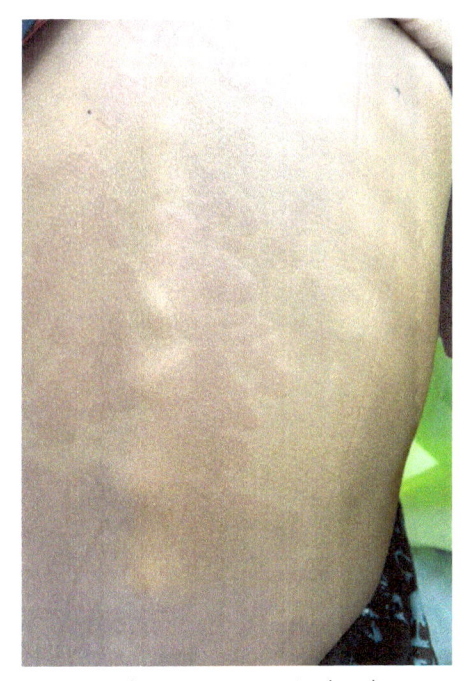

Fig. 32-1. Observamos na região dorsal lesões características de eritema *marginatum*. (Cortesia da Dra Maria do Socorro Costa e Silva.)

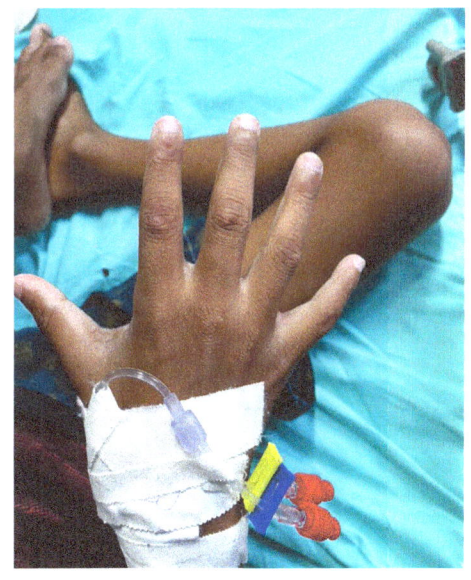

Fig. 32-2. Presença de nódulos subcutâneos localizados em superfícies extensoras, sendo bem visível na articulação do tornozelo. (Cortesia da Dra Maria do Socorro Costa e Silva.)

Febre
Não é específica. Acontece durante a fase inicial do surto agudo e em quase todos os surtos da artrite. Regride em 3 até 5 dias e deve ser controlada com antitérmicos.

Intervalo PR Prolongado
A alteração é detectada no ECG quando o intervalo PR está acima de 0,20 segundos(s) nos adolescentes e de 0,18 s nas crianças, determinando o bloqueio atrioventricular (BAV) de primeiro grau.

Provas de Atividade Inflamatória (PAI)
Os marcadores biológicos inflamatórios não são específicos da doença, mas ajudam na monitorização da presença de inflamação e sua remissão. As provas mais utilizadas são: a velocidade de hemossedimentação (VHS) e proteína C reativa (PCR). Outros exames laboratoriais podem ser realizados como: alfa-1-glicoproteína ácida (fração de mucoproteína) e eletroforese de proteínas.

EXAMES COMPLEMENTARES
Radiografia de Tórax
O exame radiológico do tórax é útil nos casos de cardite para identificar os sinais de cardiomegalia e congestão pulmonar (Fig. 32-3).

Eletrocardiograma (ECG)
Na fase aguda da FR podemos encontrar o PR longo (Fig. 32-4) em 20-25% dos pacientes. Achados de aumento de câmaras esquerdas nas lesões de insuficiência mitral e aórtica (IM e IAO) e de câmaras direitas quando a HP está presente.

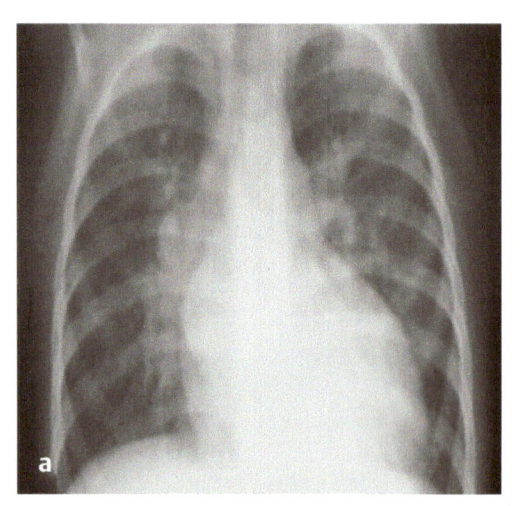

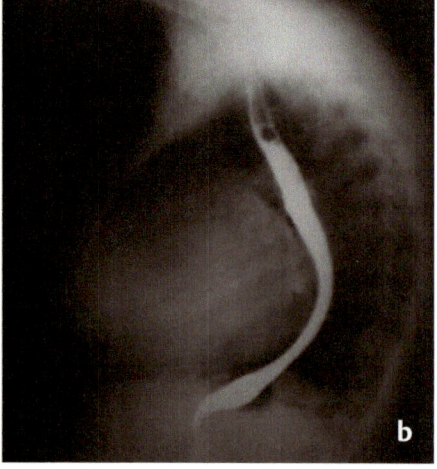

Fig. 32-3. (a) A radiografia de tórax em PA mostra cardiomegalia (VE e AE aumentados) e congestão venosa pulmonar. (b) A radiografia em perfil mostra o rechaço posterior do esôfago em razão do grande átrio esquerdo em função de IM severa.

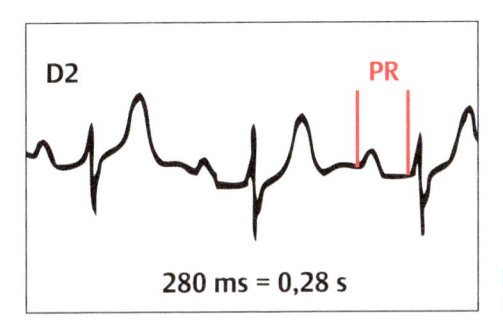

Fig. 32-4. O ECG mostra o intervalo PR aumentado (0,28 s).

Ecocardiografia

O exame de ecocardiograma (ECO) mostra as lesões características decorrentes da cardite aguda ou crônica por ser um exame mais sensível. Frequentemente, a valva que mais sofre a lesão é a mitral, ocasionando surgimento da regurgitação mitral. O acometimento da aórtica leva à regurgitação aórtica. A concomitância de insuficiência mitral e aórtica em um indivíduo anteriormente sadio é muito sugestiva de FR.

Durante a fase aguda, as valvas ficam friáveis e inflamadas. Na fase crônica, as valvas desenvolvem deformação, calcificação e ocorrem as estenoses.

A insuficiência mitral precisa vir acompanhada de espessamento valvar, diminuição da mobilidade da cúspide posterior da valva mitral e falha de coaptação entre as suas cúspides (Figs. 32-5 e 32-6).

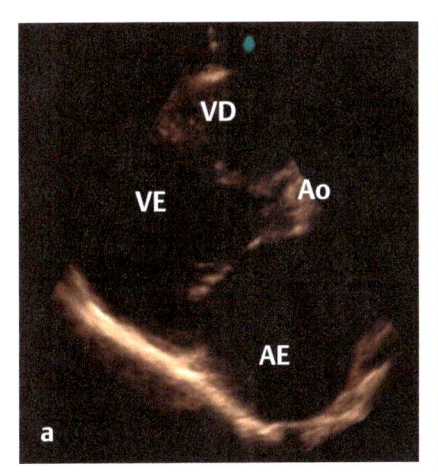

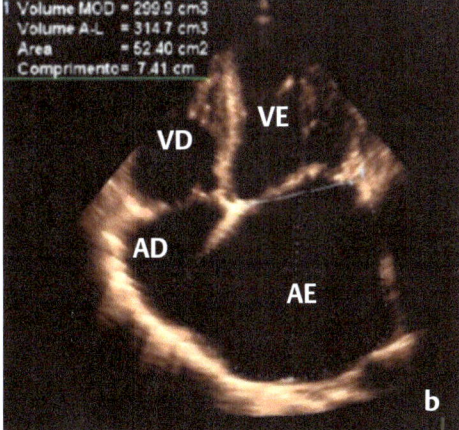

Fig. 32-5. Ecocardiograma demonstrando: (a) aumento importante do átrio esquerdo (AE) no plano longitudinal de ventrículo esquerdo (VE) e (b) avaliação da área do AE no plano apical de 4 câmaras, confirmando os achados anteriores. AD: átrio direito; VD: ventrículo direito.

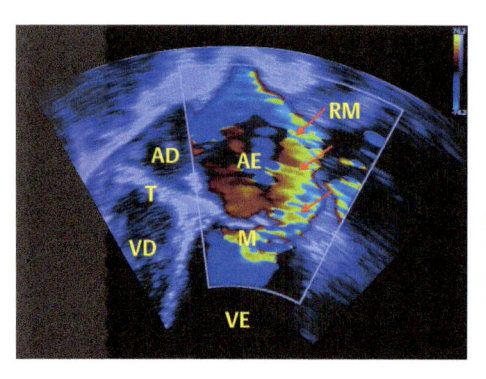

Fig. 32-6. Avaliação da gravidade da insuficiência mitral com o auxílio do mapeamento a cores no plano apical de 4 câmaras. AD: átrio direito; AE: átrio esquerdo; M: valva mitral; RM: regurgitação mitral; T: valva tricúspide; VD: ventrículo direito; VE: ventrículo esquerdo.

DIAGNÓSTICO DIFERENCIAL

É dificultado pela falta da especificidade dos seus achados clínicos e ausência de exame específico para a confirmação diagnóstica.

Mesmo assim, deve-se pensar em: endocardite infecciosa (EI), leucemia linfoblástica aguda (LLA), doença de Lyme, Yersinia, artrite idiopática juvenil (AIJ), lúpus eritematoso sistêmico (LES), pericardite, perimiocardite, encefalite viral, sepse, hanseníase e sarcoidose.

TRATAMENTO

Artrite

A utilização dos anti-inflamatórios não hormonais (AINHs) é preconizada pela excelente resposta apresentada no controle desta manifestação. Há uma regressão dos sinais e sintomas em torno de 24 a 48 horas após o início da tomada da medicação.

O ácido acetilsalicílico (AAS) é a primeira escolha para a forma articular na dose de 80-100 mg/kg/dia, dividida em 4 tomadas diárias. Com a regressão, em caso de melhora clínica, a dose passa a ser diminuída para 60 mg/kg/dia após 2 semanas de uso. Continuar mantendo desta forma por um total de 4 semanas de tratamento para cobrir o período da atividade inflamatória da FR.

Cardite

Deve-se priorizar o controle da inflamação local, arritmia e insuficiência cardíaca. O corticoide permanece sendo utilizado, em casos moderados a graves e pacientes com pericardite para diminuir o tempo da evolução da doença e melhorar o processo inflamatório.

A prednisona é preconizada na dose de 1 a 2 mg/kg/dia, por via oral e 1 vez ao dia. A dose máxima é de 80 mg/dia e propicia a imunossupressão. Portanto, a corticoterapia em dose plena é realizada a nível hospitalar. Manter em dose plena por um período de 2 a 3 semanas, de acordo com o controle clínico e laboratorial. Semanalmente, depois do período acima, a dose é gradualmente diminuída, entre 20 até 25% desta. O período total de tratamento dura aproximadamente 12 semanas na forma moderada a grave e 4 a 8 semanas na leve.

A metilprednisolona é usada na pulsoterapia por via endovenosa, na dose de 30 mg/kg/dia em ciclos semanais intercalados e está indicada nas cardites graves, refratárias ao tratamento inicial ou em casos de ser necessária a abordagem cirúrgica emergencial.

O controle da insuficiência cardíaca com restrição hídrica e medicamentos como os diuréticos e inibidores da enzima conversora da angiotensina estão indicados.

Coreia de Sydenham

Na forma grave da CS, quando os movimentos incoordenados prejudicam a qualidade de vida do indivíduo, a internação hospitalar poderá ser realizada.

Até mesmo no caso leve pode ser necessário o uso de haloperidol na dose de 1 mg/dia, em 2 tomadas diárias, elevando 0,5 mg a cada 3 dias, chegando até ao máximo de 5 mg/dia; ou ácido valproico 10 mg/kg/dia, aumentando 10 mg/kg a cada semana, até ao máximo de 30 mg/kg/dia; ou a carbamazepina 7 a 20 mg/kg/dia.

PROFILAXIA

Primária

É baseada na detecção precoce e no tratamento adequado da infecção de orofaringe. Atua na erradicação do estreptococo do grupo A como forma de prevenção do primeiro episódio de FR. A penicilina G benzatina é a medicação de escolha (Quadro 32-2).

Secundária

Feita de maneira regular, evita as recorrências da doença e diminui a gravidade da cardiopatia residual. Após o diagnóstico, a profilaxia secundária precisa ser imediatamente estabelecida. A medicação de escolha é, novamente, a penicilina G benzatina. Com exceção desta, todas as outras são feitas diariamente e sem interrupção (Quadro 32-3).

Quadro 32-2. Profilaxia Primária

Medicamento	Posologia	Duração
Penicilina G Benzatina (droga de escolha)	600.000 UI IM abaixo de 20 kg 1.200.000 UI IM com ou acima de 20 kg	Dose única
Penicilina V (opção)	25-50.000 UI/kg/dia VO de 8/8 horas	10 dias
Amoxicilina (opção)	30-50 mg/kg/dia VO de 8/8 horas	10 dias
Ampicilina (opção)	100 mg/kg/dia VO de 8/8 horas	10 dias
Eritromicina (alergia à penicilina)	40 mg/kg/dia VO de 8/8 horas	10 dias
Clindamicina (alergia à penicilina)	15-25 mg/kg/dia VO de 8/8 horas	10 dias
Azitromicina (alergia à penicilina)	20 mg/kg/dia VO por 1 vez ao dia	3 a 5 dias

* UI; unidades internacionais; IM; intramuscular; kg; quilograma; VO; via oral.

Quadro 32-3. Profilaxia Secundária

Medicamento	Posologia	Intervalo
Penicilina G Benzatina (droga de escolha)	600.000 UI IM abaixo de 20 kg 1.200.000 UI IM com ou acima de 20 kg	21 em 21 dias
Penicilina V (opção)	250 mg VO	12/12 horas
Sulfadiazina (alergia à penicilina)	500 mg VO abaixo de 30 kg 1 g VO com ou acima de 30 kg	1 vez ao dia
Eritromicina (alergia à penicilina e sulfadiazina)	250 mg VO	12/12 horas

* UI; unidades internacionais; IM; intramuscular; VO; via oral.

Duração da Profilaxia

O período estabelecido da profilaxia secundária é dependente do intervalo do último surto, da idade do indivíduo, existência de cardite e intensidade da cardiopatia reumática residual (Quadro 32-4).

CIRURGIA CARDÍACA

Pode ser necessária quando a cardite se apresentar refratária ao tratamento clínico, principalmente nos casos com aumento considerável das cavidades, com lesão valvar importante por rotura de cordoalhas e naqueles com disfunção ventricular.

No ato cirúrgico poderá ser feita a plastia valvar ou a troca por prótese biológica ou metálica, dependendo do que se faz necessário. Na prática, a prótese biológica sofre rápida calcificação e a metálica vai precisar de anticoagulação por toda a vida (Fig. 32-7).

Quadro 32-4. Duração da Profilaxia Secundária

Forma clínica	Duração
FR sem cardite anterior	Até 21 anos ou cinco anos após o último surto*
FR com cardite anterior; insuficiência mitral leve residual ou resolução da lesão valvar	Até 25 anos ou 10 anos após o último surto*
Lesão valvar residual moderada a importante	Até 40 anos ou por toda a vida
Depois de cirurgia valvar	Por toda a vida

* Permanecendo a que abranger o período maior.

FEBRE REUMÁTICA

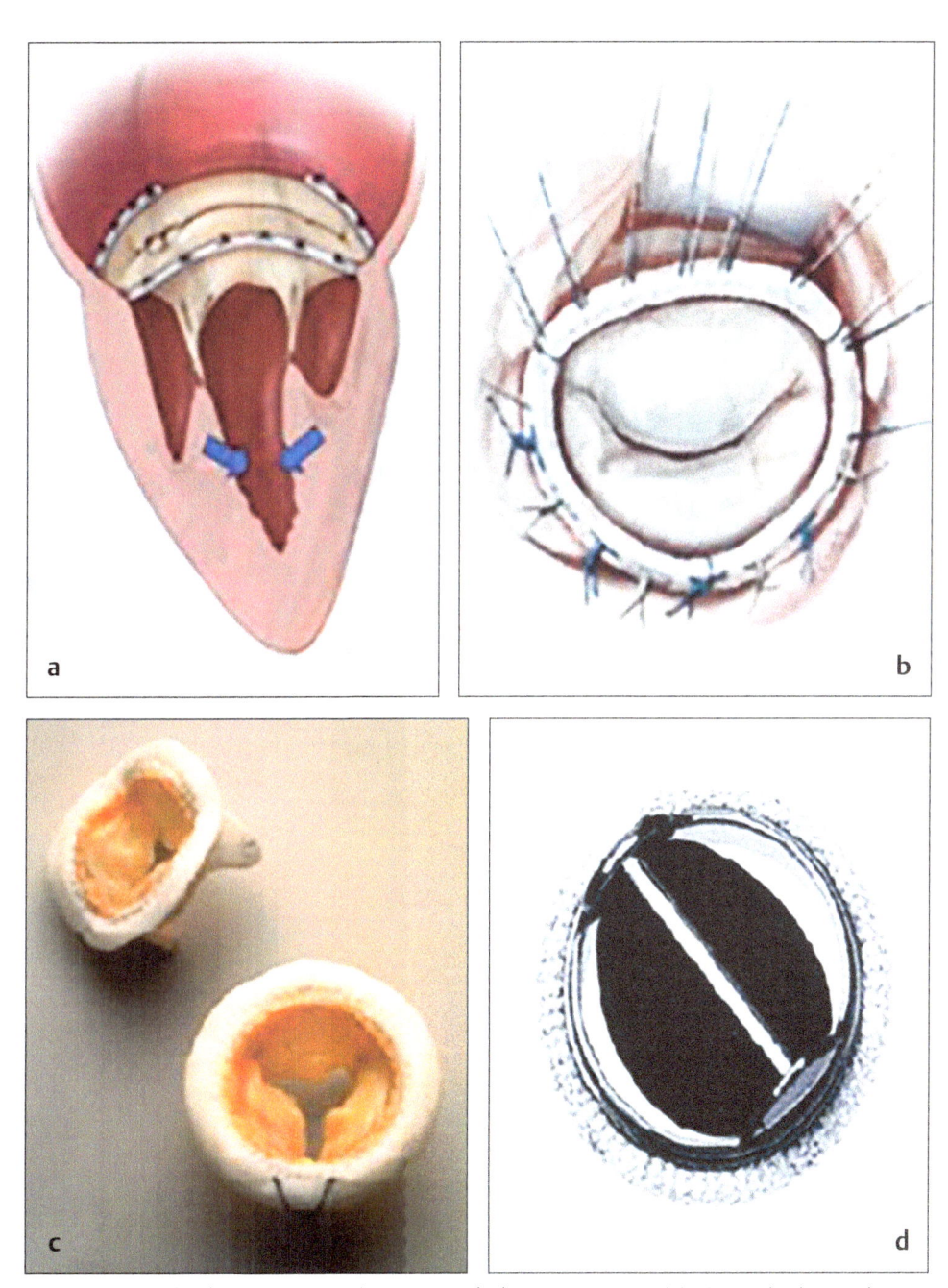

Fig. 32-7. Exemplos de tratamento cirúrgico para valvulopatia reumática. (**a**) Técnica de plastia valvar. (**b**) Prótese biológica. (**c**) Prótese metálica.

LEITURAS SUGERIDAS

Barbosa PJB, Muller RE, Braga ALL, et al. Diretrizes brasileiras para o diagnóstico, tratamento e prevenção da febre reumática da Sociedade Brasileira de Cardiologia, Sociedade Brasileira de Pediatria e Sociedade Brasileira de Reumatologia. Arq Bras Cardiol. 2009;93:1-18.

Brandão LF, Queres JFM, Matoso LB, Lucas E. ECG nas cardiopatias congênitas mais frequentes. In: Mallet AR, Muxfeldt ES. Eletrocardiograma: da graduação à prática clínica. Rio de Janeiro: Thieme Revinter Publicações; 2019.

Carapetis JR, Brown A, Walsh W. National Heart Foundation of Australia, Cardiac Society of Australia and New Zealand.Diagnosis and management of acute rheumatic fever and rheumatic heart disease in Australia: an evidence based review. Heart Foundation, 2006.

Carvalho MFC. Febre reumática In: Loureiro TN, Silva AE. Cardiologia pediátrica. Série Pediatria Soperj. 2. ed. Barueri: Manole; 2019.

Grace ESL, Sbaffi F. Epidemiologia da febre reumática e o programa de erradicação e profilaxia da FR no Estado do Rio de Janeiro. Rev SOCERJ 9. 1996:11-4.

Herdy GVH, Gomes RS, Silva AEA, Lopes VGS. Follow-up of rheumatic carditis treated with steroids. Cardiology in the Young. 2012;22:263-9.

Herdy GVH, Pinto CAM, Olivaes NC, et al. Rheumatis carditis treated with high dosis of pulsetherapy methilpprednisolose. Results in 70 children over 12 years. Arq Bras Cardiol. 1999;72:601-3.

Lemos FMCF, Herdy GVH, Valete COS, Pfeiffer MET. Evolutive Study of Rheumatic Carditis Cases Treated with Corticosteroids in a Public Hospital. International Journal of Cardiovascular Sciences. 2018;31:578-84.

Travancas PR, Herdy GVH, Simões LC. Comparison of mechanical and biogical prosthesis to replace heart valves in children and adolescents. Cardiology in the Young. 2009;19:192-7.

World Health Organization. Rheumatic fever and rheumatic heart disease: report of a WHO expert consultation on rheumatic fever and rheumatic heart disease. World Health Organization; Geneva. 2001.

DOENÇA DE KAWASAKI

Gesmar Volga Haddad Herdy ▪ Cynthia Torres França da Silva
Anna Esther Araujo e Silva

ENTENDENDO

A doença de Kawasaki (DK), descrita em 1967 pelo pediatra japonês Tomisaku Kawasaki, se tornou a causa mais comum de doença cardíaca adquirida na infância nos países desenvolvidos, deixando a febre reumática em segundo plano. É a segunda vasculite mais comum da infância, seguindo a vasculite por IgA, também conhecida como Púrpura de Henoch-Schonlein.

EPIDEMIOLOGIA

Dados internacionais mostram incidência que varia de 1-10/1.000 na população mundial, porém, não há dados nacionais. Cerca de 80% dos casos de DK na infância compreendem a faixa etária dos 6 meses aos 5 anos, sendo 50% até os 2 anos de idade, e raramente após os 12 anos. Observa-se leve predomínio no sexo masculino (1,5:1). Existe acometimento sazonal no inverno e início da primavera.

ETIOPATOGENIA

O conceito atual sobre a etiologia da DK é entendido como um desequilíbrio imunológico desencadeado por gatilhos infecciosos, geralmente de origem viral, em um indivíduo com alguma susceptibilidade genética. Não existe apenas um agente etiológico, podem ser vários vírus a desencadear a doença, tendo como exemplos o vírus *Coxsackie*, *Parainfluenza*, Vírus Sincicial Respiratório Humano, Citomegalovírus, vírus da Chikungunya e o Coronavírus. Não existem fatores predisponentes.

QUADRO CLÍNICO

O diagnóstico da doença é baseado em seu quadro clínico. Alguns critérios são valorizados e outros critérios entram como adjuvantes. Necessita-se de 5/6 critérios do Quadro 33-1, sendo a febre critério mandatório e mais 4 critérios dentre os 5 listados. As alterações mucosas e cutâneas podem ter 3 formas de apresentação, mas mesmo quando todas as formas de apresentação estiverem presentes, devem ser consideradas apenas como um critério. Vale ressaltar único critério diagnóstico. O aparecimento dos critérios geralmente não são concomitantes, o que dificulta bastante o diagnóstico e reforça a necessidade de boa anamnese dirigida, na busca de um diagnóstico para o estado febril do paciente. O Quadro 33-2 apresenta sinais e sintomas menos frequentes na DK.

Quadro 33-1. Doença de Kawasaki; Critérios Diagnósticos (5/6 Critérios)

Febre: > 39°C por mais de 5 dias (critério mandatório)	100%
Rash exantemático: exantema polimorfo, principalmente em tronco, nunca vesicular	> 90%
Hiperemia conjuntival bilateral: sem secreção	80-90%
Alterações das mucosas e da orofaringe: hiperemia de orofaringe, língua "em morango" e/ou lábios hiperemiados e/ou fissurados	80-90%
Alterações cutâneas/extremidades: eritema palmoplantar e/ou edema duro de dorso de mãos e pés (fase aguda) ou descamação periungueal lamelar (fase de convalescença)	80%
Linfonodomegalia cervical: com, pelo menos, um linfonodo > 1,5 cm	50%

Quadro 33-2. Doença de Kawasaki; Sinais e Sintomas Menos Frequentes

Uretrite	70%
BCGíte: eritema e induração em sítio de vacinação da BCG	50%
Artralgia/Artrite	37-45%
Meningite Asséptica	25%
Sintomas Gastrointestinais	25%
Miocardite	20%
Aneurismas de Coronárias	20-25%
Envolvimento Hepático	10%
Isquemia digital com gangrena e autoamputação	Raro

FASES EVOLUTIVAS
- *Fase Aguda*: 10 dias, período febril;
- *Fase Subaguda*: do 10° ao 20/25° dia:
  - Término da febre até a resolução de todas as manifestações clínicas;
  - Descamação furfurácea das mãos e pés (Fig. 33-1);
  - Aneurisma de coronárias a partir do 9° dia de febre;

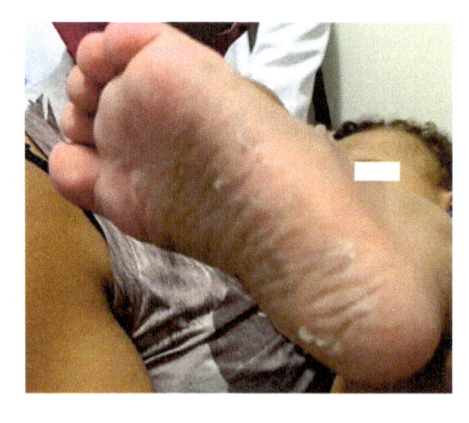

Fig. 33-1. Característica descamação plantar na DK.

- Trombocitose maior que 1.000.000 de plaquetas;
- Irritabilidade – 50%.
- *Fase de Convalescença*: do 21º ao 50º/60º dia (de 6 a 8 semanas):
  - Melhora dos sintomas clínicos;
  - Normalização da inflamação (VHS, PCR, Alfa-2-globulina);
  - Pode ocorrer persistência da alteração coronária.

COMPROMETIMENTO CARDIOLÓGICO

A principal complicação na DK é o comprometimento das artérias coronárias, que inclui desde dilatação (ectasia) até a formação de aneurismas (fusiformes e saculares) e estenose na fase tardia. O comprometimento coronário geralmente surge após o 9º dia de doença.

Na fase aguda da doença (até o 10º dia) podem estar presentes disfunção ventricular, regurgitação valvar e derrame pericárdico.

Estenose de artérias coronárias ou oclusão, infarto do miocárdio e arritmias são complicações tardias da doença e estão limitadas aos pacientes que tiveram aneurismas de coronária na fase aguda. O risco de IAM é maior em pacientes que tiveram aneurisma gigante de coronária e é a principal causa de morte em pacientes com DK (Fig. 33-2).

DIAGNÓSTICO DIFERENCIAL

O diagnóstico diferencial deve ser feito com todas as doenças febris agudas que cursam com exantema, linfadenite e alterações de mucosas como as infecções bacterianas (escarlatina, endocardite, adenite bacteriana, meningite, síndrome do choque tóxico estreptocócico ou estafilocócico), virais (mononucleose, adenovirose, enterovirose, arboviroses, sarampo), farmacodermia e outras vasculites de vasos de médio calibre (como a poliarterite nodosa).

No ano de 2020, com a pandemia de COVID-19, observou-se o surgimento de quadros incomuns de doença febril em crianças, com elevação dos marcadores de inflamação aguda e envolvimento multissistêmico. Muitos pacientes apresentavam características semelhantes à doença de Kawasaki típica ou atípica. O intervalo de tempo entre o pico de casos de COVID-19 em uma comunidade e o aparecimento desses casos reforçaram a possibilidade de um processo pós-infeccioso, relacionado com a COVID-19, envolvido

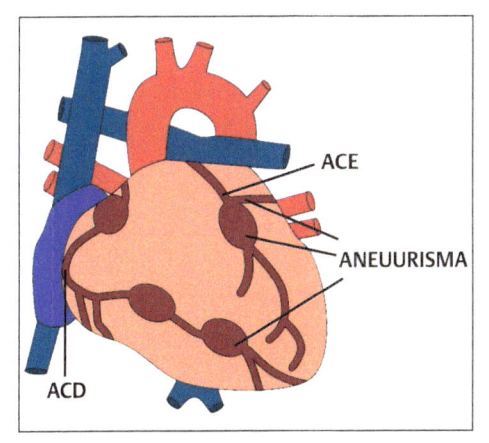

Fig. 33-2. Desenho esquemático do envolvimento das artérias coronárias na DK.

Quadro 33-3. Comparação da SIM-P e Doença de Kawasaki

	SIM-P	Doença de Kawasaki
Idade Média – ano (IQR)	9 (5,7-14)	2,7 (1,4-4,7)
População de alto risco	Americanos africanos, hispânicos, afro-caribenhos	Asiáticos
Sintomas gastrointestinais	+++	+
Choque	++	+
Fração de ejeção reduzida	▼▼	Normal ou ▼
Anormalidades coronarianas	+	++
Suporte intensivo	++	+
Leucócitos	▲▲ ou ▼	▲
Neutrófilos	▲▲	▲
Linfócitos	▼▼	Normal
Plaquetas	▼	▲▲
PCR	▲▲▲	▲
Ferritina	▲▲	Normal ou ▲
NT-pró-BNP	▲▲▲	Normal ou ▲
Troponina	▲	Normal ou ▲
D-dímero	▲▲▲	▲

Panupattanapong S e Brooks EB. Cleve Clin J Med. December 2020.

na fisiopatologia da doença. Essa doença é chamada de síndrome inflamatória multissistêmica temporalmente associada ao SARS-CoV-2 (SIM-P) que está sendo comparada com DK no Quadro 33-3.

EXAMES COMPLEMENTARES
Exames Laboratoriais
Exames laboratoriais não estão incluídos entre os critérios diagnósticos para DK típico, mas certos achados podem apoiar o diagnóstico. Os seguintes exames devem ser inicialmente solicitados:

- Hemograma com leucometria total/específica;
- Avaliação da função hepática incluindo dosagem de albumina sérica;
- Proteína C reativa (PCR), taxa de sedimentação de eritrócitos (VHS);
- Análise de elementos anormais e sedimentos da urina (EAS).

Leucocitose, trombocitose, aumento de transaminases hepáticas, alteração de provas inflamatórias de fase aguda, anemia e piúria sugerem DK.

Ecocardiografia

Na fase aguda pode-se encontrar disfunção sistólica do ventrículo esquerdo, regurgitação valvar e derrame pericárdico.

Os diâmetros das artérias coronárias são avaliados em relação à superfície corporal da criança e interpretados através do *Z-escore*. O Quadro 33-4 mostra a classificação das alterações coronarianas na DK (Fig. 33-3).

Sites sugeridos para medidas das artérias coronárias:

- http//:parameterz.com;
- http//:www.cardioz.com.

Angiotomografia/Cateterismo Cardíaco

A realização de exames como angio-TC e Cat permitem a identificação com maior precisão do comprometimento coronariano (Fig. 33-4).

Quadro 33-4. Classificação das Anormalidades das Artérias Coronárias na DK

Classificação	Tamanho da anormalidade da artéria coronária
Ausência de envolvimento coronariano	Z-scores **sempre** < 2 **e** não mais que redução de 0,9 no Z-escore no acompanhamento
Apenas dilatação	Z-scores de 2 a < 2,5 **ou** se, inicialmente, < 2, uma redução ≥ 1 no Z-escore no acompanhamento
Aneurismas pequenos	Z-scores de ≥ 2,5 a < 5 (Fig. 33-2)
Aneurismas médios	Z-scores de ≥ 5 a < 10 e dimensões absolutas < 8 mm
Aneurismas grandes ou gigantes	Z-scores de ≥ 10 ou dimensões absolutas ≥ 8 mm

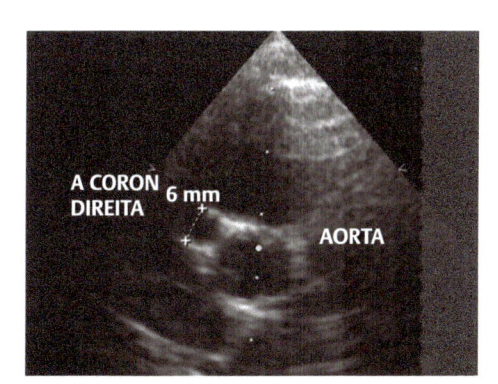

Fig. 33-3. No plano transverso observamos aneurisma da artéria coronária direita em paciente com diagnóstico de DK. A CORON DIREITA: artéria coronária direita.

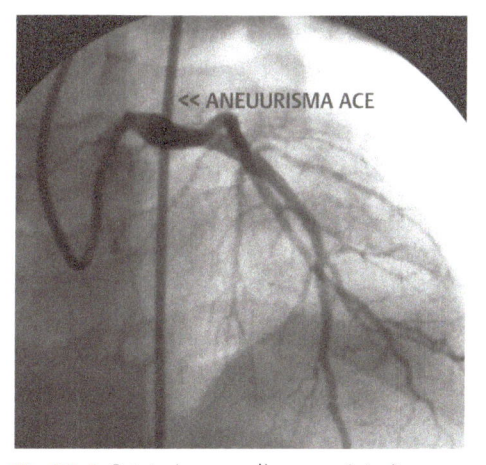

Fig. 33-4. Cateterismo cardíaco com injeção na origem da ACE demonstra presença de um aneurisma na porção proximal. ACE: artéria coronária esquerda.

TRATAMENTO

Deve ser iniciado precocemente, nos primeiros 10 dias, para tentar prevenir o aparecimento dos aneurismas de coronárias. A medicação com efeito anti-inflamatório sistêmico de escolha é a imunoglobulina intravenosa (IGIV). A IGIV mostrou-se efetiva na prevenção da formação de aneurisma, mas benefícios de seu uso em pacientes com aneurismas estabelecidos não estão comprovados. Pacientes com mais de 10 dias ainda são elegíveis para o uso de IGIV se os marcadores de atividade inflamatória estiverem alterados e houver presença de febre.

Imunoglobulina Intravenosa (IGIV)

Dois gramas por quilo em dose única por 12 horas seguidas, em infusão de início lento, aumentando a velocidade de infusão progressivamente. Caso o volume de infusão seja elevado, recomenda-se dividir a infusão em 2 doses de 12 horas cada em dias diferentes, com as mesmas recomendações de infusão lenta e elevação progressiva.

Ácido Acetilsalicílico (AAS)

De 3 a 5 mg/kg/dia (efeito antiagregante plaquetário) por 60 dias (pacientes sem aneurismas), no mínimo, ou pelo resto da vida, em casos de aneurisma de coronária, ou por cerca de 2 anos após a normalização das lesões coronarianas pelo ecocardiograma, com o objetivo de prevenir a formação de trombos.

Resistência ao Uso de IGIV

Em aproximadamente 10 a 20% dos pacientes com DK podem desenvolver resistência ao uso de IGIV, que se caracteriza como manutenção ou retorno da febre 36 horas após o término da infusão. Esses pacientes têm risco maior de desenvolver alterações de artérias coronárias. Existem alguns *scores* desenvolvidos para previsão de resistência como o *score* de Egami, Kobayashi e Sano. Em pacientes com risco de desenvolver resistência associa-se o uso de corticoide ao tratamento inicial com IGIV (Quadro 33-5).

Para aqueles pacientes que desenvolvem resistência, recomenda-se a infusão de um segundo ciclo de IGIV e uso de corticosteroide. Outras terapêuticas, como uso de infliximabe, ciclosporina ou mesmo plasmaférese, podem estar indicadas.

ACOMPANHAMENTO

A literatura descreve que os aneurismas coronarianos podem regredir em até 50 a 70% dos casos nos primeiros 2 anos após o início da doença. Caso não haja regressão após este

Quadro 33-5. Uso de Corticoide em Pacientes em Risco de Desenvolver Resistência a IGIV

Regime 1	Regime 2
Metilprednisolona: 0,8 mg/kg EV, 2 × dia, 5-7 dias, ou até que PCR normalize Mudar para prednisona ou prednisolona 2 mg/kg/dia, com desmame nas 23 semanas seguintes	Metilprednisolona: 10-30 mg/kg (max. 1 g/dia), 1 × dia, por 3 dias Mudar para prednisona ou prednisolona 2 mg/kg/dia, até o dia 7 ou até que PCR normalize, com desmame nas 23 semanas seguintes

Fonte: European consensus-based recommendations for the diagnosis and treatment of Kawasaki disease – the SHARE initiative (2019).

período, as lesões podem se transformar em estenoses ou apresentar trombos, com alto risco de doença isquêmica coronariana. Alguns pacientes podem precisar de anticoagulação oral em longo prazo. Em pacientes com persistência de aneurismas coronarianos é indicado o acompanhamento cardiológico durante toda a vida (Anexo 3).

LEITURAS SUGERIDAS

American Heart Association, Inc. Diagnosis, Treatment, and Management of Kawasaki Disease. Circulation. 2017;135.

Chen S, Dong Y, Kiuchi MG, et al. Coronary artery complication in kawasaki disease and the importance of early intervention: a systematic review and meta-analysis. JAMA Pediatr. 2016;170(12):1156-63.

Cohen E, Sundel R. Kawasaki Disease at 50 Years. JAMA Pediatrics. 2016.

Egami K, Muta H, Ishii M, et al. Prediction of resistance to intravenous immunoglobulin treatment in patients with Kawasaki disease. J Pediatr. 2006;149:237-40.

Graeff N, Groot N, Ozen S, et al. European consensus-based recommendations for the diagnosis and treatment of Kawasaki disease – the SHARE initiative, Rheumatology. 2019;58(4):672-82.

Kawasaki T, Kosaki F, Okawa S, et al. A new infantile acute febrile mucocutaneous lymph node syndrome (MCLS) prevailing in Japan. Pediatrics. 1974;54:271-6.

Kobayashi T, Inoue Y, Takeuchi K, et al. Prediction of intravenous immunoglobulin unresponsiveness in patients with Kawasaki disease. Circulation. 2006;113:2606-12.

Loureiro T N, Póvoa M. Doença de Kawasaki. In: Loureiro TN, Silva AE. Cardiologia pediátrica. Série Pediatria Soperj. 2. ed. Barueri: Manole; 2019. p. 276-92.

McCrindle BW, Rowley AH, Newburger JW, Burns JC, Bolger AF, Gewitz M, et al.; American Heart Association Rheumatic Fever, Endocarditis, and Kawasaki Disease Commit- tee of the Council on Cardiovascular Disease in the Young; Council on Cardiovascular and Stroke Nursing; Council on Cardiovascular Surgery and Anesthesia; and Council on Epidemiology and Prevention. Diagnosis, Treatment, and Long-Term Management of Ka-wasaki Disease: A Scientific Statement for Health Professionals from the American Heart Association. Circulation. 2017;135(17):927-99.

Sano T, Kurotobi S, Matsuzaki K, et al. Prediction of non-responsiveness to standard high-dose γ-globulin therapy in patients with acute Kawasaki disease before starting initial treatment. Eur J Pediatr. 2007;166:131-7.

Silva CAA, Hirschheimer SMS. Vasculite. In: Silva LR, Campos Jr D, Burn s DAR, Vaz ES, Borges WG, editores. Tratado de pediatria: Sociedade Brasileira de Pediatria. 4. ed. Barueri: Manole; 2017.

Tewelde H, Yoon J, Van Ittersum W, et al. The Harada Escore in the US Population of Children With Kawasaki Disease. Journal Of The American Academy Of Pediatrics. 2014;(4):233-8.

MANIFESTAÇÕES CARDIOVASCULARES NAS DOENÇAS SISTÊMICAS

CAPÍTULO 34

Gesmar Volga Haddad Herdy ■ Eliane Lucas
Aldalea Ribeiro de Sousa

INTRODUÇÃO
O capítulo mostra os principais grupos de doenças sistêmicas que podem ter manifestações cardiovasculares na sua evolução (Fig. 34-1).

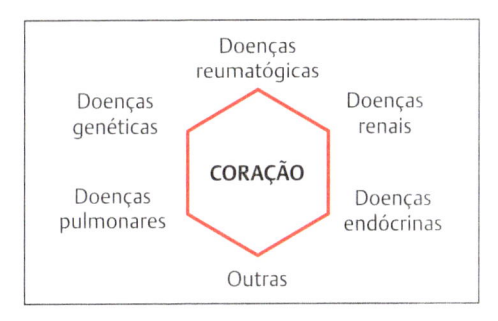

Fig. 34-1.

DOENÇAS GENÉTICAS
Observamos as diversas síndromes genéticas, e a maioria possui comprometimento cardíaco. A síndrome de Down é bastante prevalente e tem associação a CC em aproximadamente 50% dos casos (Quadro 34-1 e Figs. 34-2 e 34-3).

Quadro 34-1. Diversas síndromes genéticas

Síndrome genética	Cardiopatia
Síndrome da deleção 22q11	Tetralogia de Fallot (20%), CIV (14%), interrupção do arco aórtico (13%), *truncus arteriosus* (6%), anel vascular (6%), CIA (4%), outros (10%)
Síndrome de Alagille (displasia artério-hepática)	Estenose periférica de artérias pulmonares, coarctação da aorta, tetralogia de Fallot, CIA, CIV
Associação CHARGE	Tetralogia de Fallot, *truncus arteriosus*, anomalias do arco aórtico como: anel vascular e interrupção do arco aórtico
Síndrome de Carpenter	PCA, CIV, estenose pulmonar, transposição das grandes artérias
Síndrome de Costello	Estenose valvar pulmonar, CIA, CIV, cardiomiopatia hipertrófica, arritmias
Síndrome de Cornelia de Lange	CIV
Síndrome *Cri du chat* (síndrome da deleção 5p)	CIV, PCA, CIA
Doença de Crouzon	PCA, coarctação da aorta
Síndrome de DiGeorge	Interrupção do arco aórtico, *truncus arteriosus*, CIV, PCA, tetralogia de Fallot
Síndrome de Down (trissomia 21)	Defeito do septo atrioventricular, CIV, CIA
Síndrome de Ehlers-Danlos	CIA, aneurisma de aorta de carótida, prolapso de valva mitral
Síndrome de Ellis–van Creveld	CIA, átrio único
Ataxia de Friedreich	Cardiomiopatia hipertrófica
Síndrome de Goldenhar	CIV, tetralogia de Fallot, defeitos conotruncais
Doença de Pompe (doença de depósito do glicogênio tipo II)	Cardiomiopatia hipertrófica
Síndrome de Holt-Oram	CIA, CIV
Síndrome de Kartagener	Dextrocardia
Síndrome de LEOPARD	Estenose pulmonar, cardiomiopatia hipertrófica obstrutiva, intervalo PR prolongado no ECG
Síndrome de Mowat-Wilson	CIV, coarctação da aorta, CIA, PCA, estenose de artéria pulmonar
Síndrome do QT longo: síndrome de Jervell e Lange-Nielsen, e síndrome de Romano-Ward	Intervalo QT prolongado no ECG, taquiarritmias ventriculares
Síndrome de Marfan	Aneurisma aórtico, insuficiência aórtica e/ou mitral, prolapso de valva mitral

Quadro 34-1. *(Cont.)* Diversas síndromes genéticas

Síndrome genética	Cardiopatia
Mucopolissacaridose	Insuficiência aórtica e/ou mitral, doença arterial coronariana
Distrofia muscular de Duchenne	Cardiomiopatia
Neurofibromatose tipo I (doença de von Recklinghausen)	Estenose pulmonar, coarctação da aorta
Síndrome de Noonan	Estenose pulmonar, hipertrofia de VE (anterosseptal hipertrofia)
Sequência Pierre Robin	CIV, PCA, CIA, coarctação da aorta, tetralogia de Fallot
Síndrome de Osler-Rendu-Weber (telangiectasia hemorrágica hereditária)	Fístula arteriovenosa pulmonar
Osteogênese imperfeita	Dilatação aórtica, insuficiência aórtica, prolapso de valva mitral
Síndrome da rubéola congênita	PCA, estenose de artérias pulmonares
Síndrome de Rubinstein-Taybi	PCA, CIV, CIA, hipoplasia de cavidades esquerdas, valva aórtica bicúspide
Síndrome de Smith-Lemli-Opitz	Defeito do septo atrioventricular, hipoplasia de cavidades esquerdas, CIA, PCA, CIV
Síndrome da trissomia do 13 (Síndrome de Patau)	CIA, CIV, PCA, doença polivalvar
Síndrome da trissomia do 18 (síndrome de Edward)	CIV, PCA, estenose pulmonar, coarctação da aorta, dupla via de saída de VD, tetralogia de Fallot, doença plurivalvar, defeito do septo atrioventricular
Esclerose tuberosa	Rabdomioma
Síndrome de Turner	Coarctação da aorta, valva aórtica bicúspide, estenose valvar aórtica, hipoplasia de cavidades esquerdas, dissecção aórtica tardiamente na vida.
Associação VATER	CIV, CIA, hipoplasia de cavidades esquerdas, PCA, transposição das grandes artérias, tetralogia de Fallot, *truncus arteriosus*
Síndrome Velocardiofacial (síndrome de Sprintzen)	*Truncus arteriosus*, tetralogia de Fallot, atresia pulmonar com CIV, interrupção do arco aórtico tipo B, CIV, transposição das grandes artérias
Síndrome de Williams-Beuren	Estenose supra valvar aórtica, estenose de artéria pulmonar, CIV, CIA
Síndrome de Zellweger	PCA, CIV, CIA

CIA: comunicação interatrial; CIV: comunicação interventricular; PCA: persistência do canal arterial.

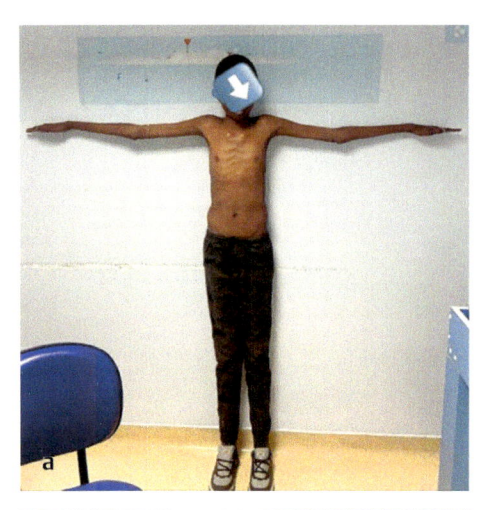

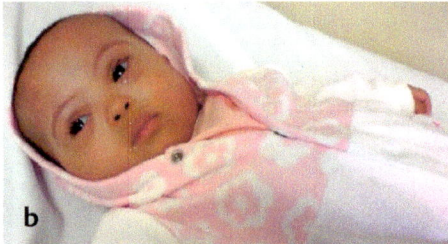

Fig. 34-2. (a) Observamos o fenótipo da síndrome de Marfan e a característica desproporção do comprimento envergadura/altura. (b) A cardiopatia congênita mais prevalente na síndrome de Down é a do defeito do septo atrioventricular total (DSAVT).

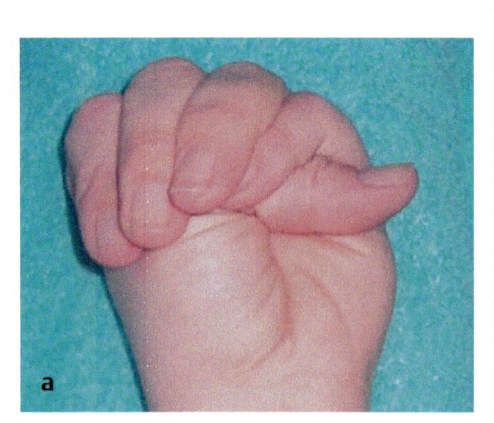

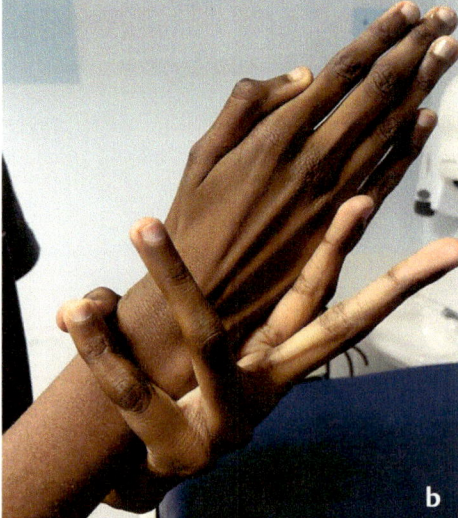

Fig. 34-3. (a) O sinal do dedo polegar (sinal Steinberg), onde o polegar se projeta além da borda do punho fechado. (b) O sinal do punho de Walker-Murdoch, ambos são achados do exame físico auxiliares para o diagnóstico da síndrome de Marfan.

DOENÇAS REUMATOLÓGICAS
As 3 camadas do coração: endocárdio, miocárdio e pericárdio podem ser afetadas nas doenças reumatológicas, principalmente no lúpus eritematoso sistêmico (LES).

Lúpus Eritematoso Sistêmico
Nesta patologia o envolvimento do endocárdio pode ser visto com espessamentos valvares e das cordoalhas, a chamada valvulite de Libman-Sacks. Esta lesão leva a graus diversos de insuficiência valvar. A miocardite e a disfunção miocárdica também podem ser encontradas nas fases agudas do LES, porém, a pericardite é a manifestação mais prevalente. Geralmente são derrames pericárdicos (DP) pequenos a moderados e raramente volumosos. O paciente pode estar assintomático ou, ao contrário, apresentar dor torácica clássica, com piora da intensidade em decúbito dorsal. Na ausculta cardiovascular identificamos bulhas abafadas e atrito pericárdico. Nos DP pequenos a radiografia de tórax apresenta área cardíaca normal e nos DP moderados e volumosos, podemos ter aumento da área cardíaca e o sinal clássico do coração com aspecto de "moringa" (Fig. 34-4). O ECG com supradesnível do segmento ST a algumas vezes baixa voltagem dos complexos QRS. O ecocardiograma tem o papel importante na confirmação do diagnóstico e também da orientação terapêutica.

Lúpus Eritematoso Neonatal
Outra apresentação do LES é a forma neonatal que ocorre quando os anticorpos maternos anti SS-A e anti-RO atingem o feto por via transplacentária. Existe uma agressão aos tecidos de condução a partir da 18ª semana de gestação, podendo, em 50% dos fetos, desenvolver bradiarritmias graves. Ainda intraútero podemos suspeitar de LES se o ecocardiograma fetal encontramos bradiarritmias de risco, como bloqueios atrioventriculares (BAV) de segundo grau ou BAV de terceiro grau (BAVT). Estes fetos possuem as frequências cardíacas menores de 80 bpm e alguns casos desenvolvem hidropisia que é importante sinal de insuficiência cardíaca (ICC). Ao nascer, 50% destes recém-natos podem necessitar da implantação de marca-passo cardíaco (MCP) (Figs. 34-5 e 34-6).

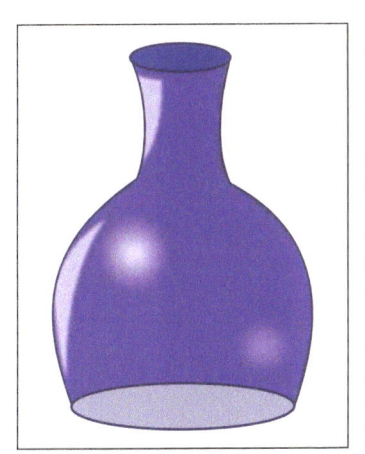

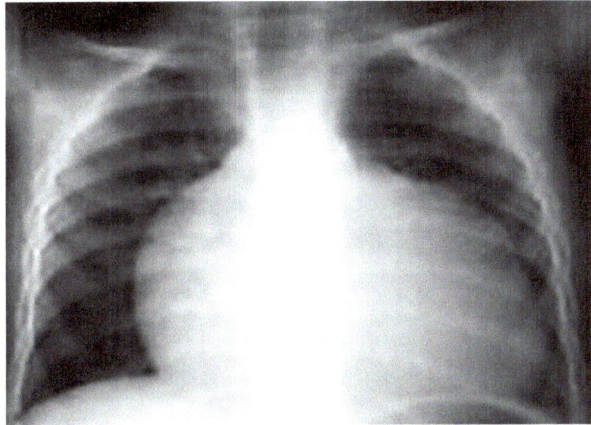

Fig. 34-4. Radiografia de tórax mostra que o aspecto de "moringa" está presente nos derrames pericárdicos volumosos.

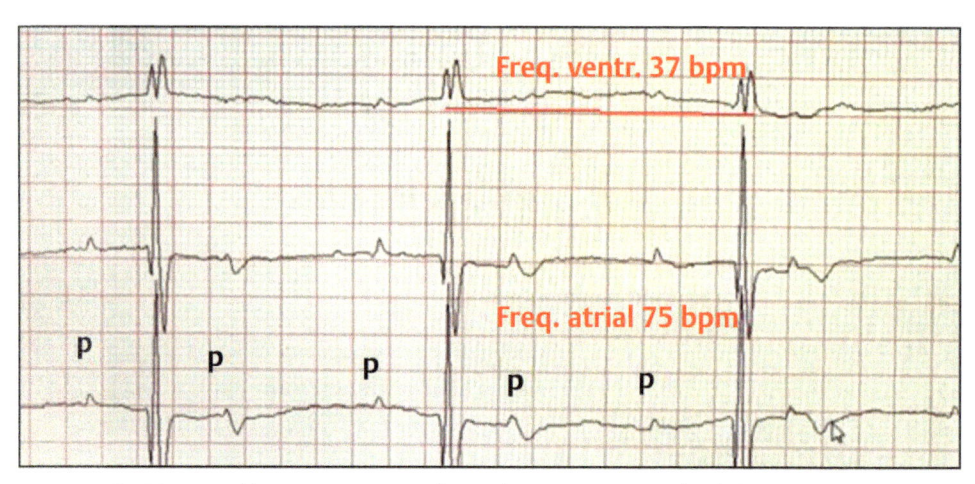

Fig. 34-5. O ECG mostra bloqueio atrioventricular total em neonato portador de lúpus congênito.

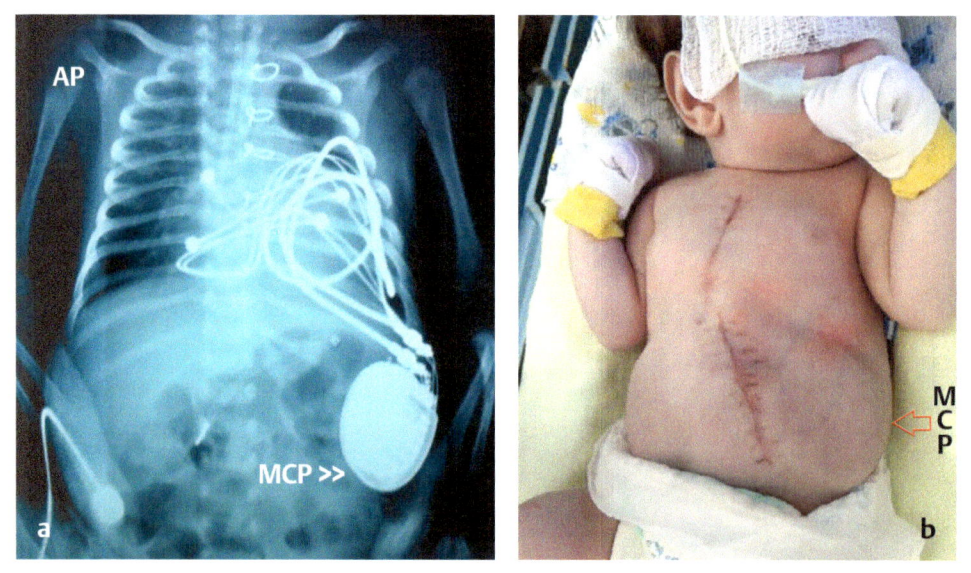

Fig. 34-6. (a) Radiografia de tórax de RN com BAVT (FC =40 bpm), sendo indicada a implantação de MCP definitivo. (b) Observamos o MCP localizado em loja abdominal. MCP: marca-passo.

Artrite Reumatoide Juvenil (ARJ)

Na ARJ podemos ter o envolvimento cardiovascular e o mais comum é a pericardite, principalmente na fase aguda da doença. A ARJ com comprometimento do endocárdio e, consequentemente, insuficiência valvar leve, muitas vezes, fazer o diagnóstico diferencial de doença reumática.

O tratamento das pericardites nestes casos depende do quadro clínico e do volume do DP. Na maioria não há indicação de punção pericárdica de alívio. Nas pericardites leves e moderadas a terapêutica habitual é a administração de anti-inflamatórios não hormonais, colchicina ou corticoterapia.

DOENÇAS ENDÓCRINAS
Doenças da Tireoide
As diversas doenças da tireoide podem ter manifestações cardiovasculares. O hipotireoidismo se manifesta com alterações da frequência cardíaca, muitas vezes bradicardia sinusal. Podemos, também, observar DP pequenos ou moderados confirmados pela ecocardiografia. Ao contrário, hipertireoidismo em função do estímulo direto dos hormônios tireoidianos no miocárdio temos quadros de taquicardias. Outros achados como pulsos amplos, bulhas hiperfonéticas e elevação da pressão arterial. No ECG são identificadas taquicardias sinusais, e podendo, em casos não usuais, evidenciar taquiarritmias graves como taquicardia supraventricular paroxística (TSVP) (Fig. 34-7). A introdução do tratamento específico em ambos os quadros de hipo e hipertireoidismo, leva à reversão das manifestações cardiovasculares.

Diabetes *Mellitus*
O impacto deletério do diabetes *mellitus* (DM) é comprovado com o aumento da morbimortalidade em função da associação das doenças cardiológicas como aterosclerose, com envolvimento da circulação coronariana e periférica. Esses eventos são raros na infância, mas deve ser enfatizada a importância do tratamento adequado do DM para evitar esta evolução. Na prática clínica encontramos, com maior frequência, filhos de mãe diabética. O seu diagnóstico pode ser feito na vida antenatal com a realização do ecocardiograma fetal. Este exame pode demonstrar, a partir da 18ª semana de gestação, aspectos como hipertrofia das paredes ventriculares e, em especial, o septo interventricular. Este aspecto semelhante no pós-natal chamamos de cardiomiopatia hipertrófica. Pode evoluir, em alguns casos, com obstrução da via de saída ventricular e insuficiência cardíaca congestiva (ICC). Nestes casos devem ser tratados com betabloqueadores, pois os diuréticos podem piorar o quadro em função da redução do volume diastólico.

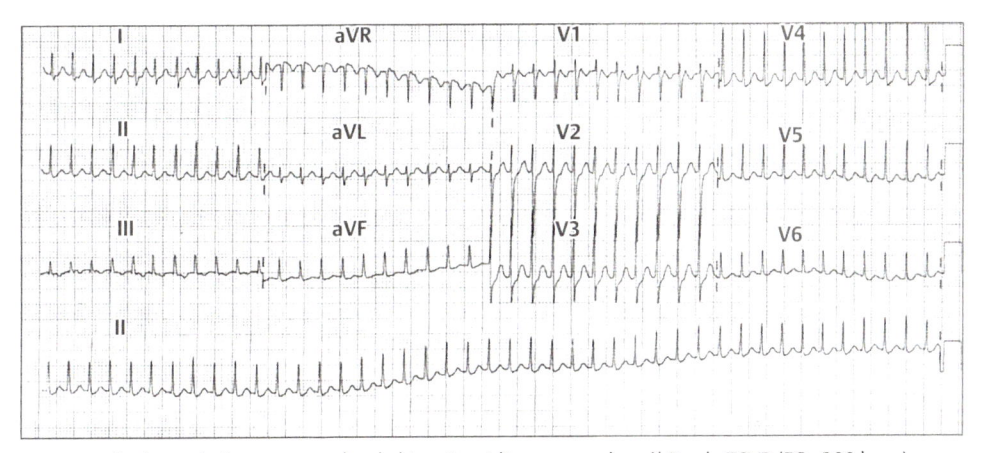

Fig. 34-7. Paciente de 8 anos portador de hipertireoidismo e quadro súbito de TSVP (FC ~300 bpm).

DOENÇAS RENAIS
As doenças renais (DR) agudas e crônicas da infância podem apresentar envolvimento cardíaco com repercussões clínicas e comprometendo seu prognóstico.

Agudas
Dentre as doenças renais agudas podemos ressaltar as mais prevalentes como glomerulonefrite aguda, hipertensão arterial sistêmica de diversas origens e secundária a causas infecciosas como a sepse. Nestas situações com redução súbita da função renal podem ser reversíveis, entretanto, casos extremos necessitam de terapia de substituição renal (TSR) que reflete na mortalidade. Ambas possuem a HAS como ponto em comum.

Crônicas
As diversas causas de insuficiência renal crônica podem comprometer o sistema cardiovascular devido à presença de arritmias, reflexo do distúrbio metabólico, HAS, aterosclerose associado à dislipidemia e, frequentemente, pericardite de origem urêmica. A ecocardiografia pode identificar precocemente não só disfunção sistólica, mas também a diastólica, que estarão presentes nos pacientes descompensados. O DP geralmente é pequeno ou moderado quando presente. Os acessos arteriovenosos (fístulas AV), quando são de alto débito, podem gerar sobrecarga de volume ao coração e ICC.

DOENÇAS PULMONARES
Diversas doenças pulmonares agudas e, principalmente, crônicas podem ter manifestações cardiovasculares. As etiologias e fisiopatologias podem ter amplo espectro das doenças, porém, a presença de hipertensão pulmonar (HP) com a possibilidade de evoluir para *cor pulmonale*, pode ser um denominador comum.

A HP é caracterizada por uma elevação da pressão média da artéria pulmonar ≥ 25 mmHg em repouso e > 30 mmHg durante o exercício. A pressão medida no átrio esquerdo e na veia pulmonar ≥ 15 mmHg também reforçam a presença de HP. Podemos obter estas medidas pelo cateterismo cardíaco, mas com a evolução dos aparelhos de ecocardiografia e as modernas técnicas de medidas, alcançamos estes resultados de forma não invasiva. A HP clinicamente em fase inicial pode ser difícil identificação. Muitas vezes o diagnóstico é mais tardio em função de estar associada às doenças pulmonares crônicas. Os achados de taquicardia, taquipneia cianose central e aumento do fígado são facilmente identificados numa fase mais evoluída da HP. À ausculta cardíaca, nesta fase, podemos ter a palpação da impulsão do ventrículo direito na região paraesternal (área tricuspídea), sopro sistólico de regurgitação refletindo a insuficiência da valva tricúspide. A presença do componente pulmonar mais intenso (P2 aumentado) nos casos de HP significativa. As crianças maiores relatam fadiga, dispneia de esforço e pode estar presente o baqueteamento digital, na presença de insaturação. A radiografia e a TC de tórax são importantes para identificar a doença pulmonar de base e, em relação ao coração, podemos identificar aumento do tronco da artéria pulmonar e das cavidades cardíacas direitas. O eletrocardiograma (ECG) mostra desvio do eixo elétrico para a direita, hipertrofia ventricular direita, aumento do átrio esquerdo onde identificamos a onda P apiculada (P *pulmonale*) nos casos de HP moderada e severa. A ecocardiografia é um exame importante não invasivo e utiliza diversas variáveis, dentre elas a avaliação da pressão da artéria pulmonar através da regurgitação tricúspide e a avaliação do *strain* miocárdico através da técnica do *speckle tracking* demonstrando função global do VD (Fig. 34-8).

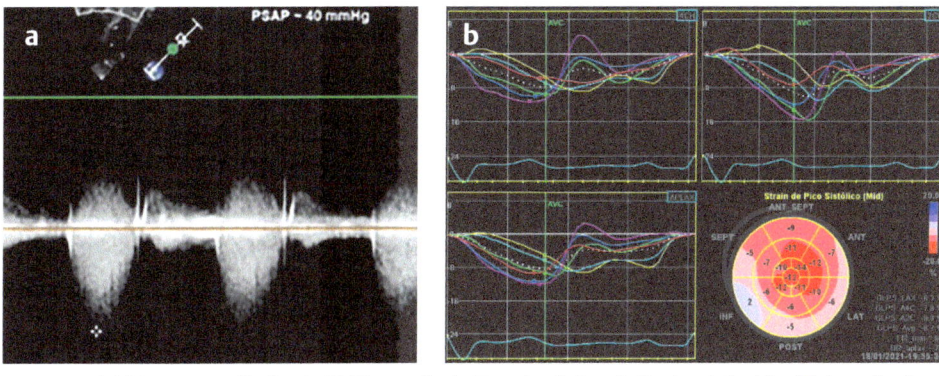

MANIFESTAÇÕES CARDIOVASCULARES NAS DOENÇAS SISTÊMICAS

Fig. 34-8. (a) Mostra a avaliação da PSAP através do Doppler da insuficiência tricúspide. **(b)** A avaliação do *strain* miocárdico do VD através da técnica *speckle tracking*.

LEITURAS SUGERIDAS

Carvalho MFC, Lucas E, Leite MFMP. Endocardite infecciosa. In: Silva LR, Campos Jr D, Burn s DAR, Vaz ES, Borges WG (Eds.). Tratado de pediatria: Sociedade Brasileira de Pediatria. 4. ed. Barueri: Manole; 2017.

Celente M, Rodrigues RLF. Pericardite. In: Loureiro TN, Silva AE. Cardiologia pediátrica. Série Pediatria Soperj. 2. ed. Barueri: Manole; 2019.

Correia P. Genetics and congenital heart disease. In: Araújo Júnior E, Bravo-Valenzuela NJM, Peixoto AB, editors. Perinatal Cardiology- Part 1. Singapore: Bentham Science Publishers; 2020. p. 459-77.

Horta MGC, Pereira RST. Sopro cardíaco na criança. In: Silva LR, Campos Jr D, Burn s DAR, Vaz ES, Borges WG (Eds.). Tratado de pediatria: Sociedade Brasileira de Pediatria. 4. ed. Barueri: Manole; 2017.

Brandão LF, Queres JFM, Matoso LB, Lucas E. ECG nas cardiopatias congênitas mais frequentes. In: Mallet AR, Muxfeldt ES. Eletrocardiograma: da graduação à prática clínica. Rio de Janeiro: Thieme Revinter Publicações; 2019.

Park MK. Physical examination. In: Park MK, Salamat M. Park's Pediatrics Cardiology for Practitioners. 7th ed. Philadelphia: Elsevier; 2021. p. 6-31.

DROGAS MAIS UTILIZADAS EM CARDIOLOGIA PEDIÁTRICA

Diogo Pinotti
Rafael Pimentel Correia
Sócrates Pereira Silva

INTRODUÇÃO

Os principais medicamentos cardiovasculares utilizados na prática clínica pediátrica estão apresentados na tabela a seguir. São descritas as formas e vias de administração, os principais efeitos adversos, toxicidade, assim como as precauções e orientações mais relevantes dessas drogas com enfoque na sua aplicabilidade na rotina clínica diária.

Medicação	Vias de administração e dosagem	Riscos (efeitos adversos/toxicidade)	Precauções ou orientações	Orientações para administração ou diluição
Acetazolamida (Diurético, inibidor da anidrase carbônica)	**VO** **Alcalose metabólica:** 5 mg/kg/dose, a cada 6-8 h *Adultos:* 500 mg/dose, 1 vez ao dia **Oral** *Crianças:* 10 mg/kg/dia 2 a 4 vezes por dia; dose máx. 65 mg/kg/dia ou 3 g/dia *Adultos:* 250 mg/dose 2-3 vezes por dia; máx. 4 g/dia	Acidose metabólica, rubor, ataxia, tontura, sonolência, disgeusia, diarreia, agranulocitose	Acidose respiratória: utilizar com cuidado em pacientes com acidose respiratória; pode piorar a acidose	**Comp.:** 250 mg **Oral:** administrar com alimentos para diminuir o distúrbio gastrointestinal
Ácido acetilsalicílico (Aspirina)	**Terapia antiagregante plaquetária:** VO: 3-5 mg/kg/dia, uma vez ao dia **Antipirético/analgésico:** 10-15 mg/kg/dose, a cada 4-6 h (máx. 4 g/dia) **Anti-inflamatório:** 80-100 mg/kg/dia , a cada 6-8 h	Urticária, hipotensão, taquicardia, hipercalemia, hiperglicemia, dor abdominal, dispepsia, hemorragia GI, náuseas, trombocitopenia, hepatite, aumento das enzimas hepáticas, zumbido, síndrome de Reye, insuficiência renal, nefrite intersticial, asma, broncoespasmo, edema laríngeo	**Sensibilidade ao salicilato:** Pacientes com sensibilidade aos corantes tartrazina, pólipos nasais e asma podem ter um risco aumentado de sensibilidade ao salicilato **Zumbido:** interrompa o uso se ocorrer zumbido ou deficiência auditiva	**Comp.:** 100 mg, 500 mg **Oral:** administrar com água, comida ou leite para diminuir o distúrbio GI **Comprimidos com revestimento entérico:** não esmague ou mastigue, exceto: IAM, que deve-se mastigar a apresentação de liberação imediata

Droga	Dose	Efeitos adversos	Observações	Diluição
Adenosina (antiarrítmico) Apresentação: 6 mg/2 mL (amp = 2 mL)	**IV em bolus** seguido por *flush* de SSN: Criança, adolescente: 100 mcg/kg (DM = 6 mg/x), repetir S/N na dose 200 (DM = 12 mg/x)	↓PA, rubor facial, dispneia, hiper-reatividade brônquica, náusea, risco de FV em paciente com SWPW (se usada durante FA)	Se administração em linha central → administrar ½ da dose	IV: administrar 0,016 mL/kg, ↑0,016 mL/kg (DM = 0,08 mL/kg ou 12 mg = 2 ampolas)
Adrenalina (agonista α e β-adrenérgico) Apresentação: 1 mg/1 mL (amp = 1 mL = 1:1.000)	**IV ou IO (bolus):** 10 mcg/kg TT: 100 mcg/kg (= 0,1 mL/kg da solução 1:1000) **IV (infusão):** mcg/kg/min 0,05 (0,1) mcg/kg/min sem DM → titular até efeito desejado	↑FC (doses elevadas), ↑PA, arritmia, hiperglicemia, acidose lática (↑lactato), ↓fluxo sanguíneo esplâncnico	Doses baixas → efeito β2 → hipotensão Pode → ↑lactato	Diluição a critério da instituição, em SG ou SSN **Sugestão de diluição para crianças maiores:** 4 mL + 96 mL (= 40 mcg/mL) **ou (concentrado):** 8 mL + 92 mL (= 80 mcg/mL)
Alprostadil (prostaglandina E1) Apresentação: 20 mcg/mL	**IV (mcg/kg/min)** Atq = 0,05-0,1 Mnt = 0,01-0,4	↓FC/↑FC, PCR, edema, ↓PA↑PA, febre, apneia, ↓K⁺	O uso de vasodilatador ou vasoconstritor, pode intensificar ou antagonizar os efeitos Se síndrome da angústia respiratória presente → não usar Pode → ↓ agregação plaquetária → risco de sangramento Pode ser necessário associar inotrópico	Diluição a critério da instituição

(Continua)

Medicação	Vias de administração e dosagem	Riscos (efeitos adversos/toxicidade)	Precauções ou orientações	Orientações para administração ou diluição
Alteplase (ativador de plasminogênio tecidual recombinante-trombolítico) Apresentação: 1 mg/mL (ampolas = 10 mg, 20 mg ou 50 mg)	**IV** Atq = 0,1 mg/kg 10' até 0,7 mg/kg 60' Mnt = 0,05 a 0,5 mg/kg/h por 48-96 h	Hemorragia, anafilaxia, angioedema	Agente fibrino-seletivo → depleção de fibrinogênio. Sugere-se aguardar 10 dias para acesso venoso central de vaso não compressível	Seguir orientação do fabricante
Amiodarona (antiarrítmico classe III) Apresentação: 50 mg/1 mL	**IV** Atq = 5 mg/kg em 30'-60' Mnt = 5-15 mcg/kg/min, após passar para 5-7 mg/kg/dia (1 ou 2 ×/dia) **VO** **Iniciar com:** 10-15 mg/kg/dia (1 ou 2 ×/dia) **Mnt** = 2,5-5 mg/kg/d (1×/dia) Crianças e adolescentes >/= 40Kg: Iniciar com: 800-1600 mg/ dia por 1-3 semanas. Após, manter 600-800 mg/dia por 1 mês Mnt = 200-400 mg (1X/ dia)	↓FC, ↓PA, BAV, pró-arrítmico (risco/piora da FV/TV), ↑intervalo QT, dispneia, hiper/hipotireoidismo	Diluir em SG. Administrar preferencialmente em linha central Contraindicado no bloqueio AV, disfunção do nó sinusal e bradicardia sinusal Risco de → hipotireoidismo	Diluição a critério da instituição. Se administrado em veia periférica → diluição < 2 mg/mL → ↓ risco de flebite
Amlodipina ou Benzoato de anlodipino (Bloqueador de canal de cálcio, anti-hipertensivo)	**VO** Crianças < 6 anos – Inicial: 0,1 mg/kg/ dose uma vez ao dia; titule com base na resposta clínica; dose diária máxima: 0,6 mg/kg/dia ou 5 mg/dia Crianças ≥ 6 anos e adolescentes – Inicial: 2,5 mg uma vez ao dia; titule com base na resposta clínica; dose diária máxima: 10 mg/dia Adultos: 5 a 10 mg uma vez ao dia (máx.: 10 mg/dia)	Edema periférico, rubor, palpitações, prurido, erupção cutânea, dor abdominal, náuseas, tontura, sonolência, astenia, dispneia	**Hipotensão:** pode ocorrer hipotensão sintomática; hipotensão aguda no início é improvável devido ao início gradual. **Evite uso:** estenose aórtica grave ou qualquer obstrução da via de saída de VE, insuficiência cardíaca com fração de ejeção reduzida, Cardiomiopatia hipertrófica	**Comp.:** 2,5 mg; 5 mg; 10 mg **Oral:** pode ser administrado independentemente da alimentação

Medicamento	Dose	Efeitos adversos	Observações	Apresentação
Atenolol (Bloqueador b-1 adrenoreceptor, anti-hipertensivo, antiarrítmico)	**VO** 0,3-1 mg/kg/dia, 1-2 vezes ao dia Adultos: 25-100 mg/dose, 1-2 vezes ao dia	Hipotensão, insuficiência cardíaca, bradicardia, fadiga, tontura, depressão, letargia, sonolência, vertigem, broncoespasmo, náuseas, diarréia e dor nos membros	A terapia com betabloqueadores não deve ser retirada abruptamente (particularmente em pacientes com DAC), mas gradualmente reduzida para evitar taquicardia aguda, hipertensão e/ou isquemia	**Comp.:** 25 mg, 50 mg, 100 mg **Oral:** pode ser administrado independentemente da alimentação
Atorvastatina (antilipêmico)	**VO** 10 mg/dose, uma vez ao dia, por 4 semanas; aumentar para 20 mg, 40 mg e 80 mg (> 10 anos), uma vez ao dia conforme necessário Adultos: 20-80 mg/dia	Aumento das transaminases séricas e hepatotoxicidade Mialgia, miopatia, rabdomiólise, nasofaringite, diarreia, artralgia, insônia	O uso é contraindicado em pacientes com doença hepática ativa ou elevações persistentes inexplicáveis das transaminases séricas	**Comp.:** 10 mg; 20 mg; 40 mg; 80 mg
Atropina (anticolinérgico/ vagolítico) Apresentação: 0,25 mg/1 mL (amp = 1 mL)	**IV (mcg/kg)** 20 mcg/kg, 3/3-5/5' Na criança: dm = 0,1 mg e DM = 1 mg; No adolescente: dm = 0,5 mg e DM = 3 mg **TT (mcg/kg):** 40-60 (= 2-3 × a dose), + SSN = 5-10 mL + 5 ventilações com pressão positiva	hipertermia, boca seca, ↑FC, retenção urinária, síndrome anticolinérgica central	Não é indicado para o tratamento de assistolia	**Se < 10 kg:** 0,8 mL + 0,2 mL AD [= 20 μg/mL] → 0,1 mL/kg **Se > 10 kg:** 02 mL + 03 mL AD [= 100 μg/mL] → 02 mL/10 kg

(Continua)

Medicação	Vias de administração e dosagem	Riscos (efeitos adversos/toxicidade)	Precauções ou orientações	Orientações para administração ou diluição
Bosentana (antagonista não seletivo do receptor da endotelina) Apresentação: 1 comprimido = 62,5 ou 125 mg (não há apresentação injetável)	**VO (12/12 h)** *Dose inicial:* ½ da dose de **Mnt** *Mnt:* < 10kg = 2 mg/kg/dia 10-20 kg = 31,25 mg/dose 20-40 Kg = 62,5 mg/dose >40 Kg = 125 mg/dose	Hepatotoxicidade (↑ TGO/TGP) – menos comum em crianças, anemia, retenção hídrica → edema e ↓ Na$^+$, trombocitopenia Pode causar ↓ Hb/Htc Por → retenção de líquidos → pode agravar a ICC	O fabricante sugere não cortar o comprimido Pode ser (+) a outros vasodilatadores (adjuvante)	Administrar por SNG (infundir AD na SNG, após)
Captopril (inibidor da ECA, anti-hipertensivo, vasodilatador)	**VO: Insuficiência cardíaca (redução de pós-carga) e Hipertensão** *Neonatos e lactentes:* 0,1-0,3 mg/kg/dose, a cada 6-24 horas *Pré-escolares, escolares e adolescentes:* 0,3-0,5 mg/kg/dose a cada 8-12 horas (máx.: 6 mg/kg/dia) *Adultos:* 12,5 a 25 mg, 2 a 3 vezes ao dia; pode aumentar em intervalos de 1 a 2 semanas com base na resposta do paciente até 50 mg 3 vezes ao dia	Agranulocitose, ginecomastia, hiponatremia, hipercalemia, colestase, dispepsia, síndrome de Stevens-Johnson, eritema multiforme, ataxia, sonolência, insuficiência renal, hipotensão Tosse que geralmente desaparece após a descontinuação do tratamento	Gravidez: Os medicamentos que atuam no sistema renina-angiotensina podem causar morte ao feto em desenvolvimento. Interrompa o mais rápido possível assim que a gravidez for detectada	**Comp.:** 12,5 mg, 25 mg, 50 mg **Oral:** administrar 1 hora antes ou 2 horas após as refeições

DROGAS MAIS UTILIZADAS EM CARDIOLOGIA PEDIÁTRICA

Droga	Dose	Efeitos adversos	Observações
Carvedilol (anti-hipertensivo, beta-bloqueador com atividade de bloqueio alfa)	**VO** **Insuficiência cardíaca** 0,075–0,08 mg/kg/dose, 2 vezes ao dia, aumentar gradualmente até 0,3–0,75 mg/kg/dose, 2 vezes ao dia (máx.: 50 mg/dia) *Adultos*: Inicial de 3,125 mg, 2 vezes ao dia por 2 semanas; se tolerado, pode aumentar para 6,25 mg, 2 vezes ao dia. Pode dobrar a dose a cada 2 semanas para a dose mais alta tolerada pelo paciente. (máx.: 25 mg, 2 vezes ao dia em < 85 kg; 50 mg, 2 vezes ao dia em > 85 kg)	Hipotensão, hipotensão ortostática, tonturas, fadiga, hiperglicemia, ganho de peso, astenia e diarreia	Contraindicado em insuficiência cardíaca descompensada que requer terapia inotrópica intravenosa; bloqueio AV de segundo ou terceiro grau, síndrome do nódulo sinusal e bradicardia grave, asma.	**Comp.:** 3,125; 6,250; 12,5; 25 mg **Oral:** administrar com alimentos para diminuir o risco de hipotensão ortostática
Cetamina Dextrocetamina (anestésico venoso-antagonista NMDA) Apresentação: 50 mg/1 mL (amp = 2 mL e fr = 10 mL)	**IM (mg/kg)** 3–5 **IV (mg/kg)** IV: 1–2 **IV (mcg/kg/min)** 5–20 (3–5, se associado a outro anestésico venoso)	↑PA, ↑FC, ↑inotropismo, ↑DC, ↑RVS, ↓PA e ↓DC (geralmente em doses mais altas)	Em procedimento de pouco estímulo ou de curta duração → ½ da dose Usar atropina previamente (↓ secreção) (+) propofol ou dexmedetomidina → ↑ efeito e melhora a estabilidade hemodinâmica (+) a opioide ou benzodiazepínico → ↑ o efeito Em criança maior, (+) midazolam em baixa dose (= 0,1 mg/kg) → ↓ disforia Contraindicações relativas: coronária anômala, estenose crítica de Ao e síndrome do coração esquerdo hipoplásico com atresia da Ao ou hipoplasia da Ao ascendente Não é recomendada em paciente com PVM e WPW	Diluição a critério da instituição, em SG ou SSN **Sugestão de diluição para crianças maiores:** 2 mL + 98 mL (= 1 mg/mL)

(Continua)

Medicação	Vias de administração e dosagem	Riscos (efeitos adversos/toxicidade)	Precauções ou orientações	Orientações para administração ou diluição
Clofibrato (antilipêmico, agente redutor de triglicerídeos)	VO 0,5-1,5 mg/kg/dia, 2-3 vezes ao dia *Adultos*: 2 g/dia, 2-3 vezes ao dia	Náuseas, vômitos, diarreia, cefaleia, tontura, fadiga, erupção cutânea, discrasias sanguíneas, mialgia, artralgia, disfunção hepática	Ter cuidado para o risco de rabdomiólise, miopatia	**Cáps.:** 500 mg
Clopidogrel (antiplaquetário)	VO *Crianças < 24 meses*: 0,2 mg/kg/dose uma vez ao dia *Crianças > 24 meses e adolescentes*: 1 mg/kg/dose uma vez ao dia *Adultos*: 75 mg/dose, uma vez ao dia	Hematoma, hemorragia, epistaxe, neutropenia ou agranulocitose, dor abdominal, constipação, erupção cutânea, síncope, palpitação	Aumenta o risco de sangramento. O uso é contra-indicado em pacientes com sangramento patológico ativo (por exemplo, úlcera péptica, hemorragia intracraniana)	**Comp.:** 75 mg Administre independentemente das refeições
Cloreto de potássio (suplemento de eletrólito oral)	VO Suplemento na terapia diurética – 1-2 mEq/kg/dia em 1-2 doses ao dia; a dose única usual não deve exceder a dose única usual de adulto: 20 mEq/dose *Adultos*: 10 a 20 mEq, 2-4 vezes ao dia Dose única máxima: 40 mEq	Distúrbios GI, arritmia cardíaca, edema periférico, hipercalemia, edema pulmonar	Evite o uso em pacientes com condições predisponentes para hipercalemia (por exemplo, insuficiência renal crônica ou grave, queimaduras, insuficiência cardíaca, desidratação, acidose sistêmica ou a administração de diuréticos poupadores de potássio)	**VO:** liberação prolongada (*slow* K): 600 mg (8 mEq) **Solução oral:** 900 mg/15 mL

Droga	Posologia	Efeitos adversos / Observações	Apresentação
Colestiramina (antilipêmico, sequestrante de ácido biliar)	**VO:** 250-1500 mg/kg/dia, 2-4 vezes ao dia (dose máxima 8 g/dia) 1 envelope de Questran pó ou Questran light 1-2 vezes ao dia (máximo 6 envelopes/dia)	Distúrbios GI, prurido, ganho de peso, sangramento, zumbido, artralgia. O seu uso crônico pode estar associado a sangramentos, que pode ser prevenida com o uso de terapia oral de vitamina K	Envelopes contendo 4 g de resina colestiramina anidra
Dexmedetomidina (anestésico venoso/sedo-analgesia agonista α_2): Apresentação: 100 mcg/mL (fr = 2 mL)	**IV (mcg/kg)** Atq = 1 (em 10'), seguido de Mnt **IV (infusão) mcg/kg/h** Mnt = 0,3-0,7 (pode não fazer o Atq)	↓ PA, ↓ FC, ↓ DC e BAV Pode → instabilidade hemodinâmica ou assistolia. Pode → ↑ FC, ↑ PA no início da infusão (+) a cetamina → ↑ efeito e melhora a estabilidade hemodinâmica	Diluição a critério da instituição, em SG ou SSN Sugestão de diluição para crianças maiores: 2 mL + 48 mL (= 2 mcg/mL)
Digoxina (agente antiarrítmico)	**VO** *Dose ataque da digoxina*:* *1-24 meses:* 35-60 mcg/kg *2-5 anos:* 30-45 mcg/kg *5-10 anos:* 20-35 mcg/kg *> 10 anos:* 10-15 mcg/kg **IV** 75-80% da dose VO **Dose de manutenção:** *1-24 meses:* 10-15 mcg/kg *2-5 anos:* 8-10 mcg/kg *5-10 anos:* 5-10 mcg/kg *> 10 anos:* 10-2,5-5 mcg/kg **IV** 25-35% da dose VO *Adultos: ataque** 8-12 mcg/kg / manutenção: 0,125-0,25, 1 vez ao dia	Distúrbios de condução AV, náuseas, vômitos, distúrbios visuais, letargia Risco de distúrbios hidreletrolíticos A digoxina retarda a condução sinoatrial e AV, o medicamento comumente prolonga o intervalo PR A digoxina pode causar bradicardia sinusal grave ou bloqueio sinoatrial, particularmente em pacientes com doença do nó sinusal preexistente Dose ataque * > risco intoxicação	**Comp.:** 0,125; 0,25 **Elixir pediátrico:** 0,05 mg/mL

(Continua)

Medicação	Vias de administração e dosagem	Riscos (efeitos adversos/toxicidade)	Precauções ou orientações	Orientações para administração ou diluição
Digoxina Imune Fab (antídoto antidigoxina)	**IV** 1 frasco (40 mg) diluído em 4 mL de água, ao longo de 30 min *Adultos*: 4 frascos (240 mg)	Reação alérgica, hipocalemia, condução AV rápida no *flutter* atrial	Reações de hipersensibilidade Monitorizar o potássio (hipocalemia)	**Inj.:** 38 mg, 40 mg em pó para reconstituição
Dipiridamol (antiplaquetário)	**VO** 2-6 mg/kg/dia, 3 vezes ao dia *Adultos*: 75-100 mg, 4 vezes ao dia	Angina, rubor, cefaleia, vertigem, diarreia, vômitos	Interromper a terapia com dipiridamol oral por 48 h antes de teste de estresse com adenosina	**Comp.:** 75 mg, 100 mg
Dobutamina (agonista β₁/ inotrópico e vasodilator) Apresentação: 12,5 mg/1 mL (amp = 20 mL)	**IV (infusão) mcg/kg/min** *Neonatos*: 2-20 *Crianças maiores*: 2,5(5)–20 (DM = 40)	↑FC, arritmias, vasodilatação (↓ pós-carga)	Pode causar *down-regulation* de β-receptores → tolerância Contra Indicações: cardiomiopatia obstrutiva hipertrófica, FA e *flutter* Por ↓RVS → (+) vasopressor quando houver ↓PA Apesar de melhorar a hemodinâmica em pacientes com HP, por ↓função do VE e por ↑da RVS → deterioração hemodinâmica (+) esmolol → compensar o ↑FC	Diluição a critério da instituição, em SG ou SSN **Sugestão de diluição para crianças maiores:** 20 mL + 80 mL (= 2.500 mcg/mL) ou **(concentrado):** 80 mL + 120 mL (= 5.000 mcg/mL)

Droga	Dose	Efeitos adversos	Observações
Dopamina (agonista dopaminérgico, α e β-adrenérgico) Apresentação: 5 mg/1 mL (amp = 10 mL)	**IV (infusão) mcg/kg/min** Neonatos: 1-20 Crianças maiores: 2,5(5)-20 Obs.: dose de 2-5 → pode ↑ FSR e DU (não há uniformidade na literatura) e dose > 20, pode → ↓ FSR	Taquiarritmia, ↓ PA, ↑ PA, ↓ DU	Pode haver piora da oxigenação esplâncnica. Está associada a mais arritmia que NE Ideal infusão por veia central (→ necrose tecidual caso extravasamento) Está associada a desfecho negativo e morte no choque cardiogênico	Diluição a critério da instituição, em SG ou SSN **Sugestão de diluição para crianças maiores:** 50 mL + 200 mL (= 1 mg/mL)
Enalapril (inibidor da ECA, vasodilatador)	**VO** 0,1 mg/kg/dose, 1-2 vezes ao dia. Avaliar a resposta ao longo de 2 semanas até o máximo de 0,5 mg/kg/dia Adulto: Iniciar com dose de 5 mg/dia. Pode chegar a dose 20-40 mg/dia	Hipotensão, vertigem, fadiga, cefaleia, erupção cutânea, redução do paladar, neutropenia, hipercalemia, tosse crônica, evidências de risco fetal	Pode ocorrer tosse: é seca e geralmente ocorre nos primeiros meses de tratamento e geralmente desaparece em 1 a 4 semanas após a descontinuação do tratamento Gravidez: Os medicamentos que atuam no sistema renina-angiotensina podem causar morte ao feto em desenvolvimento. Interrompa o mais rápido possível assim que a gravidez for detectada	**Comp.:** 2,5 mg; 5 mg; 10 mg; 20 mg
Enoxaparina (heparina de baixo peso molecular, anticoagulante) Apresentação: 40 mg/0,4 mL; 60 mg/0,6 mL; 80 mg/0,8 mL; 100 mg/1 mL	**SC** **Profilaxia** < 2 meses: 0,75 mg/kg/dose, de 12/12 h > 2 meses: 0,5 mg/kg/dose, de 12/12 h Adultos: 30 mg, de 12/12 h **Tratamento** < 2 meses: 1,5 mg/kg/dose de 12/12 h > 2 meses: 1 mg/kg/dose de 12/12 h	Sangramento Anemia Trombocitopenia	Interromper se houver sangramento. A protamina pode ser um agente de reversão parcial Monitore os níveis séricos de potássio (risco de hipercalemia) Descontinue a terapia se plaquetas < 100.000	**Inj.:** 20 mg/0,2 mL; 40 mg/0,4 mL; 60 mg/0,6 mL; 80 mg/0,8 mL; 100 mg/1 mL

(Continua)

Medicação	Vias de administração e dosagem	Riscos (efeitos adversos/toxicidade)	Precauções ou orientações	Orientações para administração ou diluição
Epoprostenol (análogo da prostaciclina-PGI₂/ vasodilatador pulmonar seletivo) Apresentação: 5 mg/1 mL (amp = 5 ou 10 mL)	**IV (n g/kg/min)** 1-2, ↑2, 15/15' até efeito, 50 e 80 → dose eficaz sugerida (DM → desconhecida na pediatria)	As complicações estão geralmente associadas à longa permanência do acesso venoso central (sepse, infecção do cateter e HP rebote por perda do acesso)	Coadjuvante na HPPRN refratária ao ¡NO. Deve ser infundido por acesso venoso central. A solução deve ser mantida resfriada. Por ter tido 1⁄2 β curta (2-5') → risco de HP rebote após a suspensão. Prostaciclinas → podem ser (+) a outros vasodilatadores (adjuvante)	Seguir orientação do fabricante
Esmolol (antagonista β₁-adrenérgico seletivo/antiarrítmico classe II) Apresentação: 1 mg/1 mL (frasco = 10 e 25 mL)	**IV** *Neonato (0-7 d):* 25-50 mcg/kg/min *Neonato (8-28 d):* 50-75 mcg/kg/min *Crianças e adolescentes:* **Atq** 100-500 mcg/kg (em 1') → pode não usar a dose de **Atq** **Mnt** 25-100 mcg/kg/min (DM = 500)	Broncoespasmo, ↓ PA, ↓ FC, ICC, ↓ glicemia	Evitar em paciente com DPOC (asma), IC descompensada e FA ou *flutter* na pré-excitação	Diluição a critério da instituição
Espironolactona (Anti-hipertensivo, diurético, poupador de potássio)	**VO** 1-3 mg/kg/dose, a cada 12 a 24 horas *Adulto:* 25-100 mg/dia dividida em 1-2 doses	Hipercalemia, distúrbios GI, erupção cutânea, agranulocitose	Contraindicada na insuficiência renal	**Comp.:** 25 mg, 50 mg, 100 mg

Droga	Dose	Efeitos adversos	Observações
Fenilefrina (agonista α₁-adrenérgico/ vasopressor) Apresentação: 10 mg/mL (amp = 1 mL)	**IM, SC (mg/kg/x)** 0,1 (DM = 5) **IV (bolus = mcg/kg/x)** 5-10, 10-10/15-15' **IV (mcg/kg/min)** 0,1-0,5	Arritmia, ↑PA, ↓FC reflexa, ↓ fluxo sanguíneo visceral, ↑HP	Pode ser administrada em veia periférica
Fentanil (opioide, analgesia, sedativo) Inj: 50 mcg/mL com ampolas de 2 mL, 5 mL e 10 mL	**RN** IV: intermitente 0,5-3 mcg/kg/dose; infusão contínua 0,5-2 mcg/kg/h, dose usual 1-3 mcg/kg/h **Crianças** Procedimentos de pequeno porte: IM, IV: 1-2 mcg/kg/dose 3 min antes do procedimento, repetir meia dose a cada 5 min; máx. 50 mcg/dose Sedação/analgesia contínua: IV: 1-2 mcg/kg/dose seguido 1-3 mcg/kg/h	Arritmia cardíaca, hipotensão, infarto de miocárdio, apneia, hipóxia, agitação, sonhos aberrantes, amnésia, confusão, letargia, eritema, distensão abdominal, constipação, dificuldade de micção, anemia, falência renal	Depressão do SNC e respiratória, coma; risco de dependência química	**Se < 10 kg:** 0,1 mL + 0,9 mL AD; despreza 0,9 mL; aspira 0,9 mL AD (= 100 mcg/mL) → dose = 0,1 mL/kg **Se > 10 kg:** 1 mL + 9 mL AD; despreza 9 mL; aspira 09 mL AD (= 1 mg/mL) → dose = 1 mL/10kg Para infusão contínua, diluição a critério da instituição, em SG ou SSN Desmame da dose em pacientes que fizeram uso contínuo prolongado, se necessário utilizar medicamentos para abstinência
Furosemida (diurético de alça)	**IV, VO** 0,5-2 mg/kg/dose, 1-4 vezes ao dia (dose diária máxima 6 mg/kg/dia) Adulto: 20-80 mg/dia, 2-4 vezes ao dia	Lesão renal aguda, ototoxicidade, hipocalemia, hiperuricemia, erupção cutânea, discrasias sanguíneas	Pode causar nefrocalcinose e nefrolitíase em crianças < 4 anos	**VO: Comp.:** 40 mg Inj.: 10 mg/mL

(Continua)

Medicação	Vias de administração e dosagem	Riscos (efeitos adversos/toxicidade)	Precauções ou orientações	Orientações para administração ou diluição
Heparina não-fracionada (anticoagulante) Inj.: 1.000, 2.000, 2.500, 5.000, 7.500, 10.000, 20.000, 40.000 U/mL	IV 75 U/kg em 10 minutos, com manutenção em seguida de 28 U/kg/h (lactentes) e 20 U/K g/h (crianças e adolescentes)	Sangramento Trombocitopenia	Atenção ao controle de TTPA ou atividade de anti-Xa	
Hidralazina (anti-hipertensivo, vasodilatador periférico)	**Crise hipertensiva:** *Crianças:* IM,IV: 0,1-0,2 mg/kg/dose a cada 4-6h. Máx.: 25 mg/dose *Adultos:* IM,IV: 10-20 mg/dose a cada 4-6h. Máximo 40 mg/dose **Hipertensão crônica:** *Crianças:* 0,75-3 mg/kg/dia, 2-4 vezes ao dia *Adultos:* iniciar com 10 mg, 4 vezes ao dia por 3-4 dias; aumentar para 25 mg/dose, 4 vezes ao dia por 3-4 dias; em seguida até 50 mg, 4 vezes ao dia	Hipotensão, palpitação, prurido, urticária, neuropatia, reação psicótica, agranulocitose	O seu uso é contraindicado em pacientes com doença cardíaca reumática da valva mitral e em pacientes com doença arterial coronariana	**Comp.:** 25 mg, 50 mg **Inj.:** 20 mg/mL
Hidroclorotiazida (anti-hipertensivo, diurético tiazídico)	VO *Crianças:* 1-2 mg/kg/dia, 1-2 vezes ao dia (máx.: 100 mg/dia) *Adultos:* 25-100 mg/dia, 1-2 vezes ao dia (máx.: 200 mg/dia)	Fotossensibilidade cutânea, hipocalemia, hipomagnesemia, hiponatremia, hipercalcemia, hiperuricemia	Evite na doença renal grave	Comp.: 25 mg, 50 mg

DROGAS MAIS UTILIZADAS EM CARDIOLOGIA PEDIÁTRICA

Droga	Via/Dose	Efeitos adversos	Observações	Diluição
Ibuprofeno (AINE-inibidor da síntese de PG/vasodilatador pulmonar) Apresentação: 50 mg/mL (frasco = varia de acordo com fabricante)	**VO** **Dose para fechamento de PCA** Atq = 10 mg/kg Mnt = 5 mg/kg, 24 e 48 h após **Atq**	↑ sangramento (↔disfunção plaquetária), hemorragia cerebral, ↓ DU	Só existe apresentação VO no mercado nacional. Caso tratamento inicial ineficaz → duplicar as doses do 2º ciclo. Contraindicação: sangramento (cerebral), disfunção renal (↑ creatinina/ DU ≤ 0,5 mL/kg/h), intestinal (EC), hepática (↑ TGP/TGO/Bb) e ↓ plaquetas	1 mL + 4 mL AD (= 10 mg/mL); administrar por SNG (infundir AD na SNG, lavar com 1 mL água destilada após)
Iloprost (análogo da prostaciclina-PGI₂/vasodilatador pulmonar seletivo) Apresentação: 10 ou 20 mcg/1 mL para NBZ	6-9 inalações/dia, com duração de 10-15'. Iniciar com 2,5 mcg/x e ↑ dose para 5 mcg/x, se tolerado (Dose pediátrica ainda não está estabelecida mas essa dose é recomendada)	Rubor facial, cefaléia, ↓ PA (raro), hiperreatividade brônquica	Coadjuvante na HPPRN refratária ao ¡NO. Inibe a ativação plaquetária. Causa vasodilatação pulmonar, com mínimo efeito na RVS. Por ter t 1/2 β > que Iloprost → > risco de HP rebote após a suspensão em relação ao Epoprostenol. Permite uso intermitente. Prostaciclinas → podem ser (+) a outros vasodilatadores (adjuvante)	Seguir orientação do fabricante
Indometacina (AINE-inibidor da síntese de PG/vasodilatador pulmonar) Apresentação: 1 mg/1 mL (amp = 1 mL)	**IV (mg/Kg)** **Dose para fechamento PCA** em 3 doses, 12/12 h RN < 24 h: 0,2 / 0,1 / 0,1 RN (2-7 d): 0,2 / 0,2 / 0,2 > 7 d: 0,2 / 0,25 / 0,25	↑ sangramento (↔disfunção plaquetária), hemorragia cerebral, ↓ DU. Observações no capítulo PCA deste livro	Só existe apresentação VO no mercado nacional mas alguns serviços têm importado. Não infundir por cateter umbilical (próximos à veia mesentérica). Contra-indicação: as mesmas do ibuprofeno	Diluição a critério da instituição

(Continua)

Medicação	Vias de administração e dosagem	Riscos (efeitos adversos/toxicidade)	Precauções ou orientações	Orientações para administração ou diluição
Isoproterenol (agente agonista adrenérgico, simpaticomimético)	IV Crianças: 0,05-2 mcg/kg/min, ajustar para o efeito desejado Adultos: 2-20 mcg/min, ajustar para o efeito desejado	Síndrome de Adams-Stokes, diaforese, tremor, visão turva, taquiarritmias	Evite o uso em pacientes com doença arterial coronariana e em pacientes com choque distributivo	Inj.: 20 mcg/mL
Levosimendan (aumenta sensibilidade ao cálcio, inotrópico) Inj: 12,5 mg/5 mL	IV (via periférica ou central) 12-24 mcg/kg durante 10 minutos e após 0,1-0,2 mcg/kg/min infusão deve ser de 24 h	↓PA, fibrilação atrial, taquicardia, isquemia miocárdica, náuseas, vômitos, ↓K, cefaleia, tontura	Contraindicada: insuficiência renal ou hepática grave Precaução: uso concomitante com nitrato (↓PA)	Inj: diluir: 10 mL do produto em 500 mL SG5% (= 0,05 mg/mL) OU 5 mL em 500 mL SG5% (0,025 mg/mL) Estável por 24 h após diluição em temperatura ambiente (não refrigerar)
Lidocaína (anestésico local/antiarrítmico classe Ib) Apresentação: 20 mg/mL (amp = 5 mL e frasco = 20 mL)	IV = IO (mg/kg) Atq e bolus (5/5') 1-1,5 TT (mg/kg) 2-4,5 (= 2-3 × a dose), + SSN = 5-10 mL + 5 ventilações com pressão positiva IV (mcg/kg/min) Mnt = 20-50	↓DC, ↓PA, ↓FC, BAV, sinais neurológicos (desorientação, sonolência)	Risco de metemoglobinemia A dose de infusão deve ser titulada até o efeito desejado	Diluição a critério da instituição
Losartana (agente anti-hipertensivo, bloqueador de receptor da angiotensina II)	VO Crianças ≥ 6 anos e adolescentes: 0,7-1,4 mg/kg, 1-2 × ao dia. Máx.: 100 mg/dia Adultos:	Hipotensão, vertigem, congestão nasal, câimbras musculares	Utilizar com cuidados em pacientes com estenose aórtica/mitral e em pacientes com insuficiência renal preexistente Evidência de risco fetal administrado durante gestação	Comp.: 25, 50, 100 mg

DROGAS MAIS UTILIZADAS EM CARDIOLOGIA PEDIÁTRICA

Droga	Dose	Efeitos adversos	Observações	Apresentação
Metildopa (anti-hipertensivo)	**IV** *Crianças:* 2 a 4 mg/kg/dose a cada 4-6h; dose máx. 65 mg/kg/dia ou 3 g/dia *Adultos:* 250 a 1.000 mg a cada 4-6h; dose máx. 4 g/dia	Hipotensão ortostática, bradicardia, edema, sedação, exantema, anemia hemolítica, *Coombs* +, leucopenia, hepatite, colite, impotência	Usar com cautela e ajustar a dose em pacientes com disfunção renal	**Inj:** 50 mg/mL (amp 5 mL) **Comp:** 250 mg, 500 mg
Metoprolol (antagonista β₁-adrenérgico seletivo/ antiarrítmico classe II) Apresentação injetável: 1 mg/1 mL (amp = 5 mL)	**VO (mg/kg)** 1,5 mg/kg/d. ÷ em 2-3 doses; iniciar com 0,1-0,2 mg/kg/dose (DM = 200 mg/d) **IV (mg/kg)** Atq = 1 **IV (mcg/kg/min)** Mnt = 0-50 **TT (mg/kg)** 40-60 (= 2-3 × a dose), + SSN = 5-10 mL + 5 ventilações com pressão positiva	↓ FC, broncoespasmo, sinais neurológicos (zumbido, depressão, alucinação), diarreia, náusea/vômito e dor abdominal	Contraindicação: ↓ FC BAV, IC descompensada, choque cardiogênico, asma Há experiência limitada do metoprolol injetável em crianças	Diluição a critério da instituição
Midazolam (sedativo, ansiolítico)	**RN** IG < 32 sem: 0,03 mg/kg/h IG > 32 sem: 0,06 mg/kg/h **Lactentes** *Estado epiléptico:* 0,15 mg/kg *Sedação:* 0,05 a 0,2 mg/kg, infusão contínua 0,06 a 0,12 mg/kg/h **Crianças** Inicial 0,025 a 0,05 mg/kg, até o total de 0,4 mg/kg **Adultos** *IM pré-operatório:* 0,07 a 0,08 mg/kg *Sedação IV:* 0,02 a 0,1 mg/kg/h	Hipotensão, bradicardia, sedação, amnésia, excitação paradóxica, hiperatividade, agressividade, náuseas, depressão respiratória, broncoespasmo	Pode ser usado IM, IV, intranasal ou retal; Causa abstinência se retirado abruptamente	**Inj:** 1 mg/mL; 5 mg/mL **Comp:** 7,5 mg; 15 mg **Administração intranasal:** 5 mg/mL; IV conc. 1 a 5 mg/mL; IM conc. máx. 1 mg/mL Dose intranasal é a mesma da administração parenteral (com atomizador)

(Continua)

Medicação	Vias de administração e dosagem	Riscos (efeitos adversos/toxicidade)	Precauções ou orientações	Orientações para administração ou diluição
Milrinona (inibidor da PDE 3/inotrópico e vasodilator) Apresentação: 1 mg/1 mL (amp = 20 mL)	**IV** **RN e lactentes:** Atq = 25-100 mcg/kg (em 15') Mnt = 0,2-0,5 mcg/kg/min **Crianças menores:** Atq = 100 mcg/kg (em 15') Mnt = 0,5-1 mcg/kg/min **Crianças maiores:** Atq = 10-50 mcg/kg (em 15') Mnt = 0,1-1 mcg/kg/min	↓ PA, FV, TV, broncoespasmo, arritmia, ↓ K⁺	Se PA ↓ → evitar **Atq**. Pode ser necessário associar NE para controle da ↓ PA	Diluição a critério da instituição, em SG ou SSN **Sugestão de diluição para crianças maiores:** 20 mL + 80 mL (= 200 mcg/mL) (concentrações > 500 mcg/mL → infusão em linha central)
Morfina (Narcótico, analgésico)	**RN** IM, IV, SC: 0,05 a 0,1 mg/kg/dose a cada 4-8 h; Infusão contínua: 0,01 a 0,03 mg/kg/h **Lactentes e crianças** VO: 0,2 a 0,5 mg/kg/dose a cada 4-6 h IM, IV, SC: 0,1 a 0,2 mg/kg/dose a cada 2-4 h; dose máx. 15 mg/dose Infusão contínua: 0,01 a 0,04 mg/kg/h **Adultos** VO: 10 a 30 mg a cada 2-6 h IM, IV, SC: 2,5 a 20 mg/dose a cada 2-6 h; usual 10 mg/dose a cada 4 h	Depressão do SNC, sedação, depressão respiratória, hipotensão, síncope, bradicardia, náuseas, vômitos, prurido	Cautela em pacientes com reação de hipersensibilidade a opioides, pacientes com doenças biliares e cuidado com depressão de SNC. Risco de dependência química	**Inj:** 0,5; 1; 2; 4; 5; 8; 10; 15; 25; 50 mg/mL **Comp:** 10; 30 mg **Liberação prolongada:** 30; 60 mg **Sol. Oral:** 10 mg/mL **Bolus IV:** administrar durante 5 min, com conc. de 0,5 a 5 mg/mL **Infusão intermitente:** em 15 a 30 min com conc. de 0,5 a 5 mg/mL **Infusão contínua:** conc. de 0,1 a 1 mg/mL em SG 5 ou 10%, ou SF 0,9%

DROGAS MAIS UTILIZADAS EM CARDIOLOGIA PEDIÁTRICA

Droga	Dose	Efeitos adversos	Observações	Diluição/Apresentação
Nifedipina (anti-hipertensivo/ bloqueador de canal de Cálcio)	**Crianças** *Hipertensão:* 0,25 a 0,5 mg/kg/dia 1 a 2 vezes ao dia; dose máx. 3 mg/kg/dia até 180 mg/dia *Miocardiopatia hipertrófica:* 0,6 a 0,9 mg/kg/dia 3 a 4 vezes ao dia **Adultos** 10 mg/dose 3 vezes ao dia; aumentar até 20-30 mg/dose 3 a 4 vezes ao dia; máximo 180 mg/dia *Liberação prolongada:* 30 a 60 mg 1 vez ao dia	Hipotensão, taquicardia, palpitação, síncope, edema periférico, cefaléia, vertigem, náuseas	Usar com cautela em pacientes com IC ou estenose aórtica	**Comp:** 10; 20 mg **Liberação prolongada:** 20, 30, 60 e 90 mg
Nitroglicerina (doador de ON/ venodilatador/ dilatação de coronárias) Apresentação: 5 mg/1 mL (amp = 5 ou 10 mL)	**IV (mcg/kg/min)** 0,25-0,5 (↑ 0,5-1, 3/3-5/5'; S/N)	Rubor/palidez, ↓ PA, palidez, ↑ FC reflexa, colapso cardiovascular	Pode ser potencializado com o uso concomitante de sildenafil Deve ser usado com cautela em paciente estenose aórtica ou ↓ volume A (+) com inibidor da PDE5 → ↑ efeito (por até 24h). Na cardiomiopatia hipertrófica pode → ↑ obstrução do fluxo ventricular esquerdo	Diluição a critério da instituição, em SG ou SSN Sugestão de diluição para crianças maiores: 10 mL + 240 mL (= 200 mcg/mL) A concentração máxima não deve ser ≥ 400 mcg/mL
Nitroprussiato (doador de ON/ vasodilatador de ação mista) Apresentação: 25 mg/1 mL (amp = 2 mL)	**IV (mcg/kg/min)** 0,3-0,5, ↑ até efeito desejado (DM = 10) (dose usual: 3-4)	↓ PA, palpitação	Toxicidade por cianeto: acidose metabólica, hipóxia tecidual (↑ lactato), instabilidade cardiovascular, metahemoglobinemia, taquifilaxia Toxicidade hematológica (→intoxicação por tiocianato): convulsão Disfunção renal ou hepática → ↑ risco de intoxicação. Pode ser usado no asmático	Diluição a critério da instituição, em SG **Sugestão de diluição para crianças maiores:** 2 mL + 248 mL (= 200 mcg/mL) **ou (concentrado):** 4 mL + 246 mL (= 400 mcg/mL) **Proteger da luz**

(Continua)

Medicação	Vias de administração e dosagem	Riscos (efeitos adversos/toxicidade)	Precauções ou orientações	Orientações para administração ou diluição
Noradrenalina (agonista α e β-adrenérgico/vasopressor) Apresentação: 1 mg/1 mL (amp = 4 mL)	**IV (mcg/kg/min):** 0,05-2 (DM) → ↑ até efeito desejado	Insuficiência cardíaca, isquemia miocárdica e edema pulmonar, bradicardia reflexa, ↓ fluxo sanguíneo periférico/mesentérico/renal/hepático → isquemia dos dedos, do intestino e renal	No choque séptico → (+) vasopressina → ↓ a dose da NE No choque hipotensivo → usar NE em vez de DA	Diluição a critério da instituição, somente em SG Usar equipo pardo e proteger da luz **Sugestão de diluição para crianças maiores:** 16 mL + 234 mL (= 64 mcg/mL) **ou (concentrado):** 32 mL + 218 mL (= 128 mcg/mL)
ON inalado-iNO (vasodilatador pulmonar seletivo)	10-80 ppm dose usual: 20 ppm	Metemoglobinemia (↔uso prolongado)	Toxicidade: metemoglobinemia, ↓ paradoxal da paO_2, HP rebote Para ↓ o risco de toxicidade → a dose deve ser gradualmente ↓ Ao ↓ a dose (desmame) → associar o Sildenafil	Necessita de equipamento para administração

Fármaco	Dose	Efeitos adversos	Observações	Apresentação
Procainamida (Antiarrítmico classe Ia)	**RN** IV: 7-10 mg/kg/dose em 60 min seguido infusão contínua 20-80 mcg/kg/min **Crianças** VO: 15-50 mg/kg/dia a cada 3 a 6h; máx. 4 g/dia IM: 20 a 30 mg/kg/dia a cada 4-6h; máx. 4 g/dia IV: **Atq** 2-6 mg/kg/dose em 5 min, repetir a cada 5 a 10 min; não exceder 100 mg/dose ou 500 mg em 30 min, seguido de dose **Mnt** 20 a 80 mcg/kg/min; DM 2 g/dia	Náuseas, vômitos, discrasia sanguínea, síndrome Lupus like, ↓PA, confusão/desorientação	Atenção a sangramentos, hipotensão arterial sistêmica e disfunção hepática Evitar: infusão rápida pelo risco de ↓PA	**Inj:** 100; 500 mg/mL **Comp:** 250; 500 mg
Propafenona, cloridrato (Antiarrítmico classe Ic; bloqueador canal de cálcio)	**VO/IV** *Crianças*: 10-15 g/kg/dia (2 × dia) VO 0,05-0,07 mg/kg/min IV * *Crianças maiores/adolescentes*: VO: 300-900 mg/dia (2-3 × Dia) VO 1-2 mg/kg IV lento + manutenção 80 mg a cada 3 h* DM 900 mg/dia * passar para VO assim que cessar quadro agudo	Náuseas, vômitos, tonturas, broncoespasmo, edema, síndrome lupus-like Efeito anestésico sobre a boca quando se dilui o comprimido para adaptar dose para o peso em crianças	Atenção para pacientes com: IC (risco de piora), com marcapasso cardíaco (exige reprogramação), miastenia (pode agravar), disfunção renal e/ou hepática (ajuste de doses), asma/bronquite/enfisema (pode agravar) Considerar: uso longe das refeições em crianças pela incoordenação da deglutição (efeito anestésico ao diluir o comprimido)	**Inj:** 70 mg/20 mL- diluir em SG 5% infundir em > 10 min até 3h (velocidade: 0,5-1,0 mg/min); não diluir em NaCl pois precipita Comp: 300 mg

(Continua)

Medicação	Vias de administração e dosagem	Riscos (efeitos adversos/toxicidade)	Precauções ou orientações	Orientações para administração ou diluição
Propofol (anestésico venoso e sedação)	**RN** *Não existem dados disponíveis, usa-se IV:* 1-2 mg/kg, lento, para intubação, com dose máxima 6 mg/kg/dia **Crianças** IV: 2,5-3,5 mg/kg/dose *Manutenção para sedação geral:* 125-300 mcg/kg/min	Hipotensão, taquicardia, movimentos corporais involuntários, apneia Risco de síndrome de infusão de propofol (acidose metabólica, aumento de lipídeos, triglicerídeos, lactato)	Raro causar anafilaxia ou reação de hipersensibilidade; depressão de SNC, especialmente em uso com outros sedativos; depressão respiratória	**Inj:** 10 mg/mL; em frascos 10 mL, 20 mL, 50 mL
Propranolol Bloqueador β adrenérgico não- seletivo Antiarrítmico classe II	**RN** VO: 0,25 mg/kg/dose a cada 6-8h, aumentar lentamente; dose máx. 5 mg/kg/dia; Arritmias **Crianças** VO: 0,5 a 1 mg/kg/dia a cada 6-8h, aumentar a cada 3-5 dias; dose usual 2-4 mg/kg/dia; dose máx. 16 mg/kg/dia **Adolescentes e crianças maiores** VO: 10-20 mg/dose a cada 6-8h; dose usual 40-320 mg/dia; Hipertensão **Crianças** VO: dose igual a arritmia, dose usual 1-5 mg/kg/dia; dose máx. 8 mg/kg/dia **Adolescentes e crianças maiores** VO: 40 mg a cada 12 h, ou 60-80 mg uma vez em liberação prolongada; dose máx. 640 mg Crise cianótica VO: 0,25 mg/kg/dose 6/6h, aumentar 1 mg/kg/dia a cada 24h até dose máx. 5 mg/kg/dia	Hipotensão , síncope, bradicardia, IC, bloqueio AV, hipoglicemia, náuseas, vômitos, letargia, depressão	Usar com cautela em pacientes com broncoespasmo e IC compensado; pode ocorrer bradicardia em pacientes com WPW; pode causar hipoglicemia, cuidado em pré-operatório de paciente cianótico	Comp: 10, 40 mg

DROGAS MAIS UTILIZADAS EM CARDIOLOGIA PEDIÁTRICA

Protamina (Sulfato de) Antídoto à heparina Inj: 10 mg/mL	Tratamento de superdosagem de heparina IV: 1 mg neutraliza aproximadamente 100 U heparina administradas há 3-4 h; dose máx. 50 mg	Hipotensão, bradicardia, dispnéia, rubor, distúrbio de coagulação	Não necessita diluição adicional, administrar sem exceder 5 mg/min Pode administrar segunda dose ou usar infusão contínua caso PTTa continue elevado após 3-4h da primeira dose; Pode causar distúrbio de coagulação tardiamente
Sildenafil (inibidor da PDE 5/ vasodilatador pulmonar)	**IV** ataque 0,1-0,4 mg/kg na velocidade de infusão de 0,13 mg/kg/hora + Mnt 0,3-1,6 mg/kg/dia (inf contínua: 0,021-0,067 mg/kg/hora) **VO** *Idade < 1 ano:* 0,5-1 mg/kg/x, 3-4x/d podendo aumentar a 2-3 mg/kg/x *< 20 kg:* 10 mg/x, 3- 4x/d *> 20 kg* 20 mg/x, 3-4x/d	↓ PA, ↑ FC, rubor, cefaléia, náusea, ↓ função plaquetária	Só existe apresentação VO no mercado nacional Pode ser (+) a outros vasodilatadores (adjuvante) ↓ o risco de rebote após a suspensão de iNO Contra-indicação: (+) nitratos. Em RN → uso somente após finalização da revascularização retiniana **Injetável** 10 mg/12,5 mL (0,8 mg/mL) **Oral** 1 cp = 25 mg 1 cp = 20 mg Administrar VO ou por SNG (infundir AD na SNG, após)
Sotalol Bloqueador β adrenérgico não seletivo Antiarrítmico classe II e III	**Para TSV e TV** *Lactentes* VO: 80-120 mg/m2/dia 8/8h Alternativa: 2 mg/kg/dia a cada 8-12h; máx. 8 mg/kg/dia *Crianças* VO: 80-120 mg/m2/dia 12/12h *Adultos* 80 mg/dia 12/12h com aumento gradual, máx. 320 mg/dia	Dor torácica, palpitação, bradicardia, bloqueio AV, QT prolongado, *torsades de pointes*, depressão, fadiga, vertigem, náuseas, vômitos, dor abdominal	Segurança e estabilidade não estabelecidas na faixa pediátrica; Pacientes devem ser monitorados com ECG para modificações de doses; pode prolongar QT (suspender caso QTc > 550ms) **Comp:** 120 mg; 160 mg

(Continua)

Medicação	Vias de administração e dosagem	Riscos (efeitos adversos/toxicidade)	Precauções ou orientações	Administração
Sulfato sódico de Poliestireno (Resina removedora de Potássio)	**Crianças** VO, SNG: 1 g/kg/dose 6/6 h Retal: 1 g/kg/dose cada 2-6 h **Adultos** VO: 15g a cada 6-24 h Retal: 30 a 50g 6/6 h		Lentamente eficaz, demora horas a dias; Obs: taxas de trocas práticas 1mEq para cada 1 mg de resina; fornece 1mEq de sódio para cada 1 mEq de potássio retirado	**Envelope para diluição:** 900 mg/g, cada envelope possui 30 g (27 g de resina)
Tacrolimo (Imunossupressor)	**Crianças e adultos** VO: 0,15 a 0,4 mg/kg/dia de 12/12 h IV: 0,03 a 0,15 mg/kg/dia	Hipertensão, hipotensão, edema periférico, hipertrofia miocárdica, dor torácica, cefaleia, prurido, Stevens-Johnson, hipercolesterolemia, síndrome de Cushing, nefrotoxicidade, hepatotoxicidade, diarreia, náuseas, anemia	Usar com cautela em insuficiência renal e hepática; não é eliminado durante hemodiálise; evitar uso com outros imunossupressores devido ao risco de infecções	**Comp:** 1 mg; 5 mg **Inj:** 5 mg/mL; diluir para a concentração máxima 0,02 mg/mL, em SF ou SG 5%
Vasopressina (vasopressor) Apresentação: 20 U/1 mL (amp = 1 mL)	**IV (UI/kg/h)** 0,01-0,6	ICC, ↓FC, ↓Na⁺, isquemia mesentérica	No choque, não é recomendada como único agente inicial. Por não afetar a pressão pulmonar → pode ser usada em pacientes com HP	Diluição a critério da instituição, em SG ou SSN **Sugestão de diluição para crianças maiores:** 1 mL + 99 mL (= 0,2 UI/mL)

Fármaco	Indicação/Dose	Efeitos adversos	Observações	Apresentação
Verapamil (Bloqueador de canal de Cálcio Antiarrítmico classe IV)	**Arritmias (TSV)** *Crianças de 1 a 16 anos* IV: 0,1 a 0,3 mg/kg/dose, em 2 min, pode ser repetida em 15 min; dose máx. 5 mg/dose na primeira e 10 mg/dose na segunda; *Adultos* IV: 5-10 mg, 10 mg na segunda dose **Hipertensão** *Crianças* VO: 4-8 mg/kg/dia de 8/8 h *Adultos* VO: 240-480 mg/dia de 8/8 h	Hipotensão, bradicardia, bloqueio AV, agravamento de ICC, fadiga, convulsões	Evitar o uso IV em recém-nascidos; usar com cautela em uso concomitante de β bloqueadores ou digoxina; pode agravar pacientes com distrofia muscular; reduzir dose em insuficiência renal grave	**Inj:** 5 mg/2 mL **Comp:** 80 mg; liberação prolongada 120 mg e 240 mg
Vitamina K1 (Distúrbios hemorrágicos em recém-nascidos Antídoto da Warfarina) **Inj:** 2 mg/0,2 mL; 10 mg/mL	**RN** Profilaxia: IM 0,5-1 mg na primeira hora após nascimento; pode repetir 6 a 8h após Tratamento: IM ou IV 1-2 mg/dia Antídoto de anticoagulante oral **Lactentes, crianças e adolescentes** VO/IM/SC/IV: 2,5-10 mg/dose para correção de INR ↑	Hiperbilirrubinemia em recém-nascidos com doses elevadas, hemólise, anemia hemolítica		

(Continua)

Medicação	Vias de administração e dosagem	Riscos (efeitos adversos/toxicidade)	Precauções ou orientações	Administração
Warfarina/Varfarina (anticoagulante de fatores K-dependentes)	**Crianças** VO: Iniciar 0,1-0,2 mg/kg/dose 1x ao dia, dose de manutenção 0,1 mg/kg/dose 1x ao dia; aumentar conforme INR desejado; **Adultos** VO: 5-15 mg/dose 1x ao dia, por 2-5 dias; Manutenção 2-10 mg/dose 1x ao dia conforme INR desejado	Hemorragia (antídoto: vit K ou plasma fresco congelado) Angina, edema, choque hemorrágico, hipotensão, palidez, AVC, cefaleia, lesões cutâneas, náuseas, vômitos, dor abdominal.	Monitorar INR 5-7 dias após início da medicações e ajustes de dosagens; Manter INR entre 2,5-3,5 para prótese mecânica de valva, e entre 2-3 para profilaxia de TVP ou embolia pulmonar. Início de ação após 36-72h e efeitos completos em 4-5 dias.	**Comp:** 2,5 mg; 5 mg; 7,5 mg Tomar sempre ao mesmo horário do dia.

amp: ampola; IV: intravenoso; SSN: solução salina normal; DM: dose máxima; dm: dose mínima; PA: pressão arterial; FV: fibrilação ventricular; SWPW: Síndrome de Wolff-Parkinson-White; FA: fibrilação atrial; Atq: dose de ataque; Mnt: dose de manutenção; FC: frequência cardíaca; PCR: parada cárdio-respiratória; IO: intra-ósseo(a); TT: tubo traqueal; SG: soro glicosado 5%; BAV: bloqueio átrio-ventricular; AD: água destilada; TGO: transaminase oxalacética; TGP: transaminase pirúvica; Hb: hemoglobina; Htc: hematócrito; SNG: sonda nasogástrica; RVS: resistência vascular sistêmica; DC: débito cardíaco; (+): associa(do); Ao: aorta; DU: débito urinário; VE: ventrículo esquerdo; HP: hipertensão pulmonar; HPPRN: hipertensão pulmonar persistente do recém-nato; IC: insuficiência cardíaca; DPOC: doença pulmonar obstrutiva crônica; AINE: anti-inflamatório não esteroide; EC: enterocolite; Bb: bilirrubina; PG: prostaglandina; ON ou NO: óxido nítrico; PDE: fosfodiesterase; NE: noradrenalina; DA: dopamina; RN: recém-nato; IC: insuficiência cardíaca; INR: razão de normatização internacional.

LEITURAS SUGERIDAS

Bravo-valenzuela NJM. Elevated lipoprotein(a) in a newborn with thrombosis and a family history of dyslipidemia. Pediatr Cardiol. 2013;(34):2056-9.

Campana EMG, Lemos CC, Magalhães MEC, Brandão AA, Brandão AP. Interações e associações medicamentosas no tratamento da hipertensão – Bloqueadores alfa-adrenérgicos e vasodilatadores diretos. Rev Bras Hipertens. 2009;16(4):231-6.

Find Drugs & Conditions. Drugs.com. Disponível em https://www.drugs.com. Acesso em 13/06/2021.

Novas diretrizes do Surviving Sepsis Campaign 2020 para o tratamento da Sepse e Choque Séptico em Pediatria

Pediatric Pulmonary Hypertension Guidelines From the American Heart Association and American Thoracic Society.

Updated 2019 consensus statement on the diagnosis and treatment of pediatric pulmonary hypertension: The European Pediatric PulmonaryVascular Disease Network (EPPVDN), endorsed byAEPC, ESPR and ISHLT.

DIRETRIZES DE INTERPRETAÇÃO DE ELETROCARDIOGRAMA DE REPOUSO

ANEXO 1

	0-1 dia		1-3 dias		3-7 dias		7-30 dias		1-3 meses		3-6 meses	
FC (bat/min)	94	155	91	158	90	166	106	182	120	179	105	185
ÂQRS	59	189	64	197	76	191	70	160	30	115	7	105
PR DII (mseg)	0,08	0,16	0,08	0,14	0,07	0,15	0,07	0,14	0,07	0,13	0,07	0,15
QRS V5 (mseg)	0,02	0,07	0,02	0,07	0,02	0,07	0,02	0,08	0,02	0,08	0,02	0,08
PDII (mV)	0,005	0,28	0,03	0,28	0,07	0,29	0,07	0,30	0,07	0,26	0,04	0,27
	0,01	0,34	0,01	0,33	0,01	0,35	0,01	0,35	0,01	0,34	0,00	0,32
	0,00	0,00	0,00	0,00	0,00	0,00	0,00	0,00	0,00	0,00	0,00	0,00
QV6 (mV)	0,00	0,17	0,00	0,22	0,00	0,28	0,00	0,28	0,00	0,26	0,00	0,26
RV1 (mV)	0,50	2,60	0,50	2,70	0,30	2,50	0,30	1,20	0,30	1,90	0,30	2,00
RV6 (mV)	0,00	1,20	0,00	1,20	0,10	1,20	0,30	1,60	0,50	2,10	0,60	2,20
SV1 (mV)	0,10	2,30	0,10	2,00	0,10	1,70	0,00	1,10	0,00	1,30	0,00	1,70
SV6 (mV)	0,00	1,00	0,00	0,90	0,00	1,00	0,00	1,00	0,00	0,70	0,00	1,00
TV1 (mV)	-0,30	0,40	-0,40	0,40	-0,50	0,30	-0,50	-0,10	-0,60	-0,10	-0,60	-0,10
TV6 (mV)	-0,05	0,35	0,00	0,35	0,00	0,40	0,10	0,50	0,10	0,50	0,10	0,60
R/S V1	0,1	9,9	0,1	6	0,1	9,8	1	7	0,3	7,4	0,1	6
R/S V6	0,1	9	0,1	12	0,1	10	0,1	12	0,2	14	0,2	18

Arq Bras. 2003;80(supl2).

ANEXO 1

	6-12 meses		1-3 anos		3-5 anos		5-8 anos		8-12 anos		12-16 anos	
FC (bat/min)	108	169	89	152	73	137	65	133	62	130	60	120
ÂQRS	6	98	7	102	6	104	10	139	6	116	9	128
PR DII (mseg)	0,07	0,16	0,08	0,15	0,08	0,16	0,09	0,16	0,09	0,17	0,09	0,18
QRS V5 (mseg)	0,03	0,08	0,03	0,08	0,03	0,07	0,03	0,08	0,04	0,09	0,04	0,09
PDII (mV)	0,06	0,25	0,07	0,25	0,03	0,25	0,04	0,25	0,03	0,25	0,03	0,25
	0,00	0,33	0,00	0,32	0,00	0,29	0,00	0,25	0,00	0,27	0,00	0,24
	0,00	0,00	0,00	0,00	0,00	0,00	0,00	0,00	0,00	0,00	0,00	0,00
QV6 (mV)	0,00	0,30	0,00	0,28	0,01	0,33	0,01	0,46	0,01	0,28	0,00	0,29
RV1 (mV)	0,20	2,00	0,20	1,80	0,10	1,80	0,10	1,40	0,10	1,20	0,10	1,00
RV6 (mV)	0,60	2,30	0,60	2,30	0,80	2,50	0,80	2,60	0,90	2,50	0,70	2,30
SV1 (mV)	0,10	1,80	0,10	2,10	0,20	2,20	0,30	2,30	0,30	2,50	0,30	2,20
SV6 (mV)	0,00	0,80	0,00	0,70	0,00	0,60	0,00	0,40	0,00	0,40	0,00	0,40
TV1 (mV)	-0,60	-0,20	-0,60	-0,10	-0,60	0,00	-0,50	0,20	-0,40	0,30	-0,40	0,30
TV6 (mV)	0,10	0,55	0,10	0,50	0,15	0,70	0,20	0,75	0,20	0,70	0,10	0,70
R/S V1	0,1	4	0,1	4,3	0,03	2,7	0,02	2	0,02	1,9	0,02	1,8
R/S V6	0,2	22	0,3	27	0,6	30	0,9	30	1,5	33	1,4	39

Arq Bras. 2003;80(supl2).

TABELA DE PERCENTIS DE PRESSÃO ARTERIAL SISTÊMICA POR SEXO, IDADE E PERCENTIS DE ESTATURA

ANEXO 2

MENINOS

Idade (anos)	Percentis da PA	Pressão Arterial Sistólica (mmHg) Percentis da Estatura ou Medida da Estatura (cm)							Pressão Arterial Diastólica (mmHg) Percentis da Estatura ou Medida da Estatura (cm)						
		5%	10%	25%	50%	75%	90%	95%	5%	10%	25%	50%	75%	90%	95%
1	Estatura (cm)	77,2	78,3	80,2	82,4	84,6	86,7	87,9	77,2	78,3	80,2	82,4	84,6	86,7	87,9
	P50	85	85	86	86	87	88	88	40	40	40	41	41	42	42
	P90	98	99	99	100	100	101	101	52	52	53	53	54	54	54
	P95	102	102	103	103	104	105	105	54	54	55	55	56	57	57
	P95 + 12 mmHg	114	114	115	115	116	117	117	66	66	67	67	68	69	69
2	Estatura (cm)	86,1	87,4	89,6	92,1	94,7	97,1	98,5	86,1	87,4	89,6	92,1	94,7	97,1	98,5
	P50	87	87	88	89	89	90	91	43	43	44	44	45	46	46
	P90	100	100	101	102	103	103	104	55	55	56	56	57	58	58
	P95	104	105	105	106	107	107	108	57	58	58	59	60	61	61
	P95 + 12 mmHg	116	117	117	118	119	119	120	69	70	70	71	72	73	73
3	Estatura (cm)	92,5	93,9	96,3	99	101,8	104,3	105,8	92,5	93,9	96,3	99	101,8	104,3	105,8
	P50	88	89	89	90	91	92	92	45	46	46	47	48	49	49
	P90	101	102	102	103	104	105	105	58	58	59	59	60	61	61
	P95	106	106	107	107	108	109	109	60	61	61	62	63	64	64
	P95 + 12 mmHg	118	118	119	119	120	121	121	72	73	73	74	75	76	76
4	Estatura (cm)	98,5	100,2	102,9	105,9	108,9	111,5	113,2	98,5	100,2	102,9	105,9	108,9	111,5	113,2
	P50	90	90	91	92	93	94	94	48	49	49	50	51	52	52
	P90	102	103	104	105	105	106	107	60	61	62	62	63	64	64
	P95	107	107	108	108	109	110	110	63	64	65	66	67	67	68
	P95 + 12 mmHg	119	119	120	120	121	122	122	75	76	77	78	79	79	80
5	Estatura (cm)	104,4	106,2	109,1	112,4	115,7	118,6	120,3	104,4	106,2	109,1	112,4	115,7	118,6	120,3
	P50	91	92	93	94	95	96	96	51	51	52	53	54	55	55
	P90	103	104	105	106	107	108	108	63	64	65	65	66	67	67
	P95	107	108	109	109	110	111	112	66	67	68	69	70	70	71
	P95 + 12 mmHg	119	120	121	121	122	123	124	78	79	80	81	82	82	83
6	Estatura (cm)	110,3	112,2	115,3	118,9	122,4	125,6	127,5	110,3	112,2	115,3	118,9	122,4	125,6	127,5
	P50	93	93	94	95	96	97	98	54	54	55	56	57	57	58
	P90	105	105	106	107	109	110	110	66	66	67	68	68	69	69
	P95	108	109	110	111	112	113	114	69	70	70	71	72	72	73
	P95 + 12 mmHg	120	121	122	123	124	125	126	81	82	82	83	84	84	85
7	Estatura (cm)	116,1	118	121,4	125,1	128,9	132,4	134,5	116,1	118	121,4	125,1	128,9	132,4	134,5
	P50	94	94	95	97	98	98	99	56	56	57	58	58	59	59
	P90	106	107	108	109	110	111	111	68	68	69	70	70	71	71
	P95	110	110	111	112	114	115	116	71	71	72	73	73	74	74
	P95 + 12 mmHg	122	122	123	124	126	127	128	83	83	84	85	85	86	86
8	Estatura (cm)	121,4	123,5	127	131	135,1	138,8	141	121,4	123,5	127	131	135,1	138,8	141
	P50	95	96	97	98	99	99	100	57	57	58	59	59	60	60
	P90	107	108	109	110	111	112	112	69	70	70	71	72	72	73
	P95	111	112	112	114	115	116	117	72	73	73	74	75	75	75
	P95 + 12 mmHg	123	124	124	126	127	128	129	84	85	85	86	87	87	87
9	Estatura (cm)	126	128,3	132,1	136,3	140,7	144,7	147,1	126	128,3	132,1	136,3	140,7	144,7	147,1
	P50	96	97	98	99	100	101	101	57	58	59	60	61	62	62
	P90	107	108	109	110	112	113	114	70	71	72	73	74	74	74
	P95	112	112	113	115	116	118	119	74	74	75	76	76	77	77
	P95 + 12 mmHg	124	124	125	127	128	130	131	86	86	87	88	88	89	89

ANEXO 2

Idade (anos)	Percentis da PA	Pressão Arterial Sistólica (mmHg) Percentis da Estatura ou Medida da Estatura (cm)							Pressão Arterial Diastólica (mmHg) Percentis da Estatura ou Medida da Estatura (cm)						
		5%	10%	25%	50%	75%	90%	95%	5%	10%	25%	50%	75%	90%	95%
10	Estatura (cm)	130,2	132,7	136,7	141,3	145,9	150,1	152,7	130,2	132,7	136,7	141,3	145,9	150,1	152,7
	P50	97	98	99	100	101	102	103	59	60	61	62	63	63	64
	P90	108	109	111	112	113	115	116	72	73	74	74	75	75	76
	P95	112	113	114	116	118	120	121	76	76	77	77	78	78	78
	P95 + 12 mmHg	124	125	126	128	130	132	133	88	88	89	89	90	90	90
11	Estatura (cm)	134,7	137,3	141,5	146,4	151,3	155,8	158,6	134,7	137,3	141,5	146,4	151,3	155,8	158,6
	P50	99	99	101	102	103	104	106	61	61	62	63	63	63	63
	P90	110	111	112	114	116	117	118	74	74	75	75	75	76	76
	P95	114	114	116	118	120	123	124	77	78	78	78	78	78	78
	P95 + 12 mmHg	126	126	128	130	132	135	136	89	90	90	90	90	90	90
12	Estatura (cm)	140,3	143	147,5	152,7	157,9	162,6	165,5	140,3	143	147,5	152,7	157,9	162,6	165,5
	P50	101	101	102	104	106	108	109	61	62	62	62	62	63	63
	P90	113	114	115	117	119	121	122	75	75	75	75	75	76	76
	P95	116	117	118	121	124	126	128	78	78	78	78	78	79	79
	P95 + 12 mmHg	128	129	130	133	136	138	140	90	90	90	90	90	91	91
13	Estatura (cm)	147	150	154,9	160,3	165,7	170,5	173,4	147	150	154,9	160,3	165,7	170,5	173,4
	P50	103	104	105	108	110	111	112	61	60	61	62	63	64	65
	P90	115	116	118	121	124	126	126	74	74	74	75	76	77	77
	P95	119	120	122	125	128	130	131	78	78	78	78	80	81	81
	P95 + 12 mmHg	131	132	134	137	140	142	143	90	90	90	90	92	93	93
14	Estatura (cm)	153,8	156,9	162	167,5	172,7	177,4	180,1	153,8	156,9	162	167,5	172,7	177,4	180,1
	P50	105	106	109	111	112	113	113	60	60	62	64	65	66	67
	P90	119	120	123	126	127	128	129	74	74	75	77	78	79	80
	P95	123	125	127	130	132	133	134	77	78	79	81	82	83	84
	P95 + 12 mmHg	135	137	139	142	144	145	146	89	90	91	93	94	95	96
15	Estatura (cm)	159	162	166,9	172,2	177,2	181,6	184,2	159	162	166,9	172,2	177,2	181,6	184,2
	P50	108	110	112	113	114	114	114	61	62	64	65	66	67	68
	P90	123	124	126	128	129	130	130	75	76	78	79	80	81	81
	P95	127	129	131	132	134	135	135	78	79	81	83	84	85	85
	P95 + 12 mmHg	139	141	143	144	146	147	147	90	91	93	95	96	97	97
16	Estatura (cm)	162,1	165	169,6	174,6	179,5	183,8	186,4	162,1	165	169,6	174,6	179,5	183,8	186,4
	P50	111	112	114	115	115	116	116	63	64	66	67	68	69	69
	P90	126	127	128	129	131	131	132	77	78	79	80	81	82	82
	P95	130	131	133	134	135	136	137	80	81	83	84	85	86	86
	P95 + 12 mmHg	142	143	145	146	147	148	149	92	93	95	96	97	98	98
17	Estatura (cm)	163,8	166,5	170,9	175,8	180,7	184,9	187,5	163,8	166,5	170,9	175,8	180,7	184,9	187,5
	P50	114	115	116	117	117	118	118	65	66	67	68	69	70	70
	P90	128	129	130	131	132	133	134	78	79	80	81	82	82	83
	P95	132	133	134	135	137	138	138	81	82	84	85	86	86	87
	P95 + 12 mmHg	144	145	146	147	149	150	150	93	94	96	97	98	98	99

MENINAS

Idade (anos)	Percentis da PA	Pressão Arterial Sistólica (mmHg) Percentis da Estatura ou Medida da Estatura (cm)							Pressão Arterial Diastólica (mmHg) Percentis da Estatura ou Medida da Estatura (cm)						
		5%	10%	25%	50%	75%	90%	95%	5%	10%	25%	50%	75%	90%	95%
1	Estatura (cm)	75,4	76,6	78,6	80,8	83	84,9	86,1	75,4	76,6	78,6	80,8	83	84,9	86,1
	P50	84	85	86	86	87	88	88	41	42	42	43	44	45	46
	P90	98	99	99	100	101	102	102	54	55	56	56	57	58	58
	P95	101	102	102	103	104	105	105	59	59	60	60	61	62	62
	P95 + 12 mmHg	113	114	114	115	116	117	117	71	71	72	72	73	74	74
2	Estatura (cm)	84,9	86,3	88,6	91,1	93,7	96	97,4	84,9	86,3	88,6	91,1	93,7	96	97,4
	P50	87	87	88	89	90	91	91	45	46	47	48	49	50	51
	P90	101	101	102	103	104	105	106	58	58	59	60	61	62	62
	P95	104	105	106	106	107	108	109	62	63	63	64	65	66	66
	P95 + 12 mmHg	116	117	118	118	119	120	121	74	75	75	76	77	78	78
3	Estatura (cm)	91	92,4	94,9	97,6	100,5	103,1	104,6	91	92,4	94,9	97,6	100,5	103,1	104,6
	P50	88	89	89	90	91	92	93	48	48	49	50	51	53	53
	P90	102	103	104	104	105	106	107	60	61	61	62	63	64	65
	P95	106	106	107	108	109	110	110	64	65	65	66	67	68	69
	P95 + 12 mmHg	118	118	119	120	121	122	122	76	77	77	78	79	80	81
4	Estatura (cm)	97,2	98,8	101,4	104,5	107,6	110,5	112,2	97,2	98,8	101,4	104,5	107,6	110,5	112,2
	P50	89	90	91	92	93	94	94	50	51	51	53	54	55	55
	P90	103	104	105	106	107	108	108	62	63	64	65	66	67	67
	P95	107	108	109	109	110	111	112	66	67	68	69	70	70	71
	P95 + 12 mmHg	119	120	121	121	122	123	124	78	79	80	81	82	82	83
5	Estatura (cm)	103,6	105,3	108,2	111,5	114,9	118,1	120	103,6	105,3	108,2	111,5	114,9	118,1	120
	P50	90	91	92	93	94	95	96	52	52	53	55	56	57	57
	P90	104	105	106	107	108	109	110	64	65	66	67	68	69	70
	P95	108	109	109	110	111	112	113	68	69	70	71	72	73	73
	P95 + 12 mmHg	120	121	121	122	123	124	125	80	81	82	83	84	85	85
6	Estatura (cm)	110	111,8	114,9	118,4	122,1	125,6	127,7	110	111,8	114,9	118,4	122,1	125,6	127,7
	P50	92	92	93	94	96	97	97	54	54	55	56	57	58	59
	P90	105	106	107	108	109	110	111	67	67	68	69	70	71	71
	P95	109	109	110	111	112	113	114	70	71	72	72	73	74	74
	P95 + 12 mmHg	121	121	122	123	124	125	126	82	83	84	84	85	86	86
7	Estatura (cm)	115,9	117,8	121,1	124,9	128,8	132,5	134,7	115,9	117,8	121,1	124,9	128,8	132,5	134,7
	P50	92	93	94	95	97	98	99	55	55	56	57	58	59	60
	P90	106	106	107	109	110	111	112	68	68	69	70	71	72	72
	P95	109	110	111	112	113	114	115	72	72	73	73	74	74	75
	P95 + 12 mmHg	121	122	123	124	125	126	127	84	84	85	85	86	86	87
8	Estatura (cm)	121	123	126,5	130,6	134,7	138,5	140,9	121	123	126,5	130,6	134,7	138,5	140,9
	P50	93	94	95	97	98	99	100	56	56	57	59	60	61	61
	P90	107	107	108	110	111	112	113	69	70	71	72	72	73	73
	P95	110	111	112	113	115	116	117	72	73	74	74	75	75	75
	P95 + 12 mmHg	122	123	124	125	127	128	129	84	85	86	86	87	87	87
9	Estatura (cm)	125,3	127,6	131,3	135,6	140,1	144,1	146,6	125,3	127,6	131,3	135,6	140,1	144,1	146,6
	P50	95	95	97	98	99	100	101	57	58	59	60	60	61	61
	P90	108	108	109	111	112	113	114	71	71	72	73	73	73	73
	P95	112	112	113	114	116	117	118	74	74	75	75	75	75	75
	P95 + 12 mmHg	124	124	125	126	128	129	130	86	86	87	87	87	87	87

ANEXO 2

Idade (anos)	Percentis da PA	Pressão Arterial Sistólica (mmHg) Percentis da Estatura ou Medida da Estatura (cm)							Pressão Arterial Diastólica (mmHg) Percentis da Estatura ou Medida da Estatura (cm)						
		5%	10%	25%	50%	75%	90%	95%	5%	10%	25%	50%	75%	90%	95%
10	Estatura (cm)	129,7	132,2	136,3	141	145,8	150,2	152,8	129,7	132,2	136,3	141	145,8	150,2	152,8
	P50	96	97	98	99	101	102	103	58	59	59	60	61	61	61
	P90	109	110	111	112	113	115	116	72	73	73	73	73	73	73
	P95	113	114	114	116	117	119	120	75	75	76	76	76	76	76
	P95 + 12 mmHg	125	126	126	128	129	131	132	87	87	88	88	88	88	88
11	Estatura (cm)	135,6	138,3	142,8	147,8	152,8	157,3	160	135,6	138,3	142,8	147,8	152,8	157,3	160
	P50	98	99	101	102	104	105	106	60	60	60	61	62	63	64
	P90	111	112	113	114	116	118	120	74	74	74	74	74	75	75
	P95	115	116	117	118	120	123	124	76	77	77	77	77	77	77
	P95 + 12 mmHg	127	128	129	130	132	135	136	88	89	89	89	89	89	89
12	Estatura (cm)	142,8	145,5	149,9	154,8	159,6	163,8	166,4	142,8	145,5	149,9	154,8	159,6	163,8	166,4
	P50	102	102	104	105	107	108	108	61	61	61	62	64	65	65
	P90	114	115	116	118	120	122	122	75	75	75	75	76	76	76
	P95	118	119	120	122	124	125	126	78	78	78	78	79	79	79
	P95 + 12 mmHg	130	131	132	134	136	137	138	90	90	90	90	91	91	91
13	Estatura (cm)	148,1	150,6	154,7	159,2	163,7	167,8	170,2	148,1	150,6	154,7	159,2	163,7	167,8	170,2
	P50	104	105	106	107	108	108	109	62	62	63	64	65	65	65
	P90	116	117	119	121	122	123	123	75	75	75	76	76	76	76
	P95	121	122	123	124	126	126	127	79	79	79	79	80	80	81
	P95 + 12 mmHg	133	134	135	136	138	138	139	91	91	91	91	92	92	93
14	Estatura (cm)	150,6	153	156,9	161,3	165,7	169,7	172,1	150,6	153	156,9	161,3	165,7	169,7	172,1
	P50	105	106	107	108	109	109	109	63	63	64	65	66	66	66
	P90	118	118	120	122	123	123	123	76	76	76	76	77	77	77
	P95	123	123	124	125	126	127	127	80	80	80	80	81	81	82
	P95 + 12 mmHg	135	135	136	137	138	139	139	92	92	92	92	93	93	94
15	Estatura (cm)	151,7	154	157,9	162,3	166,7	170,6	173	151,7	154	157,9	162,3	166,7	170,6	173
	P50	105	106	107	108	109	109	109	64	64	64	65	66	67	67
	P90	118	119	121	122	123	123	124	76	76	76	77	77	78	78
	P95	124	124	125	126	127	127	128	80	80	80	81	82	82	82
	P95 + 12 mmHg	136	136	137	138	139	139	140	92	92	92	93	94	94	94
16	Estatura (cm)	152,1	154,5	158,4	162,8	167,1	171,1	173,4	152,1	154,5	158,4	162,8	167,1	171,1	173,4
	P50	106	107	108	109	109	110	110	64	64	65	66	66	67	67
	P90	119	120	122	123	124	124	124	76	76	76	77	78	78	78
	P95	124	125	125	127	127	128	128	80	80	80	81	82	82	82
	P95 + 12 mmHg	136	137	137	139	139	140	140	92	92	92	93	94	94	94
17	Estatura (cm)	152,4	154,7	158,7	163	167,4	171,3	173,7	152,4	154,7	158,7	163	167,4	171,3	173,7
	P50	107	108	109	110	110	110	111	64	64	65	66	66	66	67
	P90	120	121	123	124	124	125	125	76	76	77	77	78	78	78
	P95	125	125	126	127	128	128	128	80	80	80	81	82	82	82
	P95 + 12 mmHg	137	137	138	139	140	140	140	92	92	92	93	94	94	94

Fonte: Departamento Científico de Nefrologia – Sociedade Brasileira de Pediatria

TABELA PARA O ACOMPANHAMENTO DA DOENÇA DE KAWASAKI, CONFORME ESTRATIFICAÇÃO DE RISCO PARA INFARTO AGUDO DO MIOCÁRDIO

ANEXO 3

Nível de risco	Frequência de consulta com cardiologista	Aconselhamento para prevenção de fatores de risco cardiovascular	Realização de exame que induz a isquemia miocárdica*	Realização de angiografia**	Recomendação para atividade física
Nenhum envolvimento	Alta entre 4 semanas e 12 meses de acompanhamento	Em toda visita médica – pelo médico da atenção primária	Nenhum	Nenhum	Atividade física sem restrições
Apenas dilatação de coronária	Alta após 1 ano, se normalizar; se mantiver dilatação, rever a cada 2 a 5 anos	Em toda visita médica – pelo médico da atenção primária	Nenhum	Nenhum	Atividade física sem restrições
Aneurisma pequeno persistente	Rever em 6 meses e depois anualmente	Em toda visita médica – pelo médico da atenção primária e pelo cardiologista	Realizar a cada 2 a 3 anos	Considerar a cada 3 a 5 anos	Atividade física sem restrições Para esporte de contato
Aneurisma pequeno que regrida para dilatação/ normalização	Rever a cada 1 a 3 anos	Em toda visita médica – pelo médico da atenção primária e pelo cardiologista	Realizar a cada 3 a 5 anos	Realizar em casos de isquemia induzida em exame	Atividade física sem restrições Para esporte de contato
Aneurisma médio persistente	Rever com 3, 6 e 12 meses, depois anualmente	Em toda visita médica – pelo médico da atenção primária e pelo cardiologista	Realizar a cada 1 a 3 anos	Realizar a cada 2 a 5 anos	Atividade física sem restrições Para esporte de contato /atividades competitivas conforme exames

(Continua.)

Nível de risco	Frequência de consulta com cardiologista	Aconselhamento para prevenção de fatores de risco cardiovascular	Realização de exame que induz a isquemia miocárdica*	Realização de angiografia**	Recomendação para atividade física
Aneurisma médio que regride para aneurisma pequeno	Rever anualmente	Em toda visita médica – pelo médico da atenção primária e pelo cardiologista	Realizar a cada 2 a 3 anos	Realizar a cada 3 a 5 anos	Atividade física sem restrições Para esporte de contato /atividades competitivas conforme exames
Aneurisma médio que regride para dilatação/ normalização	Rever a cada 1 a 2 anos	Em toda visita médica – pelo médico da atenção primária e pelo cardiologista	Realizar a cada 2 a 4 anos	Realizar em casos de isquemia induzida em exame	Atividade física recreativa com restrição para esporte de contato/ atividades competitivas conforme exames
Aneurisma gigante persistente	Rever com 3, 6, 9 e 12 meses, depois manter revisão a cada 3 a 6 meses	Em toda visita médica – pelo médico da atenção primária e pelo cardiologista	Realizar a cada 6 a 12 meses	Realizar 2 a 6 meses após a primeira, depois a cada 1 a 5 anos	Atividade física recreativa com restrição para esporte de contato/ atividades competitivas conforme exames
Aneurisma gigante que regride para aneurisma médio	Rever a cada 6 a 12 meses	Em toda visita médica – pelo médico da atenção primária e pelo cardiologista	Realizar anualmente	Realizar a cada 2 a 5 anos	Atividade física recreativa com restrição para esporte de contato/ atividades competitivas conforme exames
Aneurisma gigante que regride para aneurisma pequeno	Rever a cada 6 a 12 meses	Em toda visita médica – pelo médico da atenção primária e pelo cardiologista	Realizar a cada 1 a 2 anos	Realizar a cada 2 a 5 anos	Atividade física recreativa com restrição para esporte de contato/ atividades competitivas conforme exames

Nível de risco	Frequência de consulta com cardiologista	Aconselhamento para prevenção de fatores de risco cardiovascular	Realização de exame que induz a isquemia miocárdica*	Realização de angiografia**	Recomendação para atividade física
Aneurisma gigante que regride para dilatação/ normalização	Rever a cada 6 a 12 meses	Em toda visita médica – pelo médico da atenção primária e pelo cardiologista	Realizar a cada 2 a 3 anos	Realizar a cada 2 a 5 anos	Atividade física recreativa com restrição para esporte de contato/ atividades competitivas conforme exames

*Podem ser realizados os seguintes exames: ecocardiografia de estresse, RM cardíaca de perfusão sob estresse, cintilografia de perfusão miocárdica. O teste ergométrico não é indicado para avaliação de isquemia em pacientes com doença de Kawasaki.
** Podem ser realizados os seguintes exames: angiotomografia, angiorressonância e cateterismo.
Circulation. 2017;135(17):927-99.

ÍNDICE REMISSIVO

Entradas acompanhadas por um *f* em itálico e um **q** ou um **t** em negrito indicam figuras e quadros ou tabelas, respectivamente

A
Acidose metabólica
  correção da, 102
Angiotomografia, 48, 195
  computadorizada
    da aorta, 81
    em terceira dimensão, 19
Anomalia de Ebstein, 161
  anatomia, 161
  entendendo, 161
  exames complementares, 163
  fisiopatologia, 162
  incidência, 161
  quadro clínico, 163
  tratamento, 166
Aorta
  coarctação da, 77
    defeitos cardíacos associados, 82
    entendendo, 77
    exame físico, 78
    exames complementares, 79
    fisiopatologia, 78
    incidência, 77
    manifestações clínicas, 78
    tratamento, 82
Arco aórtico
  interrupção de, 85
    anomalias associadas, 87
    classificação, 85
    entendendo, 85
    exames complementares, 87
    fisiopatologia, 86
    incidência, 85
    quadro clínico, 87
    tratamento, 89
Atresia pulmonar
  com comunicação interventricular, 105
    classificação, **105q**
    entendendo, 105
    epidemiologia, 105
    exames complementares, 106
      eletrocardiograma, 107
      radiologia, 106
    morfologia, 105
    quadro clínico, 106
    tratamento, 109
  com septo interventricular íntegro, 111
    anatomia, 111
    entendendo, 111
    exames complementares, 113
      cateterismo, 115
    fisiopatologia, 113
    incidência, 111
    quadro clínico, 113
    tratamento, 116
      clínico, 116
      invasivo, 116
Atresia tricúspide, 155
  classificação de Edwards, **156q**
  entendendo, 155
  exame físico, 157
  exames complementares, 157
  fisiopatologia, 156
  incidência, 155
  morfologia, 155
  quadro clínico, 157
  tratamento, 160

B
Banda muscular
  anômala
    do ventrículo direito, 190
      anatomia, 190
      diagnósticos diferenciais, 192
      entendendo, 190
      exames complementares, 191
      incidência, 190

quadro clínico, 191
    tratamento, 192
Biópsia
  endomiocárdica, 213
  pericárdica, 238

C

Canal arterial,
  persistência do, 45
    anomalias associadas, 47
    entendendo, 45
    exames complementares, 47
      angiotomografia
        e ressonância magnética, 48
      fisiopatologia, 46
      incidência, 46
      quadro clínico, 46
      tratamento, 49
        PCA do PT, 49
Cardiologia
  pediátrica
    drogas mais utilizadas em, 285-311
Cardiopatia(s)
  congênitas
    raras, 175
      entendendo, 175
      exames complementares, 178
      fisiopatologia, 176
      incidência, 175
      quadro clínico, 177
      tratamento, 180
  dilatada, 215
    diagnóstico diferencial, 218
    entendendo, 215
    exames complementares, 216
    fisiopatologia, 216
    incidência, 215
    morfologia/tipos, 216
    quadro clínico, 216
    tratamento, 218
  hipertrófica, 221
    causas, 222
      primária, 222
      secundária, 222, **223q**
    diagnóstico diferencial, 226
    entendendo, 221
    exame físico, 223
    exames complementares, 223
    incidência, 222
    quadro clínico, 222
    tratamento, 226
  restritiva, 227
    doenças associadas
      diagnóstico diferencial, 230

entendendo, 227
exames complementares, 228
fisiopatologia, 228
incidência, 228
morfologia, 228
quadro clínico, 228
tratamento, 231
Cateterismo
  cardíaco, 31, 40
Cianose
  crise de, 99
    entendendo, 99
    fatores desencadeantes, 101
    fisiopatologia, 100
    mecanismo da, *100f*
    quadro clínico, 100
    tratamento, 101
Cintilografia, 213
Circulação
  fetal, *21f*
    e de transição neonatal, 21, 22
      fisiologia, 22
      hipertensão pulmonar persistente
        do recém-nascido, 23
Comunicação
  interatrial, 27
    anomalias associadas, 32
    entendendo, 27
    exames complementares, 29
      cateterismo cardíaco, 31
      ecocardiografia, 30
      eletrocardiograma, 30
      radiografia de tórax, 29
    fisiopatologia, 28
    incidência, 27
    morfologia, 27
    quadro clínico, 28
    tratamento, 32
  interventricular, 35
    anomalias associadas, 41
    classificação
      e tipos de CIV, 36
        duplamente relacionada, 36
        muscular, 36
        perimembranosa, 36
    complicações, 41
    diagnóstico diferencial, 41
    entendendo, 35
    exames complementares, 38
      cateterismo cardíaco, 40
      radiografia de tórax, 38
    história natural, 41
    incidência, 35

manifestações clínicas, 37
  CIV grande, 37
  CIV pequeno, 37
morfologia, 35
tratamento, 41
  cirurgia, 42
  clínico, 41
  fechamento percutâneo, 41
Conexão
  atrioventricular/univentricular, 147
    dupla via de entrada na, 147
      classificação, 148
      diagnóstico diferencial, 153
      entendendo, 147
      exames complementares, 151
      incidência, 147
      morfologia, 147
      quadro clínico, 150
      tratamento, 153
Cor triatriatum, 193
Coração
  tamanho do, 17
Criança
  cardiopata, 1
    avaliação da, 1
      eletrocardiograma, 9
      exame físico, 3
        ausculta pulmonar, 5
        cor da pele
          e mucosas, 4
        exame do abdome, 5
        exame do precórdio, 6
        inspeção do tórax, 4
        palpação dos pulsos periféricos, 5
        peso e altura, 5
      história clínica, 2
        dados importantes, 2
        perinatal, 2
        sinais clínicos, 2
      outros exames complementares, 19
      radiologia, 16
      sopros, 7
        inocente, 9
        intensidade, 8
        irradiação, 8
        localização no tórax, 8
        timbre, 8
    insuficiência cardíaca na, 249

D

Doença de Kawasaki, 267
  acompanhamento, 272
  comprometimento cardiológico, 269
  diagnóstico diferencial, 269
  entendendo, 267
  epidemiologia, 267
  etiopatogenia, 267
  exames complementares, 270
  fases evolutivas, 268
  quadro clínico, 267
  tratamento, 272
Doenças sistêmicas
  manifestações cardiovasculares nas, 275
    doenças endócrinas, 281
    doenças genéticas, 275
    doenças pulmonares, 282
    doenças renais, 282
    doenças reumatológicas, 279

E

Ebstein
  anomalia de, 161
Ecocardiografia, 19, 30
Ecocardiograma
  fetal, 19
Eletrocardiograma, 9, 30
  complexo QRS, 12
  de repouso, 313
    diretrizes de interpretação de, 313
  frequência cardíaca, 9
  intervalo PR, 11
  onda P, 11
  onda T, 15
  onda U, 16
  ritmo, 9
  segmento ST, 14
Endocardite
  infecciosa, 241
    agentes etiológicos, 241
    diagnósticos diferenciais, 244
    entendendo, 241
    exames complementares, 243
    fisiopatologia, 241
    incidência, 241
    profilaxia, 244
    quadro clínico, 242
    tratamento, 246
Estenose(s)
  aórtica, 69
    anomalias cardíacas associadas, 71
    anomalias extracardíacas, 71
    classificação, 69
    entendendo, 69
    exame físico, 72
    exames complementares, 72
    gravidade, **74q**
      classificação da, **74q**

incidência, 69
morfologia, 70
  subvalvar, 71
    tratamento, 76
  supravalvar, 71
    tratamento, 76
  valvar, 70
    tratamento, 75
quadro clínico, 71
tratamento, 75
isoladas, 66
  do tronco da artéria pulmonar, 66
  e seus ramos, 66
mitral, 193
  congênita, 193
    anomalias associadas, 195
    entendendo, 193
    exames complementares, 194
    fisiopatologia, 194
    incidência, 194
    quadro clínico, 194
    tipos, 194
    tratamento, 195
pulmonar, 61
  entendendo, 61
  exame físico, 63
  exames complementares, 63
  fisiopatologia, 62
  incidência, 61
  morfologia
    e classificação, 61
  quadro clínico, 63
  tratamento, 65

F
Febre reumática, 257
  cardíaca, 264
  diagnóstico, 257
    diferencial, 262
  entendendo, 257
  exames complementares, 260
  incidência, 257
  patogenia, 257
  profilaxia, 263
    duração da, 264
  quadro clínico, 258
    artralgia, 259
    artrite, 258
    cardite, 258
  tratamento, 262
Fechamento
  percutâneo, 41
Fibroma, 204

G
Grandes artérias, 119
  anomalias associadas, 124
  classificação, 120
  complicações, 124
  diagnóstico diferencial, 124
  entendendo, 119
  exames complementares, 121
  história natural, 124
  incidência, 120
  manifestações clínicas, 121
  morfologia, 120
  tratamento, 124

H
Hipertensão
  pulmonar persistente, 23
    do recém-nascido, 23
      ou persistência do padrão fetal
      de circulação pulmonar, 23
        fisiopatologia, 23
        quadro clínico/exames, 23
        tratamento, 24

I
Insuficiência cardíaca
  na criança, 249
    anamnese, 251
    classificação, 249, **250q**
    entendendo, 249
    etiologia, 251
    exame físico, 251
    exames complementares, 252
    incidência, 249
    principais causas, **251q**
    prognóstico, 255
    quadro clínico, 251
    tratamento, 254

K
Kawasaki
  doença de, 267

M
Membrana supramitral, 193
Miocárdio
  não compactado, 185
    diagnóstico diferencial, 189
    embriologia, 185
    entendendo, 185
    exames complementares, 186

ÍNDICE REMISSIVO

quadro clínico, 186
tratamento, 189
Miocardite, 209
  diagnóstico diferencial, 214
  entendendo, 209
  etiologia, 209
  exames complementares, 210
  fases clínicas da, **210q**
    resumo das, **210q**
  incidência, 209
  quadro clínico, 209
  tratamento, 214
Mixoma(s), 205

P

Pericardite, 233
  entendendo, 233
  etiologia, 233
    autoimune, 234
    idiopática, 234
    infecção bacteriana, 234
    infecção viral, 233
    parasita, 234
  exames complementares, 235
  fisiopatologia, 233
  incidência, 233
  quadro clínico, 234
  tratamento, 238

R

Rabdomioma, 204
Radiografia
  de tórax, 29
Radiologia, 16
  tamanho do coração, 17
  vascularização pulmonar, 16
Rastelli
  cirurgia de, 125
Ressonância
  cardíaca, 41
  magnética, 238

S

Septo
  atrioventricular, 53
    defeito do, 53
      diagnóstico diferencial, 59
      DSAV forma total, 53
        intermediária ou de transição, 55
        não balanceada, 55
      entendendo, 53
      exame físico, 56

exames complementares, 56
fisiopatologia, 56
incidência, 53
morfologia e classificação, 53
tratamento, 59
Síndrome da cimitarra, 181
  entendendo, 181
  exames complementares, 182
  fisiopatologia, 181
  incidência, 181
  quadro clínico, 182
  tratamento, 184
Síndrome da hipoplasia
  do coração esquerdo, 169
    anatomia, 169
    entendendo, 169
    exames complementares, 171
    fisiopatologia, 170
    incidência, 169
    quadro clínico, 170
    tratamento, 173
Síndromes cardioesplênicas, 197
  entendendo, 197
  isomerismo direito, 198
    exames complementares, 200
    manifestações cardíacas, 198
    principais defeitos cardíacos associados, 199
    quadro clínico, 199
  isomerismo esquerdo, 200
    exames complementares, 201
    manifestações cardíacas, 200
    principais defeitos cardíacos associados, 201
    quadro clínico, 201
Sopro(s)
  inocente, 9
    características, 9
  na criança, 7
    classificação, **7q**
    localização dos, 7
    tipos, **8q**

T

Tabela de percentis
  de pressão arterial sistêmica, 315-318
  por sexo, idade, altura, **315t-318t**
Tabela para acompanhamento
  da doença de Kawasaki, 319
    conforme estratificação de risco, 319
      para infarto agudo do miocárdio, 319
Teoria
  de Morgan, 100
  de Wood, 100
Teratoma, 205

Tetralogia de Fallot, 91
  anomalias associadas, 95
    cardíacas, 95
    extracardíacas, 95
  classificação, 92
  entendendo, 91
  exames complementares, 95
  fisiopatologia, 93
  incidência, 92
  morfologia, 92
  quadro clínico, 94
  tratamento, 98
Tomografia computadorizada, 238
Truncus arteriosus, 141
  anomalias associadas, 145
  entendendo, 141
  exames complementares, 143
    ecocardiografia, 144
    eletrocardiograma, 143
    radiologia, 143
    ressonância magnética, 145
  incidência, 141
  morfologia, 141
  quadro clínico, 143
  tratamento, 146
Tumores cardíacos, 203
  entendendo, 203
  exames complementares, 206
  incidência, 203
  principais tipos de tumores, 204
  quadro clínico, 206
  tratamento, 208

V

Vascularização
  pulmonar, 16
Veias pulmonares
  drenagem anômala das, 133
    anomalias associadas, 136
      cardíacas, 136
      extracardíacas, 136
    classificação, 133
      forma parcial, 133
      forma total, 134
    entendendo, 133
    exames complementares, 137
    incidência, 133
    morfologia, 136
    quadro clínico, 136
    tratamento, 139
Ventrículo
  direito, 127
    dupla via de saída do, 127
      entendendo, 127
      exames complementares, 129
        cateterismo cardíaco, 131
        ecocardiograma, 130
        eletrocardiograma, 130
        radiografia de tórax, 129
      incidência, 127
      quadro clínico, 129
      tipos morfológicos
        mais comuns, 127
      tratamento, 131
        cirúrgico, 132